U0756192

全国中等卫生职业教育护理专业"十三五"规划教材

健康评估

主　编　张　洁　白丽娟

副主编　李文慧　金　静　杨秀凤

编　者　（以姓氏笔画排序）

白丽娟　枣庄科技职业学院

孙相玉　黑龙江省林业卫生学校

李　桃　北京市昌平卫生学校

李文慧　黑龙江省林业卫生学校

杨秀凤　黑龙江省林业卫生学校

张　洁　咸宁职业教育(集团)学校

张志明　西双版纳职业技术学院

陆彩凤　江苏省宿迁卫生中等专业学校

金　静　武汉市东西湖职业技术学院

华中科技大学出版社
http://www.hustp.com
中国·武汉

内 容 简 介

本书是全国中等卫生职业教育护理专业"十三五"规划教材。

本书由长期在教学一线的老师和临床医护工作者共同编写,充分体现了教学和临床相结合的编写特色。全书共设置有七个项目,包括绪论、健康史评估、心理-社会评估、身体状况评估、常用实验室检查、心电图评估和影像学检查评估。

本书适用于中等卫生职业院校护理、助产及相关专业。

图书在版编目(CIP)数据

健康评估/张洁,白丽娟主编. —武汉:华中科技大学出版社,2017.5(2023.8 重印)
全国中等卫生职业教育护理专业"十三五"规划教材
ISBN 978-7-5680-2687-1

Ⅰ.①健…　Ⅱ.①张…　②白…　Ⅲ.①健康-评估-中等专业学校-教材　Ⅳ.①R471

中国版本图书馆 CIP 数据核字(2017)第 068099 号

健康评估
Jiankang Pinggu

张　洁　白丽娟　主编

策划编辑:周　琳
责任编辑:谢贤燕
封面设计:原色设计
责任校对:祝　菲
责任监印:周治超

出版发行:华中科技大学出版社(中国·武汉)　　电话:(027)81321913
　　　　　武汉市东湖新技术开发区华工科技园　　邮编:430223
录　　排:华中科技大学惠友文印中心
印　　刷:武汉市籍缘印刷厂
开　　本:787mm×1092mm　1/16
印　　张:11.75
字　　数:309 千字
版　　次:2023 年 8 月第 1 版第 8 次印刷
定　　价:38.00 元

全国中等卫生职业教育
护理专业"十三五"规划教材
编委会

委　员（按姓氏笔画排序）

丁丙干　江苏省宿迁卫生中等专业学校

丁亚军　邓州市卫生学校

马世杰　湖北省潜江市卫生学校

邓晓燕　西双版纳职业技术学院

付克菊　湖北省潜江市卫生学校

刘　旭　咸宁职业教育（集团）学校

刘端海　枣庄科技职业学院

孙忠生　黑龙江省林业卫生学校

孙治安　安阳职业技术学院

李　收　枣庄科技职业学院

李朝国　重庆工业管理职业学校

沈　清　秦皇岛水运卫生学校

周殿生　武汉市第二卫生学校

赵其辉　湖南环境生物职业技术学院

夏耀水　秦皇岛水运卫生学校

黄利丽　武汉市东西湖职业技术学校

黄应勋　丽水护士学校

董志文　辽宁省人民医院附设卫生学校

焦平利　北京市昌平卫生学校

Introduction　　总　序

随着我国经济的持续发展和教育体系、结构的重大调整,职业教育办学思想、培养目标随之发生了重大变化,人们对职业教育的认识也发生了本质性的转变。我国已将发展职业教育作为重要的国家战略之一,中等职业教育成为我国职业教育的重要组成部分。作为职业教育重要组成部分的中等卫生职业教育也取得了长足的发展,为国家输送了大批高素质技能型、应用型医疗卫生人才。

为了更好地顺应我国卫生职业教育教学与医疗卫生事业的新形势,贯彻落实《国家中长期教育改革和发展规划纲要(2010—2020)》中"以服务为宗旨,以就业为导向"的思想精神,以及国家《职业教育与继续教育2017年工作要点》的要求,充分发挥教材建设在提高人才培养质量中的基础性作用,同时,也为了配合教育部"十三五"规划教材建设,进一步提高教材质量,在认真、细致调研的基础上,我们组织了全国20余所医药院校的近150位老师编写了这套以工作过程为导向的全国中等卫生职业教育护理专业"十三五"规划教材,并得到了参编院校的大力支持。

本套教材充分体现新一轮教学计划的特色,强调以就业为导向、以能力为本位、以岗位需求为标准的原则,按照技能型、服务型高素质劳动者的培养目标,坚持"五性"(思想性、科学性、先进性、启发性、适用性)和"三基"(基本理论、基本知识、基本技能)要求,着重突出以下编写特点:

(1)紧扣新专业目录、新教学计划和新教学大纲,科学、规范,具有鲜明的中等卫生职业教育特色。

(2)密切结合最新中等职业教育护理专业课程标准,紧密围绕执业资格标准和工作岗位需要,与护士资格考试相衔接。

(3)突出体现"工学结合"的人才培养模式,以及课程建设与教学改革的最新成果。

(4)基础课教材以"必需、够用"为原则,专业课程重点强调"针对性"和"适用性"。

（5）内容体系整体优化,注重相关教材内容的联系和衔接,避免遗漏和不必要的重复。

（6）探索案例式教学方法,倡导主动学习。

这套新一轮规划教材得到了各院校的大力支持和高度关注,它将为新时期中等卫生职业教育的发展作出贡献。我们衷心希望这套教材能在相关课程的教学中发挥积极作用,并得到读者的青睐。我们也相信这套教材在使用过程中,通过教学实践的检验和实际问题的解决,能不断得到改进、完善和提高。

全国中等卫生职业教育护理专业"十三五"规划教材
编写委员会

本书是全国中等卫生职业教育护理专业"十三五"规划教材。教材的编写按照教育部新颁布的护理专业教学大纲和国家最新护士执业资格考试大纲精选教材内容,充分体现以人的健康为中心,以整体护理为指导,以护理程序为框架,以功能性健康型态作为收集和分析评估资料的模式,力求使学生掌握健康评估的基本理论、基本知识和基本技能,培养学生的临床观察能力和评判性思维能力;教材编写融入理实一体化的理念,以就业为导向,探索任务引领、项目承载、人文渗透的教材编写模式,力求培养与实际工作能够紧密联系的技术技能型人才;同时,贴近护考、贴近临床,按照实际需要编写,强调操作技能。"健康评估"是护理基础课程与临床护理学科的桥梁课程,是护理专业的必修课。参加编写工作的编者既是长期在教学一线工作的老师,也是在临床一线工作的医护者,充分体现了教学和临床相结合的编写特色。本书包括七个项目:绪论、健康史评估、心理-社会评估、身体状况评估、常用实验室检查、心电图评估、影像学检查评估。附有实践指导和教学大纲。

本书的编写特点:①根据中职学生的认知特点,基础课教材内容以"必需、够用"为度,专业课教材要突出实用性和针对性,可适当加入已定论的最新信息和知识。内容简明扼要、突出重点,适度体现"校企合作""理实一体化"的要求。②以中职护理专业教学实际和岗位需要为导向,为农村、社区等基层服务;以常见病、多发病的相关内容为重点;注重对学生实用知识和技能的培养;内容上与护士执业资格考试相衔接,以提高学生获取执业证书的能力,利于学生就业。③接轨"双证书"制度,紧扣资格考试大纲,在每个项目或任务后加入历年国家护士执业资格考试真题或相关同型题——直通护考模块。④注重相近课程、前期课程和后续课程之间的协编,避免知识点的遗漏、重复,删除与专业教学无关的知识点,使整套教材的知识模块体系构架更加系统、统一。

本书适合中等卫生职业教育护理、助产及相关专业的教师和学生使用,也可供临床护理、助产工作者参考。本书的编写和出版,得到了参编单位中各级领导和相关专家的大力支持,在此一并致以衷心的感谢。由于时间仓促和编者水平有限,疏漏和不妥之处在所难免,恳请各位专家、广大师生和读者提出宝贵意见,使之不断完善,并致谢意。

编　者

目 录

Contents

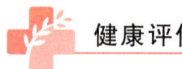

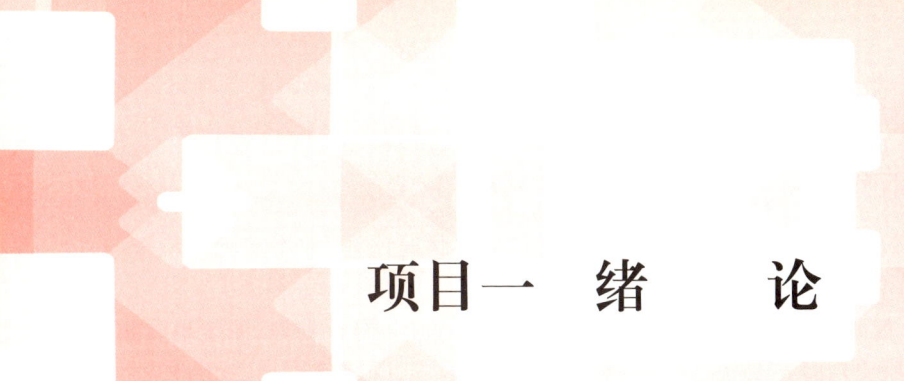

项目一　绪　　论

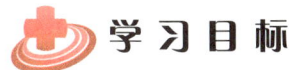

知识目标：

1. 掌握健康评估的定义及研究范围。

2. 了解健康评估的内容、方法与要求。

能力目标：

学会运用健康评估的方法全面采集病人资料。

素质目标：

培养关爱、尊重病人的意识，注意保护病人的隐私。

重点：健康评估的研究范围。

难点：健康评估的内容。

健康评估是运用医学基本理论、基本知识和基本技能收集护理对象的健康资料，并对其现存或潜在的健康问题、生命过程中的反应做出判断，为进一步拟订护理计划、制订护理措施、评价护理效果提供依据。健康评估是护理专业的一门重要课程，是学习基础课程与临床课程的桥梁，是学习临床护理课程的基础。

> **知识链接**
>
> 随着健康的定义、观念的转变，人们对健康服务需求不断提高。为护理对象提供高质量的护理服务，实施以人为中心，以护理程序为基础的整体护理已成为当今的护理理念。

一、健康评估的任务

以学生已掌握的临床基础课程、护理基本理论、护理程序的基本概念为基础，掌握以人为中心，包括身体、心理和社会文化在内的健康评估的原理和方法，学会对各种资料的收集、整理、综合、分析、判断，概括护理诊断依据，做出正确的护理诊断，并能做出正确的护理记录，为确定护理目标、制订有针对性的护理措施奠定良好基础。

二、健康评估的内容

健康评估的内容包括健康史评估、心理-社会评估、身体状况评估、常用实验室检查、心电图评估、影像学检查评估等。

1. 健康史评估　健康史评估是通过与护理对象的交谈、询问,有计划地、系统地收集被评估者的健康资料。健康史内容主要包括一般资料、主诉、现病史、既往健康史、用药史、生长发育史、家族健康史。

2. 心理-社会评估　心理评估是对护理对象的各种心理现象做出客观量化的评价,以了解被评估者的心理健康水平。心理评估在制订临床护理计划、提出心理障碍的护理措施及疾病的辅助诊断等方面均发挥重要的作用。社会评估是全面评价个体健康状况的重要内容之一,主要包括角色功能评估、文化背景评估、家庭情况评估和生活环境评估。通过评估,了解护理对象存在的社会适应问题,帮助其适应角色和社会环境的变化,促进临床治疗与护理计划的顺利实施。

3. 身体状况评估　身体状况评估是评估者运用自己的感官(眼、手、耳、鼻)或借助于简单的医学检查工具(如听诊器、体温计、血压计等)对被评估者进行全面而系统的检查,并对其健康状况做出正确的判断。在评估中所发现的机体异常表现,如发热、呼吸困难、血压异常等客观资料,是形成护理诊断的重要依据。身体状况评估是其他任何检查都不能完全替代的一种简单、方便、实用的健康评估手段,是护士必须熟练掌握的基本技能。

4. 常用实验室检查　实验室检查是运用生物学、分子生物学、遗传学、免疫学、化学和物理学等实验技术和方法,对被评估者的血液、体液、分泌物、排泄物及组织细胞等标本进行检验,以获得反映机体功能状态、病理变化或病因等方面的客观资料,对辅助诊断、观察病情与疗效、制订防护措施及判断预后等均有重要意义。在临床护理工作中,护士应熟悉常用实验室检查的目的及检查结果的意义,学会正确的标本采集方法。

5. 心电图评估　心电图是应用心电图机描记被评估者的心肌生物电活动的曲线。心电图检查(无创伤性)应用于心血管疾病的检查,特别是对心律失常和心肌梗死具有确诊价值。也广泛应用于各种危重病人的病情观察、急救时的心电监护。护士应学会心电图检查的操作技能,熟悉正常心电图和常见异常心电图图形及其临床意义。

6. 影像学检查评估　医学影像学检查是借助于不同的成像手段显示人体内部结构的影像,帮助了解机体结构、功能状态及其病理变化,并对其他评估结果进行验证与补充。学习的重点是 X 线检查及超声检查前的准备、检查中的配合及注意事项。

三、健康评估的方法

1. 交谈　交谈是通过评估者与被评估者或知情人之间的交流而进行评估的一种方法,是收集主观资料的主要方法。目的是获得健康史的资料并为进一步的身体评估提供线索,评价治疗和护理的效果,了解病人对医疗和护理的需求。评估者必须有高尚的道德情操、良好的职业形象、较高的文化科学素养,掌握一定的社交基本理论和技巧,善于人际沟通。成功的交谈是正确评估的基础,是每位护士必须掌握的基本功。

2. 检查身体状况　检查身体状况是评估者运用自己的感官或借助于简单的医学检查工具对被评估者进行全面而系统的检查,并对其健康状况做出正确的判断,是收集客观资料的主要方法。基本方法有视诊、触诊、叩诊、听诊、嗅诊,操作性和技巧性很强。

3. 查阅资料 主要查阅被评估者目前和既往的健康记录或病历、实验室和其他器械检查资料、医护记录或其他医学文献等，以补充和完善评估资料。

四、健康评估的学习目的和要求

健康评估的学习目的是使学生掌握健康评估的基本理论、基本知识和基本技能，能从护理的角度评估护理对象的健康状况，以发现健康问题，提出护理诊断。重在培养学生科学的临床思维方法以及分析问题和解决问题的能力。通过本课程的学习，应达到以下基本要求。

（1）具有认真的学习态度，在学习中体现以病人为中心的护理理念，明确学习目的，端正学习态度，关心、爱护、体贴病人，建立良好的护患关系。

（2）掌握健康评估的基本方法，熟悉身体状况评估的内容、结果判断及临床意义，具有独立进行健康史评估和身体状况评估的能力，能正确采集各种健康资料。

（3）熟悉常用实验室检查的标本采集方法、参考值及临床意义。

（4）学会心电图检查的操作方法，能初步识别正常心电图和常见异常心电图。

（5）能进行常用影像检查前的准备、检查中的配合及熟悉注意事项。

（6）具有将健康资料进行综合分析、做出初步护理诊断的能力，并能正确书写护理病历。

总之，做一名合格的护士应具备良好的语言沟通、文字书写能力，熟练掌握基本的理论知识和操作技能，反复练习，以高度的责任心、爱心、耐心、细心和同情心对待护理对象，并按护理程序对每个护理对象实施有效的护理。

知识链接

"健康评估"与"诊断学"的区别：护理专业课程"健康评估"是阐述如何收集主、客观资料的一门课程，目的是提出护理诊断，按护理程序去解决有关的健康问题；而医学专业课程"诊断学"是阐述如何发现人体异常症状和体征，目的是提出医疗诊断即病人患哪种疾病，是进一步治疗的前提。两门课程有很多相同之处，课后学习"诊断学"对我们学习"健康评估"有所帮助。

🏥 直通护考

1. 收集主观资料的方法是（　　）。

A. 交谈　　　　B. 观察　　　　C. 视诊　　　　D. 触诊　　　　E. 听诊

2. 护理程序的最初阶段是（　　）。

A. 评价　　　　B. 计划　　　　C. 诊断　　　　D. 实施　　　　E. 评估

3. 李某，男，46岁。曾患冠心病，突发持续性心前区疼痛，应立即进行的是（　　）。

A. 超声检查　　　　　　B. 身体状况评估　　　　　　C. 心理-社会评估

D. 心电图检查　　　　　　E. 实验室检查

（张　洁）

项目二　健康史评估

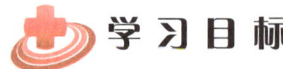

学习目标

知识目标：

1. 掌握健康史的采集方法、询问技巧及内容。

2. 熟悉健康史评估注意事项。

3. 了解健康史评估的临床意义及目的。

能力目标：

学会与病人沟通的方法和技巧。

素质目标：

通过采集的健康史资料，能正确提出护理诊断、制订和实施护理计划。

任务一　健康史评估方法与注意事项

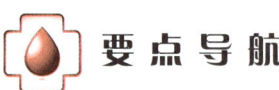

要点导航

重点：

1. 掌握在健康史采集过程中交谈的方法和技巧。

2. 熟悉正式交谈和非正式交谈的优缺点。

难点：恰当、灵活地应用交谈技巧，准确无误收集病人的健康史资料。

案例导入

张某，男，39岁。职业司机，因发热、腹痛腹泻1天入院。

护理应用

作为接诊护士,应该如何采集病人的健康史?

健康史是关于被评估者过去、现在的健康状况及生活方式的主观资料。正确收集健康史是护理程序中非常重要的第一步。健康史的来源有两方面,一方面是主观资料,主观资料指被评估者对其经历、感觉、思考、担心内容的诉说;另一方面是客观资料,客观资料指他人通过观察、体格检查或借助医疗仪器和实验室检查获得的资料。

> **知识链接**
>
> 健康资料的被评估者一般是病人本人,但对重症、意识不清、语言障碍、精神神经疾病病人及儿童,可由被评估者的家属或知情者代述。

一、健康史评估方法

1. 交谈　交谈是健康史采集的基本方法。

1) 正式交谈　有准备地告知被评估者,进行有目的、有计划的交谈,如病人入院后的病史采集,正式交谈分为三个阶段。

(1) 准备阶段:评估者确定交谈的目的及内容、安排合适的时间和环境、查阅相关门诊资料,评估者整理仪容仪表等。

(2) 交谈阶段:评估者礼貌地称呼被评估者、做自我介绍、说明此次交谈的目的、承诺保护被评估者的隐私并取得其信任,最后根据健康史的内容逐步进行交谈。

(3) 结束阶段:评估者在交谈结束前要核实资料,尤其是谈话的重要内容(如过敏史),对被评估者的疑虑要做出妥善的解释,同时要感谢被评估者的配合。

2) 非正式交谈　评估者在日常护理工作中与被评估者的交谈统称为非正式交谈。被评估者不受谈话内容限制,可以自由表达,评估者有选择性地做好资料记录。

3) 交谈的技巧

(1) 选择合适的提问方式:开放式提问常常应用于交谈开始或转换话题时,而封闭式榀问较直接,被评估者易于回答,并且有较强的暗示性(表 2-1)。

表 2-1　交谈提问的方式

提问类型	提问范围	提问内容	问题回答	举例
开放式提问	广泛	笼统	被评估者自由诉说	您哪里不舒服?
封闭式提问	局限	具体	是或不是	您睡眠好不好?

(2) 恰当应用肢体语言:护士在交谈过程中,恰当应用肢体语言与被评估者进行沟通。如表示理解时护士可以点头或微笑,交谈过程中护士的耐心倾听最为重要。

(3) 控制交谈内容和速度:在交谈过程中,护士要学会掌控谈话内容和速度。开放式提问时被评估者的回答容易偏离原始问题,此时,护士需要恰当转换。如"您说的这些我已了解,现在您能谈谈这次生病住院的原因吗?"。

（4）特殊评估对象的交谈：老年人因听力有所减退、反应迟钝，交谈时护士要注意语言浅显易懂，耐心倾听，适当重复；抑郁者因不愿配合护士进行交谈，护士要给予理解和安抚，尽量避免问题触及被评估者的敏感话题；对于愤怒者护士应保持冷静克制，以宽容的态度，在保证自身安全的前提下完成工作；而对于病情危重者护士只需做简明扼要的病史采集和重点的检查，即可对被评估者立即进行抢救，待生命体征平稳后，再完善健康史资料。

2. 观察　观察可与交谈同时进行，重点观察被评估者的生命体征、意识状态、面容表情、发育与体型、营养状态、体位与步态等。

3. 身体评估　护士掌握视、触、叩、听的一般体检方法，为被评估者进行身体评估，了解病情和发现被评估者的健康问题。

4. 阅读　阅读被评估者的病历、各种辅助检查及护理记录等。

二、健康史评估注意事项

1. 尊重被评估者　护士对被评估者要一视同仁，尊重被评估者的隐私权，规避一切伤害被评估者自尊心的态度和语言。

2. 避免不恰当的提问方式　被评估者回答问题模糊不清时，护士应耐心启发，避免暗示或诱导。对于病人的发热、咳嗽、腹痛症状的询问，护士可以这样问："您发烧多数在什么时间？""您咳嗽什么时间严重？""您哪一侧肚子痛？都在什么时间痛？"。

3. 问题通俗易懂　护士提出的问题应尽量浅显易懂，避免使用生僻的医学术语。如隐血、发绀、黄疸等，被评估者不易理解，因此会导致收集的资料不精确。

4. 耐心、认真倾听　被评估者在叙述时，护士作为倾听者应耐心、认真地做好记录，避免重复提问，同时做好对被评估者的回应。

5. 因人而异选择交谈方式　根据被评估者的文化背景选择不同的交流方式。恰当使用肢体语言，交谈中保持适宜的距离，灵活应用交谈方式。

直通护考

1. 采集健康史的基本方法是（　　　）。

A. 交谈　　　　　　　　　　B. 观察　　　　　　　　　　C. 身体评估

D. 实验室检查　　　　　　　E. 查阅病历资料

2. 护士对一位腹泻、腹痛病人询问："您拉肚子、腹痛两天了，是吗？"这种提问方式属于（　　　）。

A. 间接提问　　　　　　　　B. 开放式提问　　　　　　　C. 封闭式提问

D. 指导性提问　　　　　　　E. 主观提问

3. 关于交谈过程中，下列哪项是错误的？（　　　）

A. 交谈中避免使用生僻的医学术语　　　　B. 交谈中应注意恰当使用肢体语言

C. 交谈是采集健康史的基本方法　　　　　D. 交谈应有目的、有序地进行

E. 危重病人应详细询问后再处理

任务二　健康史内容

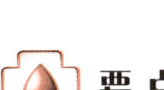 **要点导航**

重点：

1. 熟悉健康史内容：主诉、现病史、既往史等概念。

2. 了解健康史的书写要求。

难点：健康史内容的技能实践。

健康史的内容包括一般资料、主诉、现病史、既往史、用药史、生长发育史、家族史。护士应有序地、全面系统地问诊，确保健康史采集的严谨性和客观性。

一、一般资料

一般资料的内容包括姓名、性别、年龄、民族、婚姻状况、籍贯、职业、入院日期、记录时间、病史叙述人等（表 2-2）。

表 2-2　入院评估单

姓名＿＿＿＿＿　科别＿＿＿＿＿　病室＿＿＿＿＿　床号＿＿＿＿＿　住院号＿＿＿＿＿

（一）一般资料
姓名＿＿＿＿　性别＿＿＿＿　年龄＿＿＿＿　民族＿＿＿＿　职业＿＿＿＿　婚姻状况＿＿＿＿
籍贯＿＿＿＿　文化程度＿＿＿＿　家庭住址＿＿＿＿　　　　联系电话＿＿＿＿＿＿＿＿
联系人＿＿＿＿　与患者关系＿＿＿＿　联系电话＿＿＿＿＿＿＿＿
入院日期＿＿＿年＿＿＿月＿＿＿日　入院诊断＿＿＿＿＿＿＿＿＿＿
入院方式：□步行　□扶行　□平车　□轮椅　□担架　□其他＿＿＿＿＿
叙述人：□病人本人　□家属　□其他＿＿＿＿＿＿　评估日期＿＿＿年＿＿＿月＿＿＿日
医疗费用：□公费　□自费　□基本社会保险　□商业保险

二、主诉

1. 概念　主诉是指被评估者主观感受到的最主要或最明显的症状及体征，也是被评估者本次就诊的主要原因。

2. 注意事项

（1）主诉要简明扼要，不超过 20 个字或 3 个主要症状。如"咳嗽、发热 2 天"。

（2）按症状发生的先后顺序书写，如"反复上腹部疼痛 3 年，加重伴呕血 3 h"。

（3）无症状的，以入院目的为主诉，如"B 超检查发现胆囊息肉，入院接受手术治疗"。

（4）已经确诊并多次入院的,记录确诊疾病的时间及治疗的次数,如"胃癌术后半年,行第3次化疗"。

三、现病史

1. 概念　现病史是病史的主体部分,是被评估者患病以来疾病发生发展的全过程,是被评估者目前现存的健康状况。

2. 具体内容　包括发病时间及起病情况、病因或诱因、主要症状及特点、病情的演变、伴随症状及治疗和护理经过。

（1）发病时间及起病情况:发病的时间、地点、急缓程度、病程长短及起病特点。如脑血栓常发生在夜间熟睡时,晨起时发现。

（2）病因或诱因:与疾病可能的相关因素,如感染、中毒、外伤等。如支气管哮喘的诱因常见花粉。

（3）主要症状及特点:详细叙述症状的发生部位、性质、程度、时间及发作频率等。如心绞痛,常发作部位是心前区,压榨样疼痛,常在运动或情绪激动时发作,持续数分钟可休息后自行缓解或口含硝酸甘油缓解。

（4）病情的演变:按时间顺序记录病情的进展,是持续进行还是反复发作。如消化性溃疡病人,突然出现全腹剧痛、腹肌紧张,应高度怀疑溃疡合并急性穿孔。

（5）伴随症状:与主要症状同时或之后出现的其他症状。如病人咳嗽、咳痰、胸痛,伴铁锈色痰,则提示肺炎球菌性肺炎。

（6）治疗和护理经过:曾何时何地做过何种检查、治疗和护理。询问治疗的方法、药物的名称、用法、用量及疗效等。

四、既往史

1. 概念　被评估者既往的健康情况、曾患的疾病及其治疗情况。

2. 具体内容　包括一般健康情况、预防接种史、手术外伤史、过敏史等。

五、用药史

用药史包括被评估者既往和现在使用的药物的名称、剂型、剂量、用法、疗效及不良反应等。

六、生长发育史

1. 概念　生长发育史指被评估者出生及成长情况、日常生活状态、婚姻史、生育史(月经史)等。

2. 具体内容

（1）出生及成长:包括被评估者出生时情况、出生地、居住地、有无到过疫区、有无成长特殊问题等。

（2）日常生活状态:主要是被评估者的生活习惯和行为方式。包括教育、经济、社交、习惯、嗜好、活动与休息情况等。如吸烟者应询问烟龄,吸烟量(支/天)和是否戒烟等。

（3）婚姻史:是否结婚、结婚年龄、配偶的健康情况等。

（4）月经史:被评估者为青春期或期后的女性应询问月经初潮的年龄、周期、行经期、月经

量、颜色等。公式为

初潮年龄$\dfrac{\text{行经期(天)}}{\text{月经周期}}$末次月经(或绝经年龄),例如:15 岁$\dfrac{3\sim5\text{ 天}}{28\sim31\text{ 天}}$2010 年 7 月 6 日。

（5）生育史:被评估者的妊娠和生育次数,有无人工流产或自然流产,有无早产、剖宫产或死胎等。如被评估者怀孕 3 次正常分娩 1 次现育 1 子,记录为孕 3 产 1 育 1。

七、家族史

被评估者的父母、同胞兄弟姐妹及子女目前的健康情况及患病情况,重点询问与遗传有关的疾病。已死亡的直系亲属应询问死亡的年龄和原因。

直通护考

1. 属于主观方面的健康资料是（　　）。

A.血压 122/80 mmHg　　　　B.头昏脑胀　　　　　C.骶尾部皮肤破损

D.膝关节红肿、压痛　　　　　E.肌张力三级

2. 初产妇,32 岁。孕 39 周,入院待产。护士进行围产监护时,进行资料收集。以下有关资料收集的叙述,不准确的是（　　）。

A.资料分为主观资料和客观资料　　　　B.客观资料是通过观察和体检等获得的资料

C.主观资料只能由病人本人提供　　　　D.要客观记录病人的主述

E.资料的记录不应带有主观结论

3. 主诉的基本内容应反映（　　）。

A.主要症状和发病时间　　　　　　　　B.主要症状或体征及其持续时间

C.症状和发病时间不包括体征　　　　　D.病人就诊的症状和体征

E.主要症状体征及伴随症状

4. 现病史内容不包括（　　）。

A.起病的情况　　　　　B.主要症状及特点　　　　C.伴随症状

D.病情的演变　　　　　E.习惯与嗜好

5. 病史的主体部分是（　　）。

A.主诉　　　　B.现病史　　　C.既往史　　　D.家族史　　　E.个人史

6. 下列属于既往史内容的是（　　）。

A.过敏史　　　　　　　B.烟酒嗜好　　　　　　　C.既往健康状况

D.曾患疾病的治疗情况　　E.疫区接触史

（李　桃）

项目三　心理-社会评估

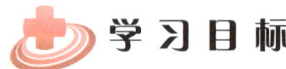

学习目标

知识目标：

1. 掌握心理和社会状况评估的方法。
2. 熟悉心理和社会状况评估的内容。
3. 了解心理和社会状况评估的目的与意义。

能力目标：

学会运用心理和社会状况评估方法采集病人的心理和社会资料。

素质目标：

培养关爱、尊重病人的意识，注意保护病人的隐私。

任务一　心理状况评估

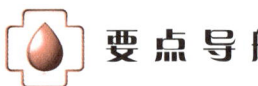

要点导航

重点：心理状况评估的方法。
难点：心理状况评估的内容。

案例导入

　　王女士，32岁，舞蹈演员。因车祸将右小腿截肢，安装假肢后，情绪低落、自卑、不愿与人交流，因康复训练效果不佳有过自杀的念头。

护理应用

1. 该病人有哪些心理问题?

2. 可采用哪些方法进行心理状况评估?

心理状况评估是应用心理学的理论和方法对人的心理品质及其水平做出的综合评定,通过对人的各种心理现象做出客观量化的评价,以了解个体的心理健康水平。所谓心理品质包括心理过程、人格特征和自我认知等内容,如情绪状态、气质特点、智力水平、性格特征、自我评价等。随着医学模式的转变,心理状况评估在制订临床护理计划、提出心理障碍的护理措施等方面越来越显示出其重要性,它是健康评估的重要组成部分,也是医护人员必须了解和掌握的基础知识。

一、心理状况评估的目的与意义

心理状况评估在心理学、教育学、人力资源、医学、军事、司法等领域有多种用途。其中为临床目的所用时,即称为临床心理评估。临床心理评估的目的和意义主要有以下几点。

1. 评估病人的心理状况　每个病人的性格和心理特征不同,对疾病的态度也不同,评估其心理状况,有助于护患沟通,并找出现存的或潜在的健康问题。

2. 为明确护理诊断、制订护理措施提供依据　了解病人的心理特征及其影响因素后,护士在制订护理计划和护理措施时才有针对性,有助于病人的康复。

3. 评价治疗与护理效果　通过治疗前后的对比评估,对临床治疗和护理的效果做出正确评定,从而能够及时调整治疗方案或护理措施。

二、心理状况评估的方法

(一) 心理测验法

心理测验法是心理状况评估最常用的方法。心理测验是指在标准情境下,采集个体具有代表性的行为样本进行分析、描述和解释的一种方法。通过心理测验可对病人的行为表现进行量化分析,间接反映其心理现象的规律和特征。可以使用测量仪器或标准化的评定量表进行测试。由于心理测验具备标准化、数量化的特点,所测结果可以参照常模进行解释,因而减少了主观因素的影响。

(二) 观察法

观察法是护士运用感觉器官对病人的可观察行为(如表情、动作、言语、服饰、身体姿势等),进行有目的、有计划的观察和记录并根据观察结果做出评估。观察法可分为自然观察法和控制观察法两种形式。

1. 自然观察法　自然观察法是指病人的行为不受干扰在自然情景中进行观察的方法。优点是方法简单易行,避免病人产生紧张反应,材料客观真实可靠。缺点是浪费时间和精力,观察到的结果具有偶然性。

2. 控制观察法　控制观察法是在预先设置的特殊观察情境和条件下进行观察,其结果带有一定的规律性、倾向性和必然性。优点是能快速获得资料,所得资料易做横向比较分析。缺点是易对病人产生影响,有时难以获得真实资料。

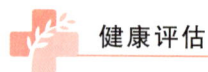

观察法尤其可用于特殊人群(如婴幼儿、智力障碍者、聋哑人等)的心理状况评估。观察结果的可靠性和有效性不但与观察方法的选择有关,还取决于护士的判断力、观察力和分析综合能力。

(三)会谈法

会谈法又称为交谈法,是心理状况评估最基本的方法。通过面对面的交谈方式进行评估,了解病人心理活动的特点,并建立起相互合作和信任的关系,从而保证临床干预措施顺利进行。会谈法可分为结构式会谈和自由式会谈两种形式。

1. 结构式会谈　按照预先编制好的主题或提纲,有目的、有计划、有步骤地交谈。谈话内容重点突出、主题明确、省时高效,但缺乏灵活性,内容受限制。

2. 自由式交谈　无固定访谈问题或固定程序,鼓励病人发表自己的看法,目的是最大限度地获取病人的信息。病人较少受约束,交谈气氛轻松,收集信息量大,但话题松散且费时,影响评估效率。

(四)调查法

调查法是通过全面收集了解病人的各方面情况而进行心理状况评估的一种方法。调查对象包括病人本人及其父母、亲友、老师、领导、同事等。调查方式可采用询问或调查表(问卷)的形式进行。优点是信息量大,内容广泛而全面。缺点是调查多是间接性的评估,内容的真实性容易受被调查者的主观因素影响。

(五)医学检测法

医学检测法包括身体状况评估和各种实验室检查,如测量呼吸、血压、心率、血浆肾上腺激素水平等,可为心理状况评估提供辅助的客观资料。

三、心理状况评估的内容

(一)自我概念

1. 自我概念的定义　自我概念也称自我认知或自我意识,是个人对自己存在的认知和评价。是人们通过对自己的内在和外在特征,以及他人对自己的感知与体验而形成的对自我的认识与评价,是个体在与其心理-社会环境相互作用过程中形成的动态的、评价性的"自我肖像"。个体的自我概念是其心理健康的重要标志。

2. 自我概念的组成

(1)体像:指个体对自己身体的外形和功能的认知与评价。分为客观体像和主观体像,客观体像是人们通过镜子或影像等所看到的自我。主观体像是人们通过分析和判断别人对自己的反应而感知到的自我形象,如高、矮、胖、瘦等。

(2)社会自我:个体对自己的社会人口特征的认知与估价,如年龄、性别、职业、社会地位等。

(3)精神自我:个体对自己智慧、能力、性格、道德水平等的认知与判断,如"我觉得我比别人能干,我挺随和的"等。

(4)自尊:人们在社会群体中价值或地位的主观判断和评价,是人们尊重自己、维护自己的尊严和人格,不容他人任意歧视、侮辱的一种心理意识和情感体验。

3. 自我概念紊乱　自我概念紊乱指个体在自我概念方面处于或有处于消极变化危险的状态,包括对自我形象、自我理想、自尊、角色行为和自我认同等方面的消极评价。可表现为心悸、食欲减退、焦虑、抑郁、恐惧、逃避、过度依赖。自我概念高危人群包括以下几种。

（1）疾病或外伤所致身体某一部分丧失：如截肢术、乳房切除术、结肠造瘘术、子宫切除术等。

（2）生理功能障碍：如脑血管意外、冠心病、癌症、瘫痪等。

（3）疾病或创伤所致体表变化：如烧伤、红斑狼疮、脊柱畸形等。

（4）感、知觉或沟通功能缺陷：如视、听觉障碍，感觉异常，口吃等。

（5）心理生理障碍或精神疾病：如药物成瘾、抑郁症、精神分裂症等。

（6）神经肌肉障碍：如帕金森病、脊髓灰质炎等。

（7）过度肥胖或消瘦。

（8）性生殖系统疾病或功能障碍：如青春期、流产、性病、不育症等。

（9）偶发事件、危机、衰老、角色改变。

（10）特殊治疗或不良反应：如安置导尿管、胃管，因药物副作用引起的满月脸、脱发、第二性特征改变等。

4. 自我概念的评估内容和方法　自我概念的评估内容包括体像、社会自我、精神自我、自尊等。评估的方法有交谈法、观察法、评定量表法、调查法等（表3-1、表3-2）。

表 3-1　自我概念评估的方法和内容

内容	方法	具体方式
体像	交谈法	你对自己的外表是否满意？
		最喜欢你身体的哪些地方？最不喜欢的又是哪些？为什么？
		你觉得在身体外表方面有哪些威胁？需要如何改变？别人又是如何看的
	观察法	外表和着装是否整洁得体？身体的哪些部位有改变？
		面部表情如何？表情和行为举止是否与其主诉一致？与护士是否有目光交流？
		是否愿意与人交流？是否不愿意照镜子、不愿见人？是否不愿讨论容貌问题或不愿听这方面的谈论
	投射法	让小儿自画像，一般用于不能有效沟通的儿童
社会自我	交谈法	能告诉我你的姓名、年龄、职业、受教育水平、经济来源吗？
		有没有参加过政治或学术的团体活动，担任什么职务？
		能告诉我你的家庭和工作单位的情况吗？
		你最引以为豪的个人成就是什么
精神自我	交谈法	总体来说，你对自己满意吗？
		可否描述一下你的性格特点、道德品质和心理素质？
		你觉得你和别人相比，你处理各方面问题的能力怎样？
		你对自己的个性、品质和能力满意吗？不满意的有哪些？
		你的家人、朋友、同事、领导是怎样评价你的
自尊	评定量表法	Rosenberg 自尊量表

表3-2　Rosenberg自尊量表

自尊项目	应答			
1.总的来说,我对自己满意	SA	A	D*	SD*
2.有时,我觉得自己一点都不好	SA*	A*	D	SD
3.我觉得我有不少优点	SA	A	D*	SD*
4.我和绝大多数人一样能干	SA	A	D*	SD*
5.我觉得我没什么值得骄傲的	SA*	A*	D	SD
6.有时,我真觉得自己没用	SA*	A*	D	SD
7.我觉得我是个有价值的人	SA	A	D*	SD*
8.我能多一点自尊就好了	SA*	A*	D	SD
9.无论如何我都觉得自己是个失败者	SA*	A*	D	SD
10.我总以积极的态度看待自己	SA	A	D*	SD*

注:该量表含10个有关自尊的项目,回答方式为非常同意(SA)、同意(A)、不同意(D)、很不同意(SD)。凡是标有"＊"号的答案表示自尊低下。

（二）认知水平

1. 认知水平的定义　认知水平是人类判断和推测客观事物的心理过程,是在过去经验及有关线索分析的基础上形成的对信息的理解、分类、归纳、演绎及计算。认知水平受年龄、受教育水平、疾病、经验等诸多因素的影响。个体的负性情绪可以来源于知识缺乏,评估病人对疾病知识的认识程度和是否存在认知缺陷,是临床护理工作的一个重要的环节。尤其是对精神、神经病人和老年人的定向力、判断力的评估,可及早发现疾病先兆。

2. 认知水平的评估内容和方法　认知水平评估的内容主要包括思维能力、语言能力和定向力,评估的方法有交谈、观察和心理测验法。

1）思维能力的评估　包括抽象思维功能、洞察力、判断力等。

（1）抽象思维功能评估的内容与方法见表3-3。

表3-3　抽象思维功能评估的内容与方法

评估内容		评估方法
记忆	短时记忆	让病人重复一句话或5～7个连续数字
	长时记忆	让病人回忆近期发生的事情
注意力	无意注意	观察病人对开关门有无反应
	有意注意	让病人叙述住院前的看病经历
概念		数次健康教育后,请病人总结健康指导知识
理解力		请病人按照指令做动作,如坐在凳子上

（2）洞察力评估:请病人描述所处的情形,再与实际情形做比较看有无差异,如让病人描述所住病区的环境。

（3）判断力评估:判断事物的属性与行动计划的可行性等,如通过展示实物让病人说出其属性。

2）语言能力的评估　语言是个体认知水平的重要标志。通过提问,让病人陈述病史、复述、阅读、书写、命名等方法检测病人的语言表达及对文字符号的理解,观察和判断病人有无语言障碍。

3) 定向力的评估 包括时间、地点、空间和人物定向力。失去定向力的人不能将自己与时间、地点联系起来。一般首先丧失的定向力是时间定向力,然后是地点、空间定向力,再次是人物定向力。评估可询问"现在是几点钟? 今天星期几?""我们现在在哪里? 是床旁桌的左侧还是右侧?""你叫什么名字? 你知道我是谁吗"等问题。

(三) 情绪和情感

1. 情绪和情感的定义 情绪与情感是个体对客观事物的态度体验,即个体对客观事物是否符合自身需要的内心体验及其相应的行为反应。它以个体的需要为媒介,当自身需要得以满足可引起积极的态度和体验,如愉快、高兴等,若违背自身意愿则引起否定的态度和体验,如愤怒、忧愁、哀怨等。情绪和情感既有联系,又有区别。情感是在情绪稳定的基础上建立发展起来的,与社会性需求满足与否相联系,是人类特有的心理活动,具有较强稳定性、深刻性和持久性。而情绪则为暂时性的、与生理需求满足与否有关的心理活动,具有情境性、激动性和暂时性。情绪是情感的外在表现形式,情感是情绪的内在本质内容,它们相互依存形成一个整体。

2. 情绪和情感的分类

(1) 基本的情绪情感:包括喜悦、快乐、悲伤、愤怒和恐惧等最基本的原始情绪,在此基础上还可以派生出许多复杂的情绪,如思念、牵挂、自信、自卑、内疚、惭愧、骄傲、悔恨、自责等。

(2) 情绪状态:可分为心境、激情、应激 3 种情绪状态。心境指一种微弱而持久的具有笼罩性和弥漫性特点的情绪状态。激情是一种迅速、强烈而短暂的情绪状态。应激是指人在某种意料之外的环境刺激下所引起的高度紧张的情绪状态。

(3) 社会情感:由社会需要引起的人类所特有的高级情感形式,包括道德感、理智感和审美感。

3. 病人常见的不良情绪 由于疾病的困扰、环境的改变和正常生活秩序的紊乱,病人可产生不良情绪反应。常见的不良情绪有焦虑、抑郁和恐惧等。

(1) 焦虑:预感即将面临不利情况而又难以应付的一种不愉快的情绪体验。引起焦虑的原因有病人对疾病的诊断、转归及预后不明确,对手术的安全及术后效果的担心,对特殊检查的必要性及可靠性的顾虑等。焦虑主要表现为心慌、出汗、胸闷、头晕、食欲减退、入睡困难、注意力不集中、坐立不安、手脚颤抖等。

(2) 抑郁:当个人失去某种追求或重视的东西时所产生的情绪体验。引起抑郁的原因主要是病情严重预后不良、治疗效果不理想、病情反复等,与病人性格、年龄、经济状况等有关。抑郁主要表现为情绪低落、悲观、绝望、茶饭不思、睡眠障碍、逃避现实、不配合治疗,甚至有自杀念头等。

(3) 恐惧:个体面临威胁或危险刺激时产生的强烈情绪体验。引起恐惧的原因主要是疾病对生理功能造成不可逆的影响,或对学业、家庭、工作造成影响,疾病及检查引起剧烈疼痛,担心检查和治疗的安全性等。恐惧的主要表现有哭泣、害怕、发抖、受惊、回避、心悸、出汗、呼吸加快、血压升高、尿频、厌食等。

4. 情绪、情感评估的内容和方法 情绪、情感的评估内容主要包括判断情绪、情感的种类。评估的方法有交谈法、观察法、测量法、量表评定法。

1) 交谈法 通过与病人及其家属、朋友、同事的交谈收集有关情绪和情感的资料,如"你平时的情绪怎么样?""你最近的心情如何?""从什么时候开始有这样的情绪变化的?""有什么事让你紧张、焦虑或抑郁吗?"等。

2)观察法与测量法　主要通过观察情绪的外部行为表现和测量生理指标的变化进行评估。如观察病人的面部表情、肢体动作及用仪器测量其生理反应的变化等。观察时应重点注意有无面色苍白、呼吸和心率加快、血压升高、出冷汗、食欲减退、体重下降等表现。

3)量表评定法　对情绪情感较为客观的评估方法。常用的量表有以下 3 种。

(1) Avillo 情绪情感形容词量表见表 3-4。

表 3-4　Avillo 情绪情感形容词量表

条目	1	2	3	4	5	6	7	条目
变化的	☐	☐	☐	☐	☐	☐	☐	稳定的
举棋不定的	☐	☐	☐	☐	☐	☐	☐	自信的
沮丧的	☐	☐	☐	☐	☐	☐	☐	高兴的
孤立的	☐	☐	☐	☐	☐	☐	☐	合群的
混乱的	☐	☐	☐	☐	☐	☐	☐	有条理的
漠不关心的	☐	☐	☐	☐	☐	☐	☐	关切的
冷淡的	☐	☐	☐	☐	☐	☐	☐	热情的
被动的	☐	☐	☐	☐	☐	☐	☐	主动的
淡漠的	☐	☐	☐	☐	☐	☐	☐	有兴趣的
孤僻的	☐	☐	☐	☐	☐	☐	☐	友好的
不适的	☐	☐	☐	☐	☐	☐	☐	舒适的
神经质的	☐	☐	☐	☐	☐	☐	☐	冷静的

注:该表共有 12 对意思相反的形容词,让被评者从每组形容词中选出符合其目前情绪情感的词,给予相应得分。总分 84 分以上,提示情绪情感积极,否则,提示情绪情感消极。该表对不能用语言表达自己情绪情感或对情绪情感定位不明者特别适用。

(2) Zung 自评焦虑量表见表 3-5。

表 3-5　Zung 自评焦虑量表

	偶尔	有时	经常	持续
1.我觉得比平常容易紧张和着急	1	2	3	4
2.我无缘无故地感到害怕	1	2	3	4
3.我容易心里烦乱或觉得惊恐	1	2	3	4
4.我觉得我可能要发疯	1	2	3	4
5.我感到一切都很好,不会发生什么不幸	4	3	2	1
6.我手脚发抖打颤	1	2	3	4
7.我因为头痛、颈痛和背痛而苦恼	1	2	3	4
8.我觉得容易衰弱和疲乏	1	2	3	4
9.我能够心平气和并且容易安静坐着	4	3	2	1
10.我觉得心跳得很快	1	2	3	4

	偶尔	有时	经常	持续
11.我因为一阵阵头晕而苦恼	1	2	3	4
12.我有过晕厥或觉得要晕倒似的	1	2	3	4
13.我呼气吸气都能很容易	4	3	2	1
14.我手脚麻木和刺痛	1	2	3	4
15.我因为胃痛和消化不良而苦恼	1	2	3	4
16.我常常要小便	1	2	3	4
17.我的手常常是干燥温暖的	4	3	2	1
18.我脸红发热	1	2	3	4
19.我容易入睡,并且一夜睡得很好	4	3	2	1
20.我做噩梦	1	2	3	4

注:要求个体根据最近一周的实际情况在表格适当处打钩。如看不懂内容,可逐项念给被评估者听,然后由其自己做出决定。每一项目按1、2、3、4四级评分。评定完后将20项评分相加得总分,然后乘以1.25,取其整数部分,即得到标准总分。按照中国常模结果,该表标准分的分值为50分,其中50~59分为轻度焦虑,60~69分为中度焦虑,69分以上为重度焦虑。

（3）Zung自评抑郁量表见表3-6。

表3-6 Zung自评抑郁量表

	偶尔	有时	经常	持续
1.我感到情绪沮丧、郁闷	1	2	3	4
2.我感到早晨心情最好	4	3	2	1
3.我要哭或想哭	1	2	3	4
4.我夜间睡眠不好	1	2	3	4
5.我吃饭跟平时一样多	4	3	2	1
6.我和异性密切接触时和以往一样感到愉快	4	3	2	1
7.我感到体重减轻	1	2	3	4
8.我为便秘烦恼	1	2	3	4
9.我的心跳比平时快	1	2	3	4
10.我无故感到疲劳	1	2	3	4
11.我的头跟往常一样清楚	4	3	2	1
12.我做事情跟平时一样不感到困难	4	3	2	1
13.我坐卧不安,难以保持平静	1	2	3	4
14.我对未来感到有希望	4	3	2	1
15.我比平时更容易激怒	1	2	3	4
16.我觉得决定什么事很容易	4	3	2	1
17.我感到自己是有用的和不可或缺的人	4	3	2	1
18.我的生活很有意义	4	3	2	1

续表

	偶尔	有时	经常	持续
19.假若我死了别人会过得更好	1	2	3	4
20.我仍旧喜欢自己平时喜爱的东西	4	3	2	1

注:使用方法同 Zung 自评焦虑量表。按照中国常模结果,该表标准分的分值为 53 分,其中 53～62 分为轻度抑郁,63～72 分为中度抑郁,72 分以上为重度抑郁。

(四) 个性评估

1. 个性的定义　个性是指具有一定倾向的各种心理特征的总和,反映了个体的整体心理面貌。

2. 个性的评估内容和方法　个性的评估内容主要包括能力和性格。评估的方法有交谈法、观察法、调查法、作品分析法等。

1) 能力　个人完成某项事情所必需的个性心理特征。分为一般能力和特殊能力。一般能力是进行各种活动中必须具备的基本能力,也称智力,如观察力、记忆力、想象力、思维能力、注意力等。特殊能力是顺利完成某种专门活动所必备的能力,如音乐能力、绘画能力、数学能力、运动能力等。

2) 性格　人对现实的态度和行为方式中较稳定的个性心理特征。性格分为功能类型、内外倾向型、场独立型与场依存型。

(1) 功能类型:以理智、情绪、意志三种心理功能中占主导的一种来确定性格类型。理智型的人,通常以理智来评价、支配和控制自己的行动;情绪型的人,往往不善于思考,其言行举止易受情绪左右;意志型的人一般表现为行动目标明确,主动积极。

(2) 内外倾向型:内向型感情深藏、不善交际、做事谨慎坚持,善于自我批评。外向型活泼、感情外露、办事果断、较轻率,难接受批评和自我批评。

(3) 场独立型与场依存型:场独立型善于独立思考,不易受外来因素的干扰,能够独立地发现问题和解决问题;场依存型易受外来因素的干扰,常不加分析地接受他人意见,应变能力较差。

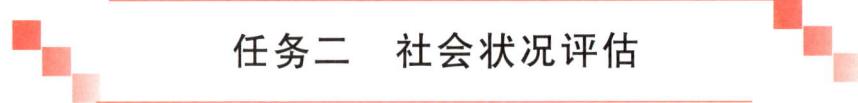

任务二　社会状况评估

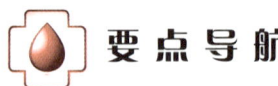

要点导航

重点:社会状况评估的方法。

难点:社会状况评估的内容。

案例导入

李先生,35岁。离异独居,因胃癌收住院治疗。入院后,病人始终不相信自己患病,不适应医院的生活规律,不配合治疗护理工作的进行。

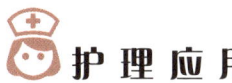

1. 该病人属于哪种角色适应不良?
2. 如何评估李先生目前的状况?

人不仅是自然存在物,而且是社会存在物,人的属性中包含有更重要的社会属性。要全面认识和衡量个体的健康水平,除生理、心理功能外,还应评估其社会状况。对个体社会属性的评估包括对其角色功能、文化、所属家庭以及所处环境的评估。

一、社会状况评估的目的

1. 评估病人的角色功能　了解其有无角色功能紊乱和角色适应不良等问题,以便尽早帮其适应角色,有助于临床工作的顺利进行。

2. 评估病人的文化背景　提供多元文化护理,使护理照顾符合病人的文化需求。

3. 评估病人的家庭情况　找出影响健康的家庭因素,制订合理的家庭护理计划。

4. 评估病人的生活环境　明确环境中的现存或潜在的不安全因素,指导制订环境干预措施。

二、社会状况评估的方法

心理状况评估中的交谈法、观察法、量表评定法等方法均可用于社会状况评估。环境评估中,为了保证准确性和真实性,还应进行实地考察和抽样检查以判断有无不安全的环境因素。

三、社会状况评估的内容

(一) 角色与角色适应

1. 角色的定义　角色是指个体在特定的社会和群体中所处的地位以及由此而规定的行为规范和行为模式。

2. 病人角色适应不良　当个体的角色表现与角色期望不协调或无法达到角色期望的要求时,便可发生角色适应不良。它是来自于社会系统的外在压力所导致的主观情绪反应。病人角色适应不良可表现为以下几种情况。

(1)病人角色冲突:指个体在适应病人角色过程中与其常态下的各种角色发生心理冲突和行为矛盾。如一位领导住院期间因担心工作不能完成而希望将工作带到病房进行,从而影响其休息、睡眠等病人角色的发挥就是一种角色冲突。

(2)病人角色强化:指当需要病人角色向日常角色转化时,仍然沉溺于病人角色,对自我能力怀疑、失望,对原承担的角色恐惧。表现为多疑、依赖、退缩,对恢复正常生活没有信心等。

(3)病人角色消退:指已进入病人角色的个人出于某种原因导致病人恢复常态角色,履行常态角色的责任和义务,而个人的病人角色行为消退。如一位患病的母亲,因孩子突然生病住院而将其母亲角色上升为第一位,承担起照顾孩子的职责,此时她原有的病人角色消退。

(4)病人角色缺如:指没有进入病人角色,不承认自己有病或对病人角色感到厌倦,也就是对病人角色的不接纳和否认。多见于初次生病、初次住院,尤其是初诊为癌症的病人。

(5)病人角色模糊:指病人对自己角色行为不确切,不知道这个角色应该做什么而造成的不适应反应。

(6)病人角色隐瞒:指由于病人不能或不愿承担疾病所带来的后果和影响,因而隐瞒病情真相。

(7)病人角色假冒:指个人没有生病,为了逃避社会责任、义务或为获取某种利益而装病。

3. 角色与角色适应的评估内容和方法 主要评估病人承担的角色数量、角色感知、角色满意度、角色紧张等,可通过观察、交谈两种方法收集资料。

(1)观察:主要观察有无角色适应不良的身心行为反应,如疲乏、头痛、心悸、焦虑、抑郁、忽略自己的疾病、缺乏对治疗护理的依从性等。通过以上评估,可明确病人对角色的感知、对承担的角色是否满意、有无角色适应不良。

(2)交谈:可通过以下问题进行,如"您从事什么职业及担任什么职位?目前在家庭、单位或社会中所承担的角色与任务有哪些?您觉得这些角色是否现实、合理?您感到太闲还是休息、娱乐的时间不够?您对自己的角色期望有哪些?他人对您的角色期望又有哪些?患病住院后,您认为您的角色发生了哪些改变?对您有哪些影响?是否感到期望的角色受挫?作为病人,您是否安于养病,积极配合治疗、护理并努力使自己尽快康复?"等。

(二)文化

1. 文化的定义 文化是指特定人群为适应社会环境和物质环境而共有的行为和价值模式,它是社会及其成员所特有的物质和精神财富的综合。文化的核心要素是价值观、信念与信仰、习俗。

2. 文化评估的内容和方法 文化评估内容包括价值观、信念与信仰、习俗等,多采用交谈法评估。

(1)价值观:在长期的社会化过程中,通过后天学习逐步形成的对生活方式与生活目标价值的看法或思想体系。价值观存在于潜意识中,很难观察和言表,目前尚无成熟的评估工具。仅可通过会谈获得信息,形成初步判断。可通过以下问题进行,如"你认为生活的意义和目标是什么?你认为你健康吗?你对你所患的疾病有什么看法?你认为你的疾病对你有何影响?"等。

(2)信念与信仰:信念是自己认为可以确信的看法,是个人在自身经历中积累起来的认识原则,是与个性和价值观相联系的一种稳固的生活理想。信仰是指人们对某种事物或思想的极度尊崇和信服,并以此作为自己的精神寄托和行为准则。通过信念与信仰的评估可以引出病人对自身健康问题的看法及所处文化对健康的影响。目前多采用Kleinman等人对健康信念的评估内容进行评估(表3-7)。

表 3-7　Kleinman 等人对健康信念的评估内容

对健康信念的评估内容
1. 对你来说,健康指什么? 不健康指什么?
2. 通常在什么情况下你认为自己有病并就医?
3. 你认为导致你出现健康问题的原因是什么?
4. 你是怎样、在何时发现你有健康问题的?
5. 该健康问题对你的身心产生了哪些影响? 严重程度如何? 发作时持续多长时间?
6. 你认为你应该接受哪种治疗? 你希望通过治疗达到哪种效果?
7. 你的病给你带来的主要问题有哪些? 对这种疾病你最害怕什么?

（3）习俗:又称风俗,为一地区社会文化中长期形成的风尚、礼节、习惯以及禁忌等的总称。与健康有关的习俗主要是饮食习惯、语言及非语言沟通方式,以及求医问药习俗等。对习俗的评估,多采用会谈获得。可通过以下问题进行,如"你平时食用哪些食物? 主食是什么? 喜欢的食物有哪些? 对何种食物有禁忌、过敏? 你常采用的食物烹调方式有哪些? 常用的调味品是什么? 你每天进食几餐? 都在哪些时间? 你认为哪些食物对健康有益? 哪些食物对健康有害? 哪些情况会刺激或降低你的食欲? 你讲何种语言? 你喜欢什么称谓? 语言禁忌有哪些? 你所处的民族常用的民间疗法有哪些?"等。

（三）家庭

1. 家庭的定义　家庭是社会的基本构成单位,是建立在婚姻、血缘或收养关系基础上,密切合作、共同生活的小群体。

2. 家庭评估的内容和方法　评估内容包括家庭成员基本资料、家庭类型、家庭结构、家庭周期、家庭功能、家庭资源等。评估方法包括交谈、观察、量表测评等。

（1）家庭成员基本资料:包括成员的姓名、性别、年龄、职业、受教育情况、健康史、家庭遗传史等,可以通过交谈获得资料。

（2）家庭类型:又称家庭规模,由家庭人口组成,结构可影响家庭功能。主要包括:①核心家庭:夫妻及子女或领养子女组成。②主干家庭:核心家庭加任意一方的直系亲属。③其他类型家庭:单亲家庭、重组家庭、无子女家庭、同居家庭。每一类家庭都有相应的人口特征,可通过询问获得。

（3）家庭结构:指构成家庭的组织结构及家庭成员的相互关系,包括角色结构、权力结构、沟通方式、价值系统等方面,可逐一评估。

（4）家庭周期:指家庭经历从结婚、生产、养育儿女到老年的各个阶段连续的过程。每个周期都有特定的任务需要家庭成员协同完成,以使家庭逐步完善。评估时应先确定病人的家庭处于哪个周期,其次评估家庭周期中家庭任务完成情况。对家庭任务完成不良的,应找出原因(表 3-8)。

表 3-8　Duvall 家庭生活周期模式

周期	定义	主要任务
新婚期	男女结合	沟通与适应,性生活协调及计划生育
生产期	最大孩子 0～30 个月	适应父母角色,应对经济和照顾新生孩子的压力

续表

周期	定义	主要任务
学龄前期	最大孩子 2.5~6 岁	孩子入托、上幼儿园或小学
学龄期	最大孩子 6~13 岁	孩子上学及教育问题,使孩子社会化
青少年期	最大孩子 13~20 岁	青少年教育与沟通,青少年与异性交往
年轻人期	最大孩子至最小孩子离家	适应孩子离家,发展夫妻共同兴趣,继续给孩子提供支持
空巢期	父母独处至退休	巩固婚姻关系,适应只有夫妻俩的生活
老年期	退休至死亡	正确对待和适应退休、衰老、丧偶、孤独、生病和死亡

（5）家庭功能：家庭最基本的功能是满足家庭成员在生理、心理及社会各方面、各层次的需求。通过交谈、观察、量表评定法评估家庭的情感功能、社会化功能、生殖功能、经济功能及健康照顾功能。尤其应注意家庭健康照顾功能的评估,明确家庭功能发挥的程度、存在问题及原因。

（6）家庭资源：指家庭为维持其基本功能,应付各种生活事件所需的物质、精神及信息等方面的支持,包括内部资源（财力、精神、信息等资源）和外部资源（社会、文化、医疗、宗教等资源）,都可通过交谈获得。

（四）环境

1. 环境的定义 环境是指人类赖以生存、发展的社会和物质条件的总和。

2. 环境评估的内容和方法 评估内容包括物理环境和社会环境,评估方法包括会谈法、实地考察法,必要时抽样检测。

（1）物理环境：包括家庭居住环境、工作场所、病室环境等。内容涉及整洁、噪声、温度、湿度、采光、通风,以及各种与安全有关的因素等。

（2）社会环境：包括家庭的经济状况、教育水平、生活方式、社会关系与社会支持。可通过询问病人"你的经济来源是什么？你的收入如何？够用吗？医疗费用如何支付？"等来评估经济状况;通过询问病人及家属受教育的程度来评估教育水平;通过询问和观察病人饮食、睡眠、有无不良嗜好等评估生活方式;通过交谈、观察和社会支持评定量表评估社会关系与社会支持情况。

直通护考

1. 心理评估中最常用的评估方法是（　　　）。

A. 心理测验法　　　　　　B. 观察法　　　　　　　　　C. 会谈法

D. 调查法　　　　　　　　E. 医学检测法

2. 对婴幼儿、智力障碍者、聋哑人的心理评估,较为实用的方法是（　　　）。

A. 心理测验法　　　　　　B. 观察法　　　　　　　　　C. 会谈法

D. 调查法　　　　　　　　E. 医学检测法

3. 自我概念的组成中,个体对自身社会人口特征以及社会名誉、地位的认识与感受,称为（　　　）。

A. 身体意像　　B. 社会认同　　C. 自我认同　　D. 自尊　　　E. 体像

4. 通过让个体重复一句话或一组由 5～7 个数字组成的数字符串,可评估个体的(　　)。

A. 无意注意　　B. 有意注意　　C. 短时记忆　　D. 长时记忆　　E. 理解力

5. 定向力不包括(　　)。

A. 时间定向力　B. 地点定向力　C. 空间定向力　D. 事件定向力　E. 人物定向力

6. 情绪和情感的区别不正确的是(　　)。

A. 情绪和情感都是人类特有的心理活动　　　　B. 情绪是暂时的而情感是持久的

C. 情绪是不稳定的而情感则较稳定　　　　　　D. 情绪具有激动性而情感具有深刻性

E. 情绪发展在先而情感体验产生在后

7. 下列哪项不是基本的情绪情感?(　　)

A. 喜悦　　　　　B. 愤怒　　　　　C. 骄傲　　　　　D. 快乐　　　　　E. 恐惧

8. 对情绪情感能够较为客观的评估方法是(　　)。

A. 交谈法　　　　　　　　　B. 观察法　　　　　　　　　　C. 量表评定法

D. 投射法　　　　　　　　　E. 调查法

9. 社会评估的内容不包括(　　)。

A. 环境　　　　　B. 民族　　　　　C. 家庭　　　　　D. 角色　　　　　E. 文化

10. 疾病已经痊愈,但病人却因害怕不能胜任以前的工作而不愿出院,属于(　　)。

A. 病人角色冲突　　　　　　B. 病人角色强化　　　　　　C. 病人角色消退

D. 病人角色缺如　　　　　　E. 病人角色模糊

11. 文化的核心要素不包括下列哪项?(　　)

A. 价值观　　　　B. 信念　　　　C. 信仰　　　　D. 习俗　　　　E. 道德

(白丽娟)

项目四　身体状况评估

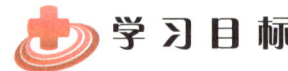 学习目标

知识目标：

1. 掌握身体状况评估的基本方法及适用范围。

2. 掌握正常状态、熟悉异常状态及其临床意义。

3. 能熟悉运用视诊、触诊、叩诊和听诊的方法进行身体各系统的评估。

4. 熟悉身体状况评估的准备工作及评估中的注意事项。

能力目标：

1. 能正确运用身体状况评估的基本方法进行评估。

2. 能正确运用所学知识对身体状况评估的结果进行综合分析。

素质目标：

培养学生严谨求实的工作态度及尊重、爱护病人的工作意识。

身体状况评估(体格检查)是评估者用自己的感官(眼、手、耳、鼻等感官)或借助听诊器、叩诊锤、血压计、体温计等简单工具对被评估者进行细致的观察和系统的检查,以了解其身体状况的一组最基本的检查方法。身体状况评估一般在健康史采集后进行,以进一步验证问诊中获得的有临床意义的症状,为确定护理诊断提供客观依据。

任务一　身体状况评估的准备和基本方法

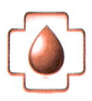 要点导航

重点：身体状况评估的基本方法。

难点：触诊、叩诊的适用范围及方法。

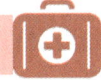

案例导入

　　张某,男,38 岁。被刺伤右前胸部后出现显著呼吸困难而急诊入院。血压 100/70 mmHg,呼吸 28 次/分,脉搏 98 次/分。查体:右侧胸廓饱满,呼吸运动减弱,气管偏向左侧,右胸部触觉语颤消失,叩诊呈鼓音,右侧呼吸音减弱。

护理应用

1. 应采取什么方法对病人进行身体状况评估?
2. 该病人存在哪些异常体征? 分别采取了哪些评估方法?

一、身体状况评估前的准备

　　身体状况评估前应从 4 个方面做好准备,即用物准备、环境准备、评估者准备、被评估者准备等。

　　1. 用物准备　包括体温计、血压计、听诊器、叩诊锤、压舌板、手电筒、棉签、软皮尺、治疗盘、体重秤、身高测量仪等。

　　2. 环境准备　光线适当,以自然光线照明为佳,温度适宜,整洁安静;具有私密性,避免干扰,必要时可关门或用屏风遮挡,嘱其他人离开。

　　3. 评估者准备　衣帽整洁、仪表端正、态度亲切,关心体贴被评估者;洗手并保持手的清洁、温暖;评估时站在评估对象右侧;评估传染病病人时应穿隔离衣、戴口罩和手套;解释评估原因、目的、要求,争取病人配合;评估过程中动作应规范、轻柔。

　　4. 被评估者准备　被评估者根据评估的内容采取适宜的体位;在评估过程中根据评估的部位的需要充分暴露被评估部位。

二、身体状况评估的基本方法

　　身体状况评估的基本检查方法主要有视、触、叩、听、嗅五诊。评估者应根据评估部位及目的的不同选择适宜的评估方法。要使身体状况评估的结果准确可靠,必须在具有医学基础知识和护理专业知识的基础上反复练习和实践才能达到。

(一) 视诊

　　视诊是评估者用视觉观察被评估者全身及局部状态的评估方法。视诊包括直接视诊和间接视诊两种方法。

　　1. 直接视诊　用眼直接视诊,既可以观察评估对象的全身一般状态,如年龄、性别、发育、面容、步态等;也可以观察评估对象的局部状态,如皮肤、黏膜、头颈部、胸廓、腹部、骨骼、肌肉、关节外形等。

　　2. 间接视诊　借助于仪器进行的检查,如用眼底镜进行眼底检查、用耳镜进行鼓膜检查等。

视诊方法简单,适用范围广,要求评估者进行细致、深入的观察。视诊时,要求被评估者充分暴露被观察部位,在充足的自然光线和适宜的温度下进行,要注意保护病人的隐私。必须有丰富的医学知识和临床经验,否则就会视而不见。

(二) 触诊

触诊是评估者通过手的感觉来感知被评估者身体某部位有无异常的评估方法。触诊可进一步验证和弥补视诊的结果。通过触诊可以明确视诊不能明确的异常征象,如皮肤温度、湿度、震颤、波动感及包块的部位、大小、轮廓、压痛、移动度、硬度等。触诊时手的指腹和掌指关节的掌面较敏感,对温度的感觉一般手背较敏感。

1. 触诊的方法　触诊适用范围较广,可遍及全身各部位,触诊在腹部评估中最为重要。根据检查的目的和部位不同采取的方法也不同。触诊的基本方法分为浅部触诊法和深部触诊法。

1) 浅部触诊法　通常用右手轻轻平放在被检查部位,利用掌指关节和腕关节的协同动作,轻柔进行触摸。浅部触诊可触及身体的深度为1~2 cm,主要用于评估浅表器官或包块等状态,如皮温、脉搏、肌紧张度等。

2) 深部触诊法　用单手或双手重叠,由浅入深逐步施加压力,以达深部。深部触诊可触及身体的深度为4~5 cm,主要用于检查腹腔脏器或病变的情况。根据检查的目的和手法的不同可分为以下几种方法。

(1) 深部滑行触诊法:评估者将右手掌轻轻平放在腹壁,以并拢的示、中、环指末端,由浅入深地压向腹腔的脏器或包块,做上下左右的滑动触摸。如腹腔脏器和腹腔内包块的触诊。

(2) 双手触诊法:评估者将右手置于被评估部位,左手置于被评估脏器或包块的后部,并向右手方向托起,固定被评估脏器或包块并使其更接近体表,以利于右手触诊。如肝、脾、肾等触诊(图 4-1)。

(3) 深压触诊法:评估者以一个或两个并拢的手指逐渐用力深压腹壁某个部位,以探查腹腔深部病变的部位或确定腹腔压痛点。如阑尾点的压痛、输尿管点压痛等(图 4-2)。

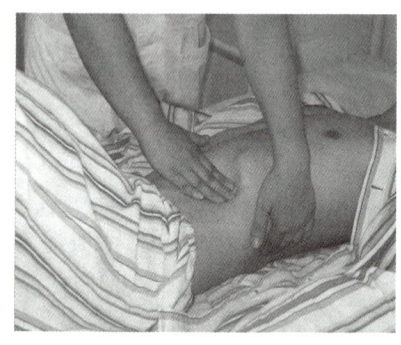

图 4-1　双手触诊法

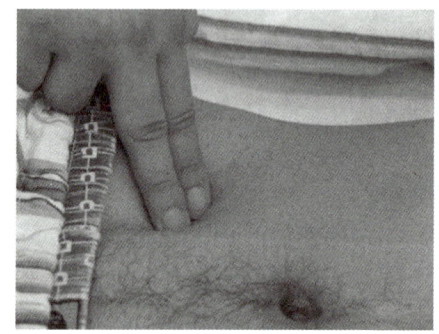

图 4-2　深压触诊法

(4) 冲击触诊法:又称浮沉触诊法。评估者以右手并拢的示指、中指、环指三个手指,与腹壁呈 70°~90°角,在腹壁拟评估的部位,做数次连续快速而有力的冲击,用指端感觉腹腔脏器或包块。如腹腔积液较多时的肝、脾、肿块的触诊。

2. 触诊的注意事项

(1) 向被评估者说明检查的目的,消除紧张情绪。

(2) 嘱被评估者取舒适体位,一般取平卧位双腿稍屈,使腹肌放松,也可选侧卧位(触脾脏等),评估者应站在被评估者的右侧。

（3）触诊时手要温暖、轻柔，一般从健侧开始，动作由浅入深，并对被评估者耐心指导，做好配合动作。

（4）进行下腹部的触诊时，被评估者最好排空膀胱，必要时排掉粪便。

（三）叩诊

叩诊是指评估者通过手指叩击或手掌拍击被检查部位体表，使之震动而产生音响，根据所感到的震动和所听到的音响特点来评判被检查部位脏器的状态的评估方法。叩诊多用于胸、腹部的评估，如确定肺下界、心界及有无腹腔积液等。

1．叩诊方法　叩诊根据目的和手法不同，分为直接叩诊法和间接叩诊法。

（1）直接叩诊法：评估者用右手中间三指掌面直接拍击被检查部位，借拍击的音响特点和指下的震动感来判断病变的情况。主要用于胸部和腹部面积较广泛的病变，如大量胸腔积液和腹腔积液时。另外，如肾区叩痛、肝区叩痛的检查也属直接叩诊。

（2）间接叩诊法：评估者以左手中指第二指节紧贴于叩诊部位，其余手指稍微抬起，勿与体表接触；右手指自然弯曲，以中指指端垂直叩击，2～3 次/秒，叩击后右手立即抬起。每次力量均匀适中。间接叩诊法是临床使用最为广泛的叩诊方法（图 4-3）。

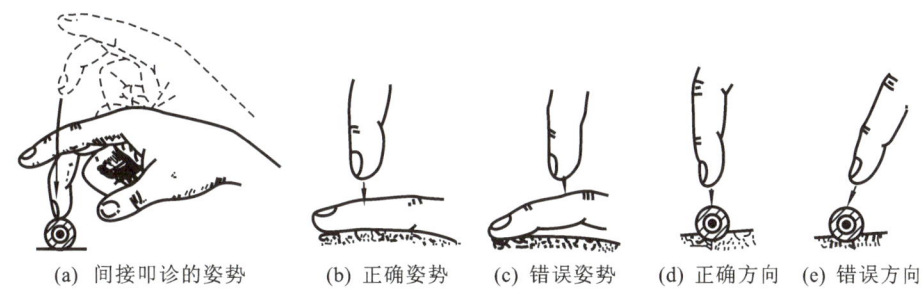

(a) 间接叩诊的姿势　　(b) 正确姿势　　(c) 错误姿势　　(d) 正确方向　　(e) 错误方向

图 4-3　间接叩诊法

2．叩诊音　由于叩诊部位的组织或器官的密度、弹性、含气量及与体表的距离不同，叩击时产生的音响强度（振幅）、音调（频率）及持续时间不同。据此，临床上将叩诊音分为清音、浊音、实音、鼓音和过清音五种。

（1）清音：一种音调低、音响较强、震动持续时间较长的叩诊音，是正常肺部的叩诊音。

（2）浊音：一种音调较高、音响较弱、震动持续时间较短的叩诊音。当叩击被少量含气组织覆盖的实质性脏器时，如叩击心脏或肝脏被肺边缘覆盖部分时，所得的叩诊音即浊音。肺炎、肺不张、胸膜增厚等病理情况下可叩出浊音。

（3）实音：又称绝对浊音，音调较浊音更高、音响更弱、震动持续时间更短。当叩击直接贴近体表处的实质性器官所产生的音响即实音。大量胸腔积液、肺实变等病理情况下可叩出实音。

（4）鼓音：一种和谐的低音、音响强、震动持续时间长的叩诊音，如同击鼓声。正常见于左下胸的胃泡区和腹部。肺内空洞、气胸、气腹等病理情况下可叩出鼓音。

（5）过清音：介于鼓音与清音之间。临床上见于肺组织含气量增多，弹性减弱，如肺气肿。

3．叩诊的注意事项

（1）尽量保持周围环境安静，以免噪音对叩诊音的干扰。

（2）根据叩诊部位的不同，选择适当的叩诊方法和体位。

（3）充分暴露被检查部位，并注意对称部位的比较。

（4）除注意叩诊音外还应注意震动感的差异。

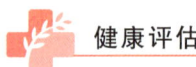

（四）听诊

听诊是评估者直接用耳或借助听诊器听取身体各部发出的声音进行评估的方法。听诊的使用范围很广,尤其在心肺评估中,主要用于呼吸音、心音、肠鸣音等的听取。

1. 听诊方法 听诊的方法可分为直接听诊与间接听诊两种方法。

（1）直接听诊法:用耳朵直接附于被评估者体表进行听诊的方法。此法听取的声音很微弱,也不方便。目前只在某些特殊或紧急情况下使用。

（2）间接听诊法:借助听诊器进行听诊的方法。此法方便,可在任何体位时使用。听诊器的胸件有膜型和钟型两种,膜型适于听取高调的声音,如主动脉瓣关闭不全的杂音听诊;钟型适于听取低调的声音,如胎心音。

2. 听诊的注意事项

（1）环境要安静、温暖、避风。

（2）根据病情采取适当的体位。

（3）听诊前要检查耳件方向是否正确,管腔是否通畅。

（4）听诊时,体件要紧贴皮肤,避免摩擦产生附加音。

（5）听诊时注意力要集中,听心脏时要屏除呼吸音的干扰,听肺部时要屏除心音的干扰。

（五）嗅诊

嗅诊是用嗅觉来辨别发自被评估者的各种气味及其健康状况关系的一种评估方法。

1. 嗅诊的方法 嗅诊时评估者用手将发自被评估者的气味轻轻扇向自己的鼻部,仔细辨别气味的特点和性质。

2. 嗅诊的临床意义 异常气味多来自皮肤、黏膜、呼吸道、胃肠道、呕吐物、排泄物、分泌物、脓液及血液等。通过辨别异常气味的特点和性质可为临床护理提供有价值的线索。如呼吸气味中,呈蒜味见于有机磷中毒、呈烂苹果味见于酮症酸中毒、呈氨味见于尿毒症、呈肝腥味见于肝性脑病;痰液有恶臭味见于支气管扩张、肺脓肿;脓液有恶臭味见于气性坏疽;呕吐物有酸臭味见于幽门梗阻、有粪臭味见于肠梗阻。

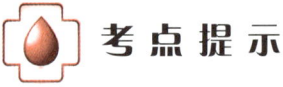 **考 点 提 示**

正常叩诊音的临床意义、嗅诊的临床意义。

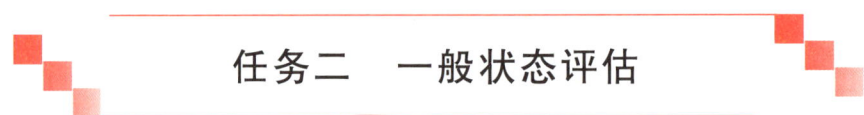 **任务二 一般状态评估**

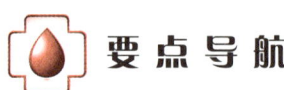 **要 点 导 航**

重点:

1. 生命体征评估的正常值、异常状态及其临床意义。

2. 意识、面容、体位、步态评估的临床意义。

难点: 一般状态评估中异常状态及其临床意义。

案例导入

　　张某,女,65 岁。3 天前因受凉后出现呼吸困难、咳少量血痰收治入院。医生询问病史了解到该病人患风湿性心脏病 8 年,评估时发现该病人双颊暗红、口唇发绀、面色晦暗。

护理应用

1. 该病人的面容属于什么面容?

2. 对病人进行一般状态评估应包括哪些内容?

　　一般状态评估是对被评估者全身状态的概括性观察,是护士进行身体评估时较重要的部分。一般以视诊为主,配合应用触诊。一般状态评估的内容包括:一般状况(性别、年龄、体温、脉搏、呼吸、血压、发育与体型、营养状态、意识状态、语调与语态、面容与表情、体位、姿势、步态)、皮肤及淋巴结的评估。

一、生命体征(体温、脉搏、呼吸、血压)

　　生命体征是评价生命活动是否存在及其质量的重要指标之一。其内容包括体温、脉搏、呼吸、血压的测量方法、正常值及其临床意义。

(一)体温

　　1. 体温的正常值　体温的测量有肛测法、口测法、腋测法三种方法。正常值:口测法是 $36.3 \sim 37.2$ ℃、肛测法是 $36.5 \sim 37.7$ ℃、腋测法是 $36 \sim 37$ ℃。

　　2. 体温的生理波动　正常人体温在 24 h 内波动幅度不超过 1 ℃,下午的体温较早晨的体温稍高,剧烈运动、劳动、进餐、情绪激动等都会使体温略升高;妇女月经前、妊娠期体温略高于正常。

　　3. 异常体温及其临床意义

　　(1)体温过高:体温高于正常值称发热。按其病因可分为两大类:感染性发热和非感染性发热。其中感染性发热最多见,可由细菌、病毒、支原体、衣原体、螺旋体、真菌、寄生虫等引起,以细菌和病毒的感染最多见。非感染性发热可见于创伤、恶性肿瘤、脑血管意外及各种体腔内出血等。

　　(2)体温过低:体温值低于 35 ℃称为体温过低。常见于休克、严重营养不良、甲状腺功能低下及过久暴露于低温环境下。

(二)脉搏

　　评估脉搏时,主要触诊桡动脉,特殊情况下可触诊股动脉、足背动脉、颈动脉等。评估脉搏时应注意脉率、脉律、紧张度、动脉壁状态、强弱及波形变化。

1. 生理变化　正常成人在安静状态下脉率为 60~100 次/分；婴幼儿、儿童较快，老年人较慢；女人较男性快；日间较夜间睡眠时快；餐后、活动后或情绪激动时增快。

2. 异常脉搏及其临床意义　见表 4-1。

表 4-1　常见异常脉搏及其临床意义

项目	名称	特点	临床意义
脉率	速脉	脉率大于 100 次/分	发热、贫血、心力衰竭、心律失常、休克、甲状腺功能亢进症等
	缓脉	脉率小于 60 次/分	颅内压增高、阻塞性黄疸、甲状腺功能减退症、房室传导阻滞等
脉律	间歇脉	在正常均匀的脉搏中出现一次提前而较弱的搏动	器质性心脏病、洋地黄中毒等
	细脉	同一单位时间内脉率少于心率	心房纤维颤动
强弱	洪脉	脉搏增强	高热、甲状腺功能亢进症、主动脉瓣关闭不全等
	细脉	脉搏减弱	心力衰竭、主动脉瓣狭窄、休克等
波形	水冲脉	脉搏骤起骤落、急促有力提示脉压增大	甲状腺功能亢进症、严重贫血、主动脉瓣关闭不全、先天性心脏病动脉导管未闭、动静脉瘘等
	奇脉	吸气时脉搏明显减弱或消失，又称吸停脉	大量心包积液、缩窄性心包炎等
	交替脉	节律规则而强弱交替出现的脉搏	高血压性心脏病、急性心肌梗死等

（三）呼吸

评估呼吸时，要注意呼吸的频率、节律和深浅度的变化。

1. 生理变化　正常呼吸表现为胸壁自动、频率和深度均匀平稳、有节律的起伏，一吸一呼为一次呼吸。成人在安静时每分钟 16~20 次，呼吸率与脉率之比约为 1∶4。年龄越小，呼吸越快；老年人稍慢；劳动和情绪激动时呼吸增快；休息和睡眠时较慢。

2. 异常呼吸及其临床意义　见表 4-2。

表 4-2　常见异常呼吸及其临床意义

项目	名称	特点	临床意义
频率异常	呼吸过速	呼吸频率大于 24 次/分	高热、贫血、疼痛、甲状腺功能亢进症、心功能不全、肺及胸膜病变等
	呼吸过缓	呼吸频率小于 12 次/分	颅内压增高、麻醉剂及镇静剂过量等
深度异常	呼吸深快	呼吸深大而快，又称库斯莫尔呼吸	糖尿病酮症酸中毒、尿毒症酸中毒等
	呼吸浅快	呼吸浅而快	呼吸肌麻痹、肺炎、胸膜炎、胸腔积液、气胸、肺气肿及严重腹胀、大量腹腔积液等

续表

项目	名称	特点	临床意义
节律异常	潮式呼吸	又称陈-施(Cheyne-Stokes)呼吸,呼吸由浅慢逐渐变为深快,再由深快转为浅慢,继而出现一段呼吸暂停,周而复始	药物所致的呼吸抑制、脑损伤(脑皮质水平),提示中枢性呼吸衰竭,偶见于脑动脉硬化的老年人深睡时等
	间停呼吸	又称比奥(Biot)呼吸,伴长周期呼吸暂停的不规则呼吸	颅内压增高、药物所致的呼吸抑制,脑损伤(延髓水平),常于临终前发生

（四）血压

血压评估时,应注意收缩压、舒张压及脉压的变化。

1. 成人血压标准和高血压分类　见表4-3。

表4-3　成人血压标准和高血压分类

分类	收缩压/mmHg		舒张压/mmHg
正常血压	<120	和	<80
正常高值	120～139	和/或	80～89
高血压:	≥140	和/或	≥90
1级高血压(轻度)	140～159	和/或	90～99
2级高血压(中度)	160～179	和/或	100～109
3级高血压(重度)	≥180	和/或	≥110
单纯收缩期高血压	≥140	和	<90

注:当收缩压和舒张压分属于不同级别时,以较高的分级为准。

2. 生理变化　血压清晨低傍晚高,过度劳累、寒冷环境、情绪激动、剧烈运动等可致收缩压升高,但舒张压变化不大。

3. 异常血压变化及其临床意义

1）高血压　在安静、清醒的条件下用标准测量方法,至少3次非同日血压的收缩压达到或超过140 mmHg和/或舒张压达到或超过90 mmHg为高血压;如果仅收缩压不低于140 mmHg则称为收缩期高血压。见于原发性高血压及各种原因导致的继发性高血压。

2）低血压　血压低于90/60 mmHg。多见于休克、急性心肌梗死、极度衰弱等。

3）脉压改变　脉压等于收缩压减去舒张压,正常成人脉压为30～40 mmHg。脉压改变意义有以下两点。

（1）脉压增大:脉压超过40 mmHg称为脉压增大,见于主动脉瓣关闭不全、甲状腺功能亢进症、动脉导管未闭、动静脉瘘、严重贫血等。

（2）脉压减小:脉压低于30 mmHg。常见于主动脉瓣狭窄、心包积液、缩窄性心包炎、严重心力衰竭病人。

二、意识状态

意识是指大脑功能活动的表现,即对环境的知觉状态。正常人意识清晰,反应敏捷精确,思维和情感活动正常,语言流畅、准确,表达能力良好,定向力正常。

意识障碍即意识改变,指对周围环境及自身状态的识别和觉察能力出现障碍的一种精神状态。凡是影响大脑功能活动的疾病均能引起不同程度的意识障碍。临床上根据意识障碍的程度从轻到重分为以下几种。

1. 嗜睡 程度最轻的意识障碍。病人处于持续睡眠状态,可被唤醒,醒后能正确回答问题及做出各种反应,刺激停止后又很快入睡,属病理性嗜睡。

2. 意识模糊 较嗜睡更深的意识障碍。病人能保持简单的精神活动,但对时间、地点、人物等的定向力发生障碍。

3. 昏睡 病人处于熟睡状态,不易唤醒。强刺激下虽可被唤醒,但很快入睡,醒时答话含糊或答非所问。

4. 昏迷 为意识的持续中断或完全丧失,是最严重的意识障碍。按照程度不同可分为浅昏迷和深昏迷。

(1)浅昏迷:意识大部分丧失,无自主运动,对声、光刺激无反应,对疼痛刺激尚会出现痛苦的表情或肢体退缩等防御反应。角膜反射、瞳孔对光反射、眼球运动、吞咽反射可存在,生命体征无明显变化,可有大小便失禁。

(2)深昏迷:意识完全丧失,全身肌肉松弛,对外界各种刺激全无反应,深、浅反射均消失,生命体征常有变化,大小便失禁。

三、面容与表情

正常健康人表情自然、神情安逸。面容与表情是评价一个人情绪状态的重要指标。某些疾病可呈现特征性面容与表情,对评估病人的健康状况具有重要的临床价值。常见的几种典型病态面容与表情见表 4-4 和图 4-4。

表 4-4 常见典型病态面容与表情

病态面容	特点	临床意义
急性病容	面色潮红,呼吸急促,表情不安,鼻翼扇动,口唇疱疹	急性感染性疾病,如肺炎、流行性脑脊髓膜炎等
慢性病容	面容憔悴,面色灰暗或苍白,目光黯淡,目光呆滞	慢性消耗性疾病,如肺结核、恶性肿瘤等
甲状腺功能亢进面容	面容惊愕,眼裂大,突眼,目光闪闪有神,不安,烦躁,易怒	甲状腺功能亢进症
黏液性水肿面容	面色苍白,水肿,脸厚面宽,目光呆滞,反应迟钝,眉毛稀疏	甲状腺功能减退症
二尖瓣面容	面色晦暗,两颊及口唇发绀	风湿性心脏病二尖瓣狭窄
肢端肥大症面容	头颅增大,面长颌大,眉弓及两颧隆起,唇舌肥厚,耳鼻增大	肢端肥大症
满月面容	面如满月,皮肤发红,伴痤疮,唇可有小须	库欣综合征
苦笑面容	发作时牙关紧闭,面肌痉挛,呈苦笑状	破伤风
贫血面容	面色苍白,表情疲惫,唇舌色淡	各种贫血
面具面容	面容呆板、无表情、形似面具样	帕金森病

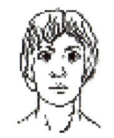 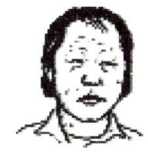 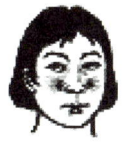 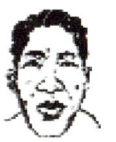 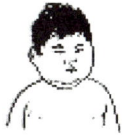

(a) 甲状腺功能　(b) 黏液性水肿面容　(c) 二尖瓣面容　(d) 肢端肥大症面容　(e) 满月面容
　　亢进面容

图 4-4　常见典型病态面容与表情

四、发育与体型

(一) 发育

一般通过年龄、智力和体格成长状态(身高、体重及第二性特征)之间的关系综合判断。

1. 成人发育正常的评估指标

(1) 正常发育的人,头长为身高的 1/8~1/7。

(2) 胸围约等于身高的一半。

(3) 两上肢平展的长度等于身高。

(4) 坐高约等于下肢的长度。

2. 发育异常　发育不正常一般与营养及内分泌功能障碍有关,常见异常发育如下。

(1) 巨人症:在发育成熟前,腺垂体功能亢进,生长激素分泌过多,导致体格异常高大。

(2) 侏儒症:幼年时垂体功能减退,体格矮小。

(3) 呆小症:指幼年甲状腺功能低下、体格矮小和智力低下。

(4) 肢端肥大症:成年后,腺垂体功能亢进,生长激素分泌过多,导致四肢末端肥大。

(二) 体型

根据个体身高、体质之间的比例不同,临床将人体分为正力型、无力型、超力型三类(表4-5)。

表 4-5　成人体型的种类及特点

体型	体型特点	颈	肩	胸廓	腹上角
无力型	体高肌瘦	细长	垂	扁平	<90°
正力型		介于两者之间			
超力型	体格粗壮	粗短	平	宽阔	>90°

五、营养状态

营养状态是根据皮肤、毛发、皮下脂肪、肌肉的发育情况综合判断,大致可分为良好、中等与不良三种。

(一) 评估方法

1. 脂肪充实程度　捏起上臂背侧下 1/3 约 3 cm 距离的皮下脂肪,标准为男性 12.5 mm、女性 16.5 mm。

2. 体重测量　体重是评估营养状态最简单、直接、可靠的指标,也是最重要的指标之一。

（1）标准体重简易计算公式：男性标准体重＝（身高－100）×0.9，女性标准体重＝（身高－100）×0.85（体重单位为 kg，身高单位为 cm）。

（2）体重指数（BMI）＝体重/身高^2（体重单位为 kg，身高单位为 m），正常范围为 18.5～23.9，BMI<18.5 为体重过轻，BMI>25 为超重，BMI>30 为肥胖。

（二）营养状态分级

营养状态是根据皮肤、毛发、皮下脂肪、肌肉的发育情况综合判断，大致可分为良好、中等与不良三种。

1. 营养良好　精神饱满、黏膜红润、皮肤有光泽、弹性良好，皮下脂肪丰满而有弹性，肌肉结实，指甲、毛发润泽，肋间隙及锁骨上窝深浅适中。

2. 营养中等　介于营养良好与营养不良中间。

3. 营养不良　精神状态差，皮肤、黏膜干燥、弹性减低，皮下脂肪菲薄，肌肉松弛无力，指甲粗糙无光泽，毛发稀疏，肋间隙、锁骨上窝凹陷，肩胛骨和髂骨嶙峋突出。

（三）常见异常营养状态

1. 营养不良　体重低于正常 10%时称为消瘦，极度消瘦者称为恶病质。

2. 营养过度　体重高于正常 20%称为肥胖。可分为外源性和内源性。外源性：匀称性肥胖，摄入过多或/和运动过少所致；内源性：向心性肥胖，多由内分泌疾病所致。

六、体位

体位指被评估者身体所处的状态。不同的疾病状态，促使病人主动或被动地采取相应体位，对诊断某些疾病具有一定的意义。常见的体位有以下几种。

1. 自动体位　身体活动自如，不受限制。见于疾病早期或病情较轻的病人。

2. 被动体位　病人自己不能调整或变换身体的位置。见于极度衰弱、瘫痪或意识丧失者。

3. 强迫体位　为减轻痛苦而被迫采取的某种特殊体位。常见的强迫体位：①强迫仰卧位：见于急性腹膜炎等。②强迫俯卧位：见于脊柱疾病等。③强迫侧卧位：见于一侧胸膜炎或气胸。④强迫坐位（端坐呼吸）：见于心功能不全。⑤强迫蹲位：见于先天性发绀型心脏病。⑥强迫停立位：见于心绞痛。⑦辗转体位：见于胆石症等。⑧角弓反张位：见于破伤风等。

七、步态

步态即行走时所表现的姿态。某些疾病可使步态改变，并具有一定的特征性。常见的异常步态有以下几种。

1. 蹒跚步态　走路时身体左右摇摆（鸭步）。见于佝偻病、大骨节病、进行性肌营养不良等。

2. 醉酒步态　走路时躯干重心不稳，步态紊乱不准确如醉酒状。见于小脑疾病、酒精及巴比妥中毒等。

3. 共济失调步态　起步时一脚高抬，骤然垂落，且双目向下注视，两脚间距很宽，以防身体倾斜。闭目时则不能保持平衡。见于脊髓病变。

4. 慌张步态　起步后小步急速趋行，身体前倾，有难以止步之势。见于帕金森病。

5. 跨阈步态　又称尖足步态。由于小腿伸肌群瘫痪，踝部肌腱、肌肉弛缓，患足下垂（故称尖足),跨步时为了避其足趾擦地,不得不高抬下肢才能起步,见于腓总神经麻痹或多发性神经炎。

6. 剪刀步态 移动时下肢内收过度,两腿交叉呈剪刀状,见于脑性瘫痪、截瘫等。

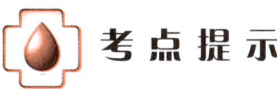
考点提示

异常步态及面容的临床意义;意识障碍程度的判断。

任务三 皮肤、黏膜及浅表淋巴结评估

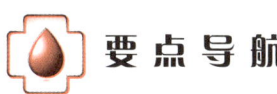
要点导航

重点:

1. 常见皮疹的临床意义。

2. 皮下出血情况判定,蜘蛛痣的特点。

难点: 淋巴结肿大的临床意义。

案例导入

刘某,男,65 岁。患乙型肝炎 20 年。病人自诉乏力、腹胀、头痛、牙龈出血、鼻出血两次来院就诊。查体:皮肤、巩膜黄染,面部有蜘蛛痣,腹部膨隆;肝肋下 2 cm,剑突下 4 cm,质硬、压痛;脾肋下 2 cm,移动性浊音。实验室检查:ALT 113 U/L、AST 96 U/L,血清总胆红素 401 μmol/L。初步诊断:乙型肝炎后肝硬化。

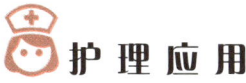
护理应用

1. 该病人皮肤、巩膜的黄染属于哪种类型?

2. 病人出现蜘蛛痣的原因是什么?

一、皮肤、黏膜评估

皮肤病变表现在色泽、弹性、温度的改变,以及有无皮疹、出血点、溃疡、瘢痕等方面;它可以是局部病变,也可以是全身的。既反映皮肤本身疾病,也往往是全身各系统疾病表现的一部分。

皮肤评估方法以视诊为主,必要时配合触诊。检查皮肤应在自然光线下进行,除检查外露皮肤,还应检查躯干皮肤和口腔黏膜,不仅要视诊还应配合触诊获得全面印象,方能得到正确的诊断。

（一）颜色

皮肤的颜色与毛细血管的分布、血液充盈度、色素量的多少及皮下脂肪的厚薄有关。中国人健康的皮肤是微黄略透红润,室外工作者略黑。常见的异常变化有以下几种。

1. 苍白　皮肤、黏膜苍白可由贫血、末梢毛细血管痉挛或充盈不足所引起。

2. 发红　发红指皮肤变红的一种现象。皮肤发红是由于毛细血管扩张充血、血流加速及增多以及红细胞量增多所致。

3. 发绀　发绀时皮肤、黏膜呈青紫色。主要为单位容积血液中还原血红蛋白量增高所致。

4. 黄染　皮肤、黏膜发黄称为黄染,主要见于黄疸,早期多见于巩膜及软腭黏膜,较明显时才见于皮肤。黄疸为血中胆红素浓度超过 34 μmol/L 时,见于胆道阻塞、肝细胞损害或溶血性疾病。

5. 色素沉着　由于表皮基底层的黑色素增多,以致部分或全身皮肤色泽加深,称为色素沉着。

6. 色素脱失　皮肤失去原有的色素,形成脱色斑片称为色素脱失。常见疾病有以下几种。

（1）白癜:为多形性大小不等的色素脱失斑片,可逐渐扩大,但较缓慢,无自觉症状。

（2）白斑:常发生在口腔黏膜和女性外阴部,色素脱失斑片多为圆形或椭圆形,有发生癌变的可能。

（3）白化症:又称眼-皮肤白化病,是一种少见的隐性遗传病,有毛发、眼及部分或全部的皮肤色素缺乏。

（二）湿度

皮肤的湿度与出汗量有关。正常人在气温高、湿度大的环境中,出汗增多是生理调节功能。病理情况下有出汗过多、减少或无汗。

1. 多汗　多汗指汗腺分泌汗液过多,见于甲状腺功能亢进症、风湿病、结核病等。

2. 冷汗　表现为手足皮肤发凉而大汗淋漓,见于休克和虚脱病人。

3. 盗汗　夜间熟睡后出汗,醒后汗止,见于结核病。

4. 少汗或无汗　见于维生素 A 缺乏症、脱水、黏液性水肿、硬皮病等。

（三）弹性

皮肤的弹性与年龄、营养状态、皮下脂肪及组织间隙液体量多少有关。示指及拇指捏起手背内侧或上臂内侧的皮肤,松手后皮肤能很快平展,若松手后皮肤不能很快平展称皮肤弹性减低,见于严重脱水和长期消耗性疾病病人、老年人。

（四）皮疹

皮疹是全身疾病的表现之一,常见于传染病、皮肤病、药物及其他一些物质的过敏反应等,是临床诊断某些疾病的重要依据。发现皮肤病时应详细观察和记录其出现与消失的时间、发展顺序、分布部位、形状大小、颜色,压之是否退色,平坦或隆起,有无瘙痒及脱屑等。常见的皮疹有下列几种。

1. 斑疹　皮肤局限性或弥漫性皮色改变,一般不隆起亦不凹陷,只有颜色的改变即为斑疹。

2. 丘疹　皮肤局限性或弥漫性皮色改变而隆起皮面的疹即为丘疹。

3. 斑丘疹　在丘疹周围有皮肤发红的底盘称为斑丘疹,见于风疹、猩红热、药物疹。

4. 玫瑰疹　一种鲜红色的圆形斑疹,直径为2~3 mm,是病灶周围的血管扩张所形成的,多出现于胸腹部,这是一种对伤寒或副伤寒具有诊断意义的特征性皮疹。

5. 荨麻疹　为稍隆起皮肤苍白或红色的局限性水肿,由速发的皮肤变态反应所致,常见于各种异性蛋白性食物或药物过敏。

(五) 皮下出血

皮下出血是皮肤或黏膜下出血,是常见的皮肤病变。出血程度与面积视不同疾病而异。根据皮下出血的直径大小和伴随情况可分为以下几种。

1. 淤点(出血点)　皮下出血直径不超过2 mm的出血点。

2. 紫癜　皮下出血斑点直径为2~5 mm者。

3. 淤斑　皮下出血斑点的直径达5 mm以上者。

4. 血肿　片状出血并伴有皮肤显著隆起者。常见于血液病、外伤及某些中毒等。

(六) 蜘蛛痣与肝掌

1. 蜘蛛痣　蜘蛛痣指皮肤小动脉末端分支性扩张所形成的血管痣,形似蜘蛛而得名。

(1) 原因:与肝对体内雌激素的灭活作用减弱有关(与肝掌相同)。

(2) 多发部位:大多在上腔静脉分布的区域内。

(3) 检查方法:压迫蜘蛛痣的中心(即中央小动脉干部),其辐射状小血管网即退色,去除压力后迅速恢复原状。

(4) 常见疾病:急、慢性肝炎或肝硬化。

2. 肝掌　慢性肝病病人手掌大、小鱼际处常发红,加压后退色。

(七) 水肿

水肿是皮下组织的细胞内或组织间隙液体潴留过多所致。指压后的表现可以分为凹陷性水肿和非凹陷性水肿。凹陷性水肿:用手指按压被评估部位(通常为胫骨前内侧皮肤)3~5 s,按压部位组织发生凹陷。非凹陷性水肿:指压后无组织凹陷,见于黏液性水肿、象皮肿等。

(八) 溃疡、瘢痕

1. 皮肤溃疡　常见原因有创伤性、感染性及癌性,要注意溃疡大小、形状与部位。

2. 皮肤瘢痕　皮肤外伤、手术或病变愈合后,新的结缔组织和上皮细胞增生的瘢块代替失去的皮肤组织。也常作为曾患过某些疾病的证据,如天花、淋巴结核、某些手术等。

二、浅表淋巴结评估

人体淋巴结分布全身,临床上一般只能检查身体各种浅表的淋巴结。健康人浅表淋巴结很小,直径不超过1 cm,一般在0.5 cm以内,质地柔软,表面光滑,不易触及,无压痛,与毗邻组织无粘连。

(一) 评估方法及评估顺序

1. 评估方法　浅表淋巴结评估时,主要采用滑行触诊法。评估时,嘱被评估者取坐位或仰卧位,受检部位应充分放松。评估者将示指、中指、环指并拢紧贴评估部位,由浅入深滑动触摸。

2. 评估顺序 浅表淋巴结滑行触诊的顺序为耳前、耳后、枕后、颌下、颏下、颈前、颈后、锁骨上窝、腋窝、滑车上、腹股沟、腘窝等。

触及肿大的淋巴结应注意其部位、大小、数目、硬度、压痛、活动度(有无粘连)、红肿、瘘管、瘢痕等,同时注意寻找引起淋巴结肿大的原发灶。

(二)淋巴结肿大的临床意义

浅表淋巴结呈组群分布,收集一定区域内的淋巴液。局部的炎症和肿瘤可引起相应区域淋巴结肿大。淋巴结肿大可分为局限性淋巴结肿大与全身性淋巴结肿大。

1. 局限性淋巴结肿大的原因

(1)非特异性淋巴结炎:由所收集区域的急、慢性炎症引起,如颏下淋巴结炎等。

(2)淋巴结核:肿大的淋巴结多发生在颈部血管周围,呈多发性,质地稍硬,大小不等,可与周围组织粘连,如颈部淋巴结核等。

(3)恶性肿瘤的淋巴结转移:转移淋巴结质地坚硬,或有橡皮样感,表面光滑,与周围组织粘连,不易推动,一般无压痛。肺癌可向右侧锁骨上窝或腋部淋巴结群转移。胃癌多向左侧淋巴结群转移,魏尔啸淋巴结(Virchow淋巴结)是胃癌、食管癌转移的标志。

2. 全身性淋巴结肿大 全身淋巴结肿大可以遍及全身浅表的淋巴结,大小不等,无粘连。可见于以下几种情况。

(1)急、慢性淋巴结炎。

(2)传染性疾病:如传染性单核细胞增多症等。

(3)血液系统疾病:如淋巴瘤,各型急、慢性白血病等。

(4)自身免疫性疾病:如系统性红斑狼疮等。

(5)药物:如链霉素过敏反应、长期服用苯妥英钠等。

直通护考

1. 临床上最基本的评估方法是( )。

A. 症状评估   B. 身体状况评估   C. 实验室检查

D. 心电图评估   E. 影像学检查评估

2. 检查腹部压痛、反跳痛,需用( )。

A. 浅部触诊法   B. 深部滑行触诊法   C. 双手触诊法

D. 深压触诊法   E. 冲击触诊法

3. 肺气肿时叩诊音是( )。

A. 鼓音   B. 清音   C. 浊音   D. 实音   E. 过清音

4. 深部触诊法主要用于检查( )。

A. 胸部   B. 腹部   C. 皮肤   D. 关节   E. 四肢

5. 用于腹腔深部包块和胃肠病变的检查是( )。

A. 间接叩诊法   B. 深部滑行触诊法   C. 双手触诊法

D. 深压触诊法   E. 冲击触诊法

6. 病变范围小或位置表浅时,宜用的叩诊法是( )。

A. 直接叩诊法　　　　　　　B. 重叩诊法　　　　　　　C. 中度叩诊法

D. 轻叩诊法　　　　　　　　E. 间接叩诊法

7. 浊音可在以下哪个部位叩出？（　　　）

A. 正常肺部　　　　　　　　B. 胃泡区　　　　　　　　C. 心、肝被肺覆盖部分

D. 心、肝　　　　　　　　　E. 阻塞性肺气肿

8. 提示病情危急，常在临终前出现的呼吸改变是（　　　）。

A. 潮式呼吸　　　　　　　　B. 间停呼吸　　　　　　　C. 抑制性呼吸

D. 库斯莫尔呼吸　　　　　　E. 叹气样呼吸

9. 护士下半夜巡视时，发现傍晚平车入院的病人正坐在床沿上，下肢下垂，两手扶持床边，其体位是（　　　）。

A. 自主体位　　B. 被动体位　　C. 强迫坐位　　D. 辗转体位　　E. 角弓反张位

10. 起步时必须抬高下肢才能行走，属于以下哪种步态？（　　　）

A. 醉酒步态　　B. 蹒跚步态　　C. 剪刀步态　　D. 慌张步态　　E. 跨阈步态

11. 成人正常脉率为（　　　）。

A. 60～100 次/分　　　　　　B. 60～90 次/分　　　　　　C. 90～100 次/分

D. 60～80 次/分　　　　　　 E. 80～100 次/分

12. 某男性病人，因急性脑出血入院两天，连续睡眠 19 h，期间呼之能醒，可进行简单对话，过后很快又入睡，此时病人处于（　　　）。

A. 昏迷状态　　　　　　　　B. 昏睡状态　　　　　　　C. 意识模糊状态

D. 嗜睡状态　　　　　　　　E. 清醒状态

13. 李某，男，44 岁。车祸后 1 h 入院。其呼吸呈由浅慢逐渐加深加快，又由深快逐渐变为浅漫，继之暂停 30 s 再度出现前述状态，该病人的呼吸是（　　　）。

A. 鼾声呼吸　　B. 比奥呼吸　　C. 呼吸困难　　D. 间停呼吸　　E. 潮式呼吸

14. 皮疹和出血点的区别在于（　　　）。

A. 颜色不同　　　　　　　　B. 是否高出皮面　　　　　　C. 有无局部压痛

D. 多发或孤立存在　　　　　E. 压之是否退色

15. 皮肤出血点的特征是（　　　）。

A. 稍高出皮面　　　　　　　B. 直径为 3～5 mm　　　　　C. 压之不退色

D. 表面光亮　　　　　　　　E. 周围有辐射小血管网

16. 发绀是由于（　　　）。

A. 毛细血管扩张充血　　　　B. 红细胞量增多　　　　　　C. 红细胞量减少

D. 血液中还原血红蛋白增多　E. 毛细血管血流加速

17. 肺癌的淋巴转移常为（　　　）。

A. 左锁骨上窝淋巴结群　　　B. 左颈部淋巴结群　　　　　C. 右颈部淋巴结群

D. 右锁骨上窝淋巴结群　　　E. 颏下淋巴结群

18. 下列哪项不是观察发绀的常用部位？（　　　）

A. 口唇　　B. 面颊　　C. 肢端　　D. 巩膜　　E. 耳廓

任务四 头面部及颈部评估

要点导航

重点：

1. 瞳孔形状和大小变化的临床意义。

2. 扁桃体检查方法及扁桃体肿大分度。

难点：头面部及颈部评估的方法。

一、头部评估

案例导入

　　某病儿，2岁。其额、顶、颞、枕部突出膨大呈球形，相较之下颜面较小，颈部静脉充盈，双目下视，巩膜外露。

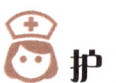

护理应用

1. 该病儿诊断为哪种疾病？

2. 相应的检查部位及评估方法。

（一）头发、头皮

　　检查时注意头发颜色、疏密度、分布、有无脱发等。病理性脱发，如头皮脂溢性皮炎、发癣、甲状腺功能减退和伤寒等；肿瘤放、化疗后也会引起脱发。头皮检查时注意观察颜色，有无头皮屑、头癣、疖痈、外伤及血肿等。

（二）头颅

　　观察头颅大小、外形及有无异常运动。触诊着重了解头颅外形、有无压痛及异常隆起。头颅大小用头围来衡量，测量头围时以软尺自眉间绕到颅后通过枕骨粗隆（图4-5）。新生儿头围约34 cm，成年人头围不小于53 cm。

　　常见的头颅异常如下。

1. 小颅　小儿前囟门多在12～18个月内闭合，因其过早闭合引起小颅，常伴智力障碍。

2. 巨颅　头颅增大，颜面相对较小，头、颈部静脉充盈，双目下视、巩膜外露（落日眼）（图

4-6),见于脑积水。

3. 方颅 前额左右突出,头顶平坦呈方形,多见于小儿佝偻病或先天性梅毒(图 4-7)。

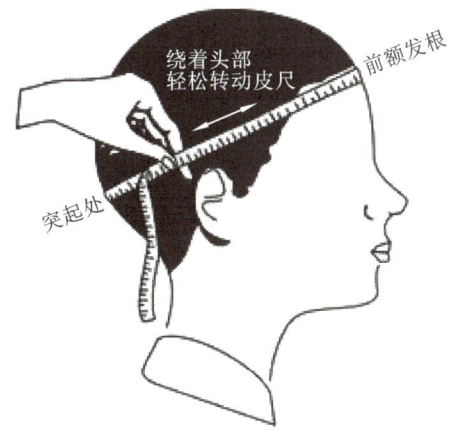

图 4-5 头围测量方法

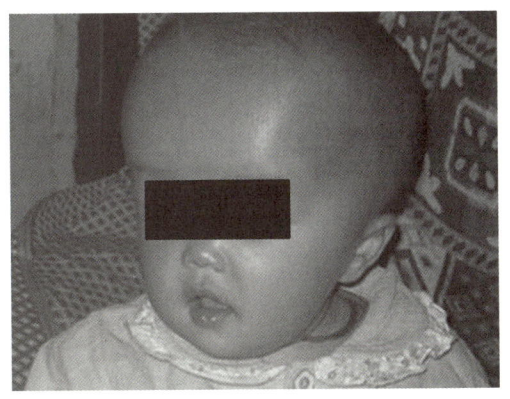

图 4-6 巨颅

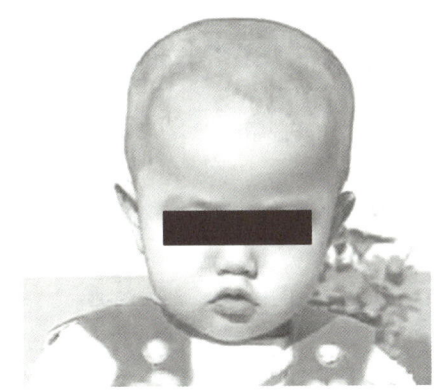

图 4-7 方颅

二、颜面部评估

 案例导入

　　王某,女,23 岁。淋雨后突然出现发热、体温 40 ℃,寒战,头痛,面红,呼吸急促,口唇有疱疹,咳铁锈色痰。

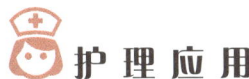 **护 理 应 用**

1. 该病人属于哪种面容?

2. 评估面部还可以判断哪些疾病?

（一）眼

1. 眼眉　正常人眉毛疏密程度内外侧不同，内侧与中部较浓密，外侧较稀疏。若外侧眉毛过分稀疏或脱落，应考虑黏液性水肿、麻风病、腺垂体功能减退等。

2. 眼睑

（1）眼睑闭合障碍：单侧眼睑闭合障碍见于面神经麻痹；双侧障碍见于甲状腺功能亢进症。

（2）上眼睑下垂：双侧眼睑下垂见于先天性上眼睑下垂、重症肌无力；单侧眼睑下垂提示动眼神经麻痹、蛛网膜下腔出血、脑炎、脑脓肿等。

（3）眼睑水肿：临床常见于肾炎、营养不良、慢性肝炎、贫血、血管神经性水肿等。

3. 结膜　结膜分睑结膜、穹隆结膜及球结膜三部分。常见的异常发现：睑结膜苍白见于贫血；结膜发黄见于黄疸；充血见于角膜炎、结膜炎；散在的多少不等的出血点见于败血症、亚急性感染性心内膜炎；颗粒与滤泡见于沙眼。

4. 巩膜　巩膜为不透明瓷白色。巩膜黄染见于各种原因诱发的黄疸。

5. 角膜　正常角膜透明，表面光滑、湿润、无血管。观察有无白斑、云翳、溃疡、软化及新生血管。发生在瞳孔部位的白斑和云翳可引起不同程度的视力障碍；角膜干燥、无光、软化见于维生素 A 缺乏；角膜周围血管增生见于严重沙眼；角膜边缘出现灰白色混浊环，是类脂质沉着的结果，多见于老年人，又称老年环。

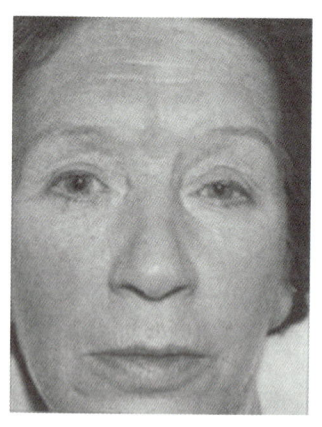

图 4-8　Horner 综合征

6. 眼球

（1）眼球突出与下陷：单侧眼球下陷见于 Horner 综合征（图 4-8）或眶尖骨折；双侧眼球下陷见于严重脱水；单侧眼球突出多见于局部炎症或眶内占位性病变；双侧眼球突出见于甲状腺功能亢进症。

（2）眼球运动：眼球运动受Ⅲ、Ⅳ、Ⅵ 3 对颅神经支配，当上述支配眼球运动的神经麻痹时，可以造成眼球运动障碍伴复视。眼球震颤可由多种原因引起，自发的眼球震颤见于耳源性眩晕、小脑疾患。

7. 瞳孔　瞳孔检查要注意瞳孔大小、形状、位置，双侧是否等大、等圆，对光反射及集合反射是否正常等。

（1）瞳孔大小和形状：正常人两侧瞳孔等大，呈圆形，直径为 3～4 mm。双侧瞳孔缩小见于虹膜炎、有机磷中毒、药物反应（吗啡、氯丙嗪、毛果芸香碱）等；双侧瞳孔扩大见于外伤、青光眼、药物反应（阿托品、可卡因）等；双侧瞳孔大小不等，提示颅内病变，如脑外伤、脑肿瘤、脑疝等。瞳孔形状不规则见于虹膜粘连。

（2）瞳孔对光反射：分为直接对光反射和间接对光反射。检查时嘱病人正视前方，光源从侧方照射入瞳孔，观察瞳孔的变化。正常人瞳孔经光照射后立即收缩变小，移开光源后瞳孔迅速复原，称直接对光反射。照射一侧瞳孔时，对侧瞳孔也立即缩小，称间接对光反射。瞳孔对光反射迟钝或消失，见于昏迷病人；两侧瞳孔散大并伴对光反射消失见于临危病人。

（3）集合反射：甲状腺功能亢进时集合反射减弱；动眼神经功能受损时，集合反射消失。

8. 视力和眼底检查　详见相关教材。

(二) 耳

1. 外耳道和乳突　注意外耳道有无红肿、分泌物、溢脓、流血等,乳突有无压痛。外耳道流出浆液性分泌物为外耳道炎;外耳道内有局限性红肿,并伴随耳廓牵拉痛为疖肿;外耳道如有脓性分泌物为中耳炎;化脓性中耳炎引流不畅时,可蔓延至乳突引起乳突炎,此时乳突有明显压痛,严重时可继发耳源性脑膜炎。

2. 听力　听力检查方法有粗略法和精确法两种。

(三) 鼻

检查时注意鼻部皮肤颜色、外形、鼻道是否通畅,有无鼻翼扇动,有无脓、血性分泌物,鼻窦有无压痛等。

1. 鼻外形

(1) 酒渣鼻:鼻尖和鼻翼皮肤发红变厚,伴毛细血管扩张及组织肥厚。见于螨虫感染。

(2) 鼻部蝶形红斑:鼻梁部皮肤出现红色水肿斑块,高于皮肤并向两侧面颊部扩展。见于系统性红斑狼疮(SLE)。

(3) 蛙状鼻:鼻腔部分或完全阻塞,鼻梁宽而平。见于鼻息肉。

(4) 马鞍鼻:鼻骨损坏、鼻梁塌陷。见于鼻骨骨折或先天性梅毒。

2. 鼻翼扇动　吸气时鼻孔开大,呼气时鼻孔回缩,称鼻翼扇动。见于极度随呼吸困难的病人,如大叶性肺炎、支气管哮喘或心源性哮喘等发作时。

3. 鼻腔　评估鼻腔是否通畅,呼吸不畅见于鼻中隔重度偏曲、鼻息肉、鼻炎及鼻黏膜肿胀等;鼻黏膜充血肿胀,伴黏液分泌物和鼻塞者,见于急性鼻炎;鼻腔分泌物减少、鼻甲缩小、鼻腔增大及嗅觉减退,见于慢性萎缩性鼻炎。

4. 鼻出血　多为单侧,见于外伤、局部血管损伤、鼻腔感染、鼻中隔偏曲、鼻咽癌等。双侧出血多由全身性疾病引起,如一些发热性传染病(流行性出血热、伤寒等)、血液系统疾病(特发性血小板减少性紫癜、白血病、血友病等)、高血压、肝脏疾病、维生素缺乏等。妇女如果发生周期性鼻出血应考虑子宫内膜异位症。

5. 鼻窦　四对骨质空腔(上颌窦、额窦、筛窦、蝶窦)在鼻腔周围,均有窦口与鼻腔相通,引流不畅时易发生鼻窦炎。表现为鼻塞、流涕、头痛和鼻窦压痛。检查额窦时,评估者双手拇指置于眼眶上缘内侧,用力向后向上按压,其余四指固定在头部。检查上颌窦时,双手拇指置于左右颧部向后按压,双手其余四指固定在两侧耳后。检查筛窦时,双侧拇指分置于鼻根部与眼内眦之间向后按压,其余四指固定在两侧耳后。蝶窦位置较深,不能在体表进行评估(图4-9)。

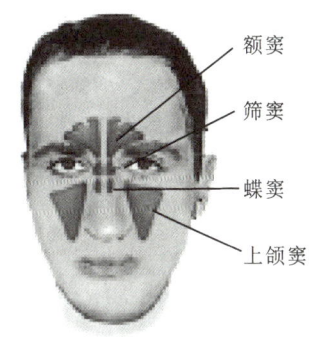

额窦
筛窦
蝶窦
上颌窦

图 4-9　鼻窦位置示意图

(四) 口

口的检查包括口唇、口腔内器官及组织等。检查时从外向内顺序如下:口唇→口腔黏膜→牙齿和牙龈→舌→咽部及扁桃体→腮腺。

1. 口唇　正常口唇红润有光泽。

口唇苍白见于贫血、虚脱、主动脉瓣关闭不全;口唇发绀为血中还原性血红蛋白增加的表现,见于心、肺功能不全;口唇呈樱桃红色见于一氧化碳中毒。口唇疱疹多为单纯性疱疹病毒感染引起,见于大叶性肺炎、感冒、疟疾等。口唇肥厚见于肢端肥大症、黏液性水肿及呆小症等。口唇干燥并有皲裂,见于严重脱水病人。口角糜烂见于核黄素(B_2)缺乏(图4-10)。口角歪斜见于面神经麻痹(图4-11)。

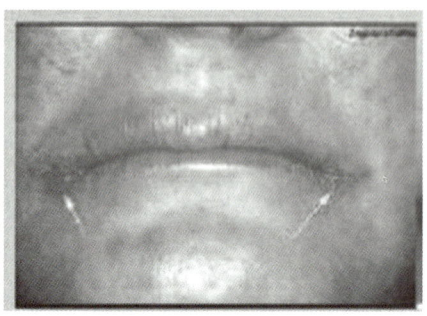

图4-10　口角糜烂

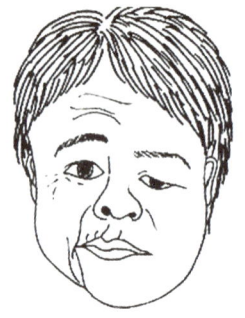

图4-11　面神经麻痹

2. 口腔黏膜　正常口腔黏膜光滑呈粉红色。黏膜有蓝黑色斑片状色素沉着多为肾上腺皮质功能减退。黏膜大小不等的淤点、淤斑,可见于出血性疾病。若在相当于第二磨牙的颊黏膜处出现白色帽头针大小的斑点,为麻疹黏膜斑(Koplik斑),对麻疹的早期诊断极有意义。黏膜上有白色乳凝块样物,见于白色念珠菌感染。

3. 牙齿及牙龈　视诊时注意牙齿的颜色、数目、有无龋病、缺齿、残根或义齿。有牙齿疾患时应按下列格式标好部位(图4-12)。

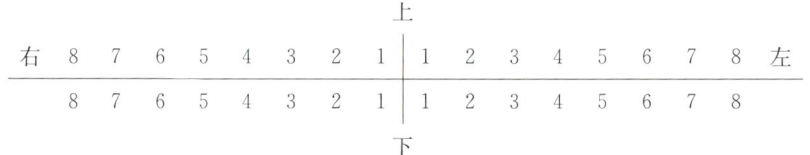

上

右	8	7	6	5	4	3	2	1	1	2	3	4	5	6	7	8	左
	8	7	6	5	4	3	2	1	1	2	3	4	5	6	7	8	

下

图4-12　牙齿示意图

1.中切牙;2.侧切牙;3.尖牙;4.第一前磨牙;5.第二前磨牙;6.第一磨牙;7.第二磨牙;8.第三磨牙

正常牙齿呈瓷白色。黄褐色牙齿常见于饮水中含氟量过高,称为斑釉牙。若中切牙切缘凹陷呈月牙状且齿缝增宽,是先天性梅毒的重要体征之一。单纯牙间隙增宽见于肢端肥大症。

正常牙龈呈粉红色,牙龈的游离缘出现蓝灰色铅线为铅中毒的表现,牙龈红肿、龈乳头变钝、刷牙时易出血见于慢性牙龈炎。

4. 舌　让评估对象伸出舌,舌尖翘起,左右侧移,以观察舌质、舌苔及舌的活动情况,从而为临床提供重要的诊断依据。正常人舌质淡红,湿润,舌苔薄白,伸舌居中,无震颤。

(1)干燥舌:舌面干燥,严重者舌体萎缩,见于严重脱水、使用阿托品或放射线治疗等(图4-13)。

(2)镜面舌:舌体小,舌乳头萎缩,见于恶性贫血、缺铁性贫血、慢性萎缩性胃炎。

(3)草莓舌:舌乳头肿胀、凸起,颜色鲜红似草莓,见于猩红热或长期发热性疾病。

(4)毛舌:舌面敷有黑色或黄褐色毛,也称黑舌,见于久病衰竭或长期使用广谱抗生素(真菌生长)的病人(图4-14)。

(5)舌运动异常:舌震颤见于甲状腺功能亢进症,伸舌偏斜见于舌下神经麻痹。

5. 咽部及扁桃体　评估对象取坐位,头稍后仰,张口发"啊"音。评估者用压舌板将舌前2/3与后1/3的交界处迅速下压,此时可看到软腭、腭垂、舌腭弓、咽腭弓、扁桃体、咽后壁等。

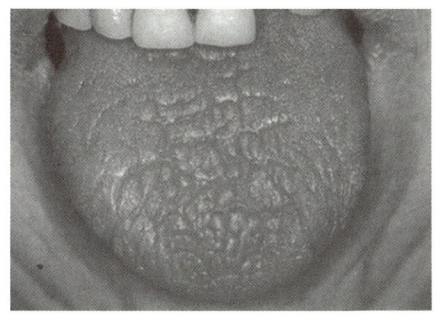

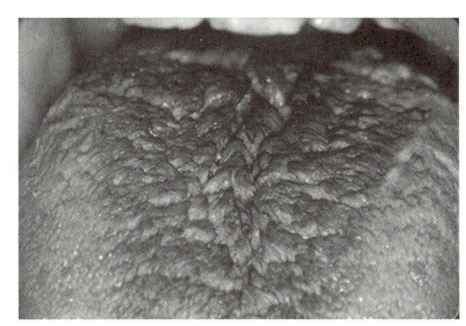

图 4-13　干燥舌　　　　　　　　　　　　　　　　　图 4-14　毛舌

注意其颜色、对称性,有无充血、肿胀、分泌物及扁桃体的大小。急性咽炎表现为咽部充血、红肿,黏液分泌物增多。慢性咽炎则表现咽黏膜充血,表面粗糙度,并有淋巴滤泡簇状增生。扁桃体炎表现为扁桃体肿大、充血,表面有黄白色的分泌物,易于拭去,此可与白喉鉴别。扁桃体肿大分三度(图 4-15):扁桃体未超出咽腭弓为Ⅰ度肿大,超出咽腭弓为Ⅱ度肿大,达到或超过咽后壁正中线者为Ⅲ度肿大。

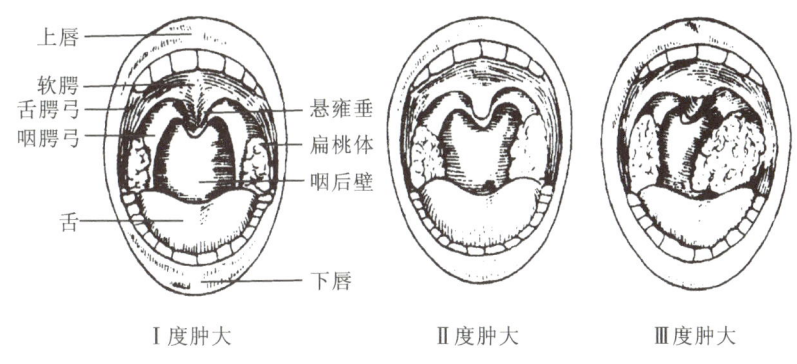

图 4-15　扁桃体肿大分度

6. 口腔气味　健康人口腔无异味,局部或全身疾病时口腔可出现特殊气味。牙龈炎、牙周炎、龋齿、消化不良等可引起口臭。其他疾病所致口腔特殊气味:尿毒症者有氨味;糖尿病酮症酸中毒者有烂苹果味;肝坏死者有肝臭味;有机磷农药中毒者有大蒜味。

7. 腮腺　位于耳屏、下颌角、颧弓所构成的三角区域内,正常腮腺腺体薄软,不能触及其轮廓。急性腮腺炎时,腮腺肿大,视诊可见以耳垂为中心的隆起,有压痛,腮腺导管口可红肿。腮腺混合瘤时,腮腺质韧呈结节状,边界清楚,可移动。恶性肿瘤时质硬,固定,可伴有面瘫。

三、颈部评估

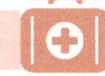

案例导入

王某,因嗓子疼痛,声音嘶哑去门诊检查,大夫查体时发现左侧扁桃体达到咽后壁中线,咽后壁整个发红,右侧未见扁桃体。

护理应用

1. 该病人可以诊断为哪种疾病？

2. 颈部相关的评估还有哪些？

颈部检查应在平静、自然的状态下进行，评估对象宜取坐位，松解颈部衣扣，充分暴露颈部和肩部。检查手法应当轻柔。

（一）颈部外形与运动

正常人颈部直立，两侧对称，活动自如。颈部向一侧偏斜称为斜颈，见于颈肌外伤、瘢痕收缩、先天性颈肌挛缩或斜颈等。颈向前倾，甚至头不能抬起，见于严重消耗性疾病终末期、重症肌无力等。颈部活动受限伴有疼痛，见于软组织炎症、颈肌扭伤等。颈项强直为脑膜受刺激的表现，见于各种脑膜炎、蛛网膜下腔出血等。

（二）颈部血管

男性甲状软骨突出，女性平坦，静坐时颈部血管不明显。

1. 颈静脉怒张及搏动　正常人立位或坐位时颈外静脉不显露，平卧位时可稍见充盈，充盈的水平限于锁骨上缘至下颌角距离下 2/3 以内。若取 30°～45° 半卧位时颈静脉充盈超过正常水平，或坐位、立位时见颈静脉充盈，称为颈静脉怒张（图 4-16）。正常人安静状态下看不见静脉搏动，仅在三尖瓣关闭不全伴颈静脉怒张时，才可见到颈静脉搏动。

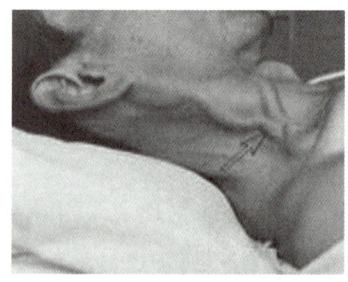

图 4-16　颈静脉怒张

2. 颈动脉搏动　正常人平静状态时看不见动脉搏动，仅在剧烈活动后可见到。如在静息状态下出现明显的颈动脉搏动，提示脉压增宽。常见于高血压、甲状腺功能亢进症、主动脉瓣关闭不全及严重贫血。

（三）甲状腺

甲状腺位于甲状软骨下方及两侧，正常为 15～25 g，表面光滑、柔软、不易触及，在做吞咽动作时可随吞咽上下移动（图 4-17）。

1. 视诊　正常甲状腺不易观察，女性在青春发育期可略增大，属生理性改变。

2. 触诊　触诊甲状腺的大小、质地、是否对称、有无结节等。①峡部触诊：位于评估对象前面，用操作者拇指从胸骨上切迹向上触摸，若触到气管前软组织并随吞咽在手指下滑动，进一步判断有无增厚及肿块。②侧叶：评估对象取坐位，检查者位于被检者前面检查（图 4-18）。先检查左叶，评估者左手拇指轻推环状软骨及气管向对侧，右手拇指在气管旁，示指、中指在左胸锁乳突肌后缘,使甲状腺左叶在此三指间,以拇指滑动触摸来确定甲状腺状态。检查右叶时,评估者右手拇指轻推环状软骨及气管向右侧,左手拇指在气管旁,示指、中指在右胸锁乳突肌后缘,方法同左叶检查。检查中亦嘱其做吞咽动作。检查时注意甲状腺大小、质地、有无结节、是否对称、有无压痛及震颤等。检查者也可位于被检者后面检查(图 4-19)。检查动作宜轻柔,避免过于重压引起疼痛、咳嗽、憋气等。甲状腺肿大可分为三度:不能看到但能触及者为Ⅰ度;能看到又能触及,但肿大的甲状腺在胸锁乳突肌以内者为Ⅱ度;超过胸锁乳突肌外缘者为Ⅲ度。

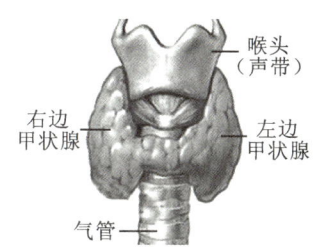 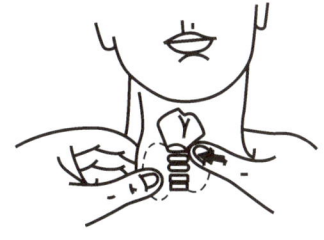 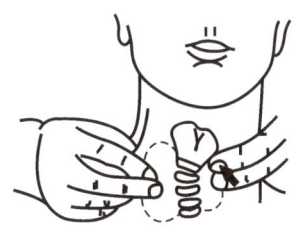

图 4-17　甲状腺的位置　　　　图 4-18　甲状腺触诊(从前面)　　　图 4-19　甲状腺触诊(从后面)

3. 听诊　甲状腺功能亢进伴甲状腺肿大时,可闻及连续性血管杂音。

(四)气管

正常气管位于颈前正中部。评估对象取坐位或仰卧位,评估者将右手示指与环指分置于两侧胸锁关节上,中指置于气管上,观察中指与其他两个手指之间的距离。正常人两侧距离相等,气管居中。两侧距离不等表示气管移位。一侧胸腔积液、积气或纵隔肿瘤及单侧甲状腺肿大时,气管向健侧移位;一侧肺不张、肺纤维化、胸膜增厚粘连时,气管向患侧移位。

直通护考

1. 某病人,面色晦暗,双颊紫红,口唇发绀,该病人为哪种面容?(　　　)

A. 急性病容　　　　　　　　　　　B. 慢性病容

C. 二尖瓣面容　　　　　　　　　　D. 黏液性水肿面容

E. 苦笑面容

2. 李某,女,23 岁。淋雨后突然出现发热、体温 40 ℃,寒战,头痛,面红,呼吸急促,口唇有疱疹,咳铁锈色痰。请问该病人此时的面容应是(　　　)。

A. 急性病容　　　　　　　　　　　B. 慢性病容

C. 甲状腺功能亢进面容　　　　　　D. 二尖瓣面容

E. 苦笑面容

3. 病儿,一周岁。素来体弱多病,今日进食时哭闹不休,口腔黏膜上有白色假膜且不易擦去,伴有低热。初步判断为(　　　)。

A. 麻疹　　　　　　　　B. 贫血　　　　　　　　C. 严重脱水

D. 口腔念珠菌病　　　　E. 肺炎

任务五 胸部评估

 要点导航

重点：

1. 肺的评估方法及临床意义。

2. 心脏评估方法及临床意义。

难点：呼吸系统和循环系统的触诊及叩诊。

案例导入

　　欢欢,4岁。玩耍时突发呼吸困难,口唇青紫,急诊入院。查体:吸气性呼吸困难,伴有三凹征。

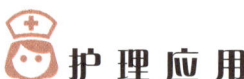 护理应用

1. 该病儿诊断为哪种疾病?

2. 病儿到医院后如何查体?

　　胸部为颈部以下和腹部以上的区域。胸部检查的内容包括很多方面,如胸廓外形、胸壁、乳房、胸壁血管、纵隔、支气管、肺、胸膜、心脏和淋巴结等。评估时室内要安静、温暖、光线明亮,尽可能暴露胸部。视病情、检查需要,评估对象取坐位或卧位,按照视诊、触诊、叩诊、听诊顺序进行。先评估前胸部及两侧,再评估背部,左右对称部位对比进行。

一、胸部的体表标志

(一)骨骼标志

1. 胸骨角　由胸骨柄与胸骨体连接处向前突起而成,两侧分别与左右第2肋软骨连接,是计数肋骨、肋间隙顺序的重要标志。

2. 剑突　胸骨体下端突出的部分,呈三角形,其底部与胸骨体相连。

3. 胸骨下角　为两侧肋弓下缘在胸骨下端汇合处所形成的夹角,也称为腹上角。正常为70°～110°角,体型瘦长者夹角较小,矮胖者夹角较大。

4. 脊柱棘突　后正中线的标志,第7颈椎棘突最突出,其下是胸椎起点,常以此作为胸椎

计数的标志。

5. 肩胛骨　位于后胸壁脊柱两侧第 2～8 肋骨间。其下端称为肩胛下角。评估对象直立位两下肢自然下垂时,肩胛下角是第 7 或第 8 肋骨水平标志,是计数后胸部肋骨的标志。

6. 肋脊角　第 12 肋骨与脊柱形成的夹角。其前方为肾脏和上输尿管上端所在区域。

（二）自然陷窝和解剖区域

1. 胸骨上窝　胸骨柄上方的凹陷部,气管位于其后正中。

2. 锁骨上窝　左、右锁骨上方的凹陷部,即两肺尖上部。

3. 锁骨下窝　左、右锁骨下方的凹陷部,即两肺尖下部。

4. 肩胛上区　肩胛冈以上的区域。

5. 肩胛间区　两侧肩胛骨内侧缘之间的区域。

6. 肩胛下区　两侧肩胛下角连线与第 12 胸椎水平线之间的区域。

7. 腋窝　左、右上肢内侧与胸壁相连的凹陷部。

（三）人工画线

1. 前正中线　通过胸骨正中的垂直线。

2. 锁骨中线　通过锁骨中点向下的垂直线。

3. 腋前线　通过腋窝前皱襞沿前侧胸壁向下的垂直线。

4. 腋后线　通过腋窝后皱襞沿后侧胸壁向下的垂直线。

5. 腋中线　自腋窝顶端于腋前线与腋后线之间中点向下的垂直线。

6. 肩胛线　通过肩胛下角的垂直线。

7. 后正中线　通过椎骨棘突的垂直线。

二、胸廓、胸壁与乳房评估

（一）胸廓

成人正常胸廓两侧大致对称,前后径较左右径短,两者之比约为 2：3,呈椭圆形。小儿及老年人胸廓呈圆柱形,即前后径略小于左右径或几乎相等。常见的胸廓外形的改变见图 4-20。

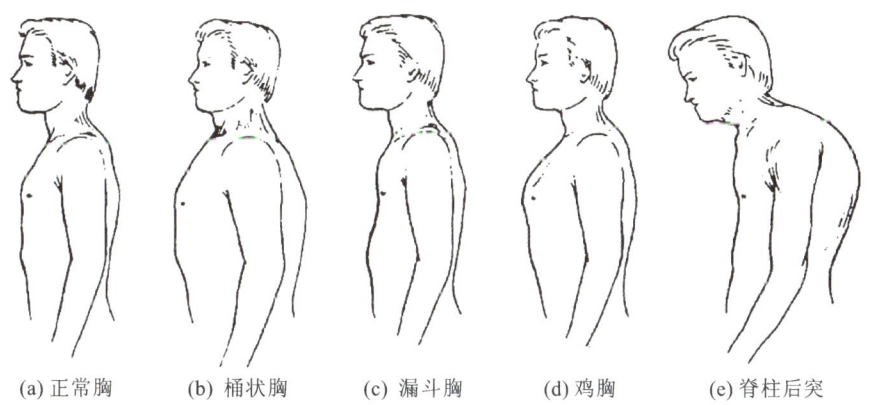

(a) 正常胸　　(b) 桶状胸　　(c) 漏斗胸　　(d) 鸡胸　　(e) 脊柱后突

图 4-20　常见的胸廓外形的改变

1. 扁平胸　胸廓扁平状,其前后径小于左右径的一半。见于瘦长体型者,也可见于肺结核、肿瘤晚期等慢性消耗性疾病病人。

2. 桶状胸 胸廓前后径增大,与左右径几乎相等,呈圆桶状。肋间隙加宽、饱满,腹上角增大。见于严重肺气肿,也可见于矮胖体型者或老年人。

3. 佝偻病胸 佝偻病导致的胸廓改变,多见于儿童。表现有以下几种。

(1)漏斗胸:胸骨剑突处显著内陷,形如漏斗。

(2)鸡胸:胸廓前后径略长于左右径,上下距离较短,胸骨下端常前突,胸廓前侧壁肋骨凹陷。

(3)佝偻病串珠:沿胸骨两侧各个肋软骨与肋骨交界处隆起,形成串珠状。

(4)肋膈沟:下胸部前端肋骨外翻,沿膈附着部位胸壁向内凹陷形成沟状带。

4. 其他 胸廓一侧变形(单侧膨隆见于单侧大量胸腔积液、气胸等;单侧凹陷见于肺不张、肺纤维化及广泛性胸膜增厚、粘连等);胸廓局部隆起(心脏明显增大、大量心包积液、主动脉瘤或胸壁肿瘤等)。

(二)胸壁

1. 静脉 正常人胸壁静脉无显露。因上腔静脉或下腔静脉血流受阻导致侧支循环建立时,胸壁静脉充盈或曲张,可伴有血流方向改变。

2. 皮下气肿 由气管、肺或胸膜破裂,气体逸出积存于胸部皮下组织形成。触诊有捻发感或握雪感。

3. 胸壁压痛 正常人胸壁无压痛。异常情况见于肋软骨炎、肋间神经炎、肋骨骨折等;急性白血病病人常表现为胸骨下端压痛和叩击痛。

(三)乳房

1. 评估方法 检查时注意保护其隐私,有良好的照明。评估对象取坐位或仰卧位,胸部充分暴露,先健侧后患侧,先视诊再触诊。视诊时注意观察两侧乳房发育是否对称,皮肤和乳头有无异常。触诊时注意乳房的弹性、硬度、压痛及包块,同时仔细评估双侧腋窝、锁骨上窝、颈部淋巴结是否有肿大。

2. 临床意义 急性乳腺炎常见于哺乳期妇女,常出现乳房红、肿、热、痛,多局限于一侧乳房的某一象限,触诊到硬结包块,伴寒战、发热等全身中毒症状。乳腺癌常见于中年以上妇女,一般无炎症表现,常为单发并与皮下组织粘连,局部皮肤呈橘皮样,乳头多回缩,晚期可伴腋窝淋巴结转移。男性乳房增大多见于内分泌紊乱,如肝硬化、肾上腺皮质功能亢进、使用雌激素等。

三、肺和胸膜评估

(一)视诊

1. 呼吸运动 成年男性和儿童以腹式呼吸为主,女性则以胸式呼吸为主,两种呼吸运动共同存在。胸部疾病可引起胸式呼吸减弱,腹式呼吸增强;腹部疾病则引起腹式呼吸减弱,胸式呼吸增强。

2. 呼吸频率、深度 成人安静状态下,正常呼吸频率是 12～20 次/分。超过 20 次/分为呼吸过速,见于发热、贫血、甲状腺功能亢进症、心力衰竭等;低于 12 次/分为呼吸过缓,见于颅内压增高、麻醉剂或镇静剂过量;严重代谢性酸中毒或糖尿病酮症酸中毒时,呼吸深长而快,又称为库斯莫尔(Kussmaul)呼吸。肺炎、胸膜炎或呼吸肌麻痹时,可出现呼吸浅快。

3. 呼吸节律 正常人呼吸整齐均匀。异常情况如下。

（1）潮式呼吸:也称为 Cheyne-Stokes 呼吸(图 4-21)。表现为呼吸由浅慢逐渐转为深快,然后再由深快变为浅慢,继而出现一段呼吸暂停,周而复始。见于颅内感染、颅内压增高、尿毒症或糖尿病酮症酸中毒等病情危重时期。

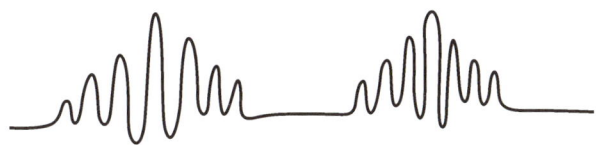

图 4-21 潮式呼吸曲线

（2）间停呼吸:也称为 Biot 呼吸。表现为规律呼吸数次后,突然停止一段时间,再次开始规律呼吸;周而复始。病因同潮式呼吸,但是病情更严重,常在临终前发生。

（3）叹息样呼吸:正常呼吸节律中插入一次深大呼吸,常伴有叹息声。见于神经衰弱、情绪紧张或抑郁症。

（二）触诊

1. 胸廓扩张度　胸廓扩张度指呼吸时胸廓动度,即观察两侧呼吸运动是否对称。评估前胸时,两手对称地放置于评估对象胸廓的前下部,两拇指分别沿两侧肋缘指向剑突,拇指尖应在前正中线两侧对称位置。嘱评估对象深呼吸,观察两拇指随胸廓扩张而分开的距离是否一致。双侧胸廓扩张度减弱,见于肺气肿、双侧胸膜增厚或胸膜炎等;一侧胸廓扩张度减弱,见于同侧大量胸腔积液、气胸、肺不张等。

2. 语音震颤　即触觉语颤,指评估对象发出语音时,所产生的声波沿气管、支气管、肺泡,传到胸壁引起共鸣的震动,评估者可用手触及。

（1）评估方法:将两手掌的尺侧缘或掌面对称轻放于受检者的胸壁两侧,嘱其用同等强度重复发出"一"的长音,从上至下,由内而外,先前胸后背部,两侧交叉比较相应部位语音震颤的差异,注意有无减弱或增强。

（2）临床意义:语音震颤的强弱主要取决于气管、支气管是否通畅,胸壁传导是否良好。语音震颤增强,常见于:①肺组织实变:如肺炎球菌肺炎实变期、肺梗死等。②接近胸膜的肺内巨大空腔病变:如肺脓肿、空洞型肺结核等。语音震颤减弱,常见于:①肺泡含气量过多:如慢性阻塞性肺疾病等。②支气管阻塞,如阻塞性肺不张等。③大量胸腔积液或气胸。④胸壁皮下气肿。⑤严重的胸膜肥厚粘连。

3. 胸膜摩擦感　当发生急性胸膜炎时,由于纤维蛋白沉着于两层胸膜之间,使其表面变得粗糙,评估对象做深呼吸时评估者可用手感到如皮革相互摩擦的感觉,称为胸膜摩擦感。在胸廓的前下侧部最易触及,此处为呼吸时胸廓动度最大的区域。

（三）叩诊

1. 叩诊方法与顺序　间接叩诊法较为常用。受检者取坐位或仰卧位,全身放松,两臂下垂,均匀呼吸。叩诊顺序为前胸、侧胸、背部,原则为从上至下、由外向内、左右对比、逐个肋间叩诊。叩诊前胸和后背时,板指放于肋间隙内与肋骨平行;叩诊肩胛间区时,板指与脊柱平行。

2. 正常肺部叩诊音　正常肺部叩诊音为清音。

3. 肺界叩诊

（1）肺上界:即肺尖宽度(Kronig 峡),正常为 5 cm。但由于肺尖位置较低,右侧肩胛区肌肉稍发达,故右侧较左侧稍窄。肺上界变窄或叩诊浊音,多见于肺结核肺尖浸润、肺萎缩;肺尖变宽呈过清音,常见于肺气肿。

(2)肺前界:相当于心脏的绝对浊音界。两侧肺前界间界的浊音区扩大见于心包积液、心脏增大、主动脉瘤以及肺门淋巴结肿大明显时。两侧肺前界间浊音区缩小见于肺气肿。

(3)肺下界:平静呼吸时,沿锁骨中线、腋中线、肩胛下角线从上至下逐一对肋间隙叩诊,正常两肺下界位置大致相等,在锁骨中线上第 6 肋间隙、腋中线上第 8 肋间隙、肩胛下角线上第 10 肋间隙。因体型、发育情况不同肺下界稍有差异。如矮胖者可上移一肋间隙,瘦长者可下移一肋间隙;妊娠时肺下界可上升。病理情况下,肺下界上移见于肺不张、腹腔积液、腹腔巨大肿瘤;肺下界下降见于肺气肿。

(4)肺下界移动范围:即相当于膈肌的移动范围,深吸气末与深呼气末肺下界之间的距离,正常成人为 6~8 cm。肺气肿、肺炎、肺不张时肺下界移动范围缩小。大量胸腔积液、积气、广泛胸膜粘连时肺下界移动范围不能叩出。

(5)胸部异常叩诊音:①过清音:如肺气肿等。②浊音或实音:如肺炎、肺结核、肺肿瘤、胸腔积液等。③鼓音:如气胸、空洞型肺结核、肺脓肿等。

(四) 听诊

听诊是胸部体格检查的重点。听诊时,评估对象取坐位或卧位。从肺尖开始,自上而下,按前胸、侧胸、背部的顺序两侧对称部位对比评估。听诊的主要内容包括正常呼吸音、异常呼吸音、啰音和胸膜摩擦音等。

1. 正常呼吸音 即气管呼吸音、支气管呼吸音、支气管肺泡呼吸音及肺泡呼吸音 4 种,气管呼吸音因无临床价值,一般不评估。正常呼吸音的分布及特点见表 4-6 和图 4-22。

表 4-6　正常呼吸音的分布及特点

	支气管呼吸音	支气管肺泡呼吸音	肺泡呼吸音
正常听诊区域	喉部、胸骨上窝、背部第 6、7 颈椎及第 1、2 胸椎附近	胸骨角附近,肩胛区第 3、4 胸椎水平	除支气管呼吸音与支气管肺泡呼吸音听诊区域外的大部分肺野
听诊特点	似舌尖顶上腭呼气时发出的"哈"音,音调高、呼气时间较长	吸气音与肺泡呼吸音相似,呼气音与支气管呼吸音相似	似上齿咬下唇吸气时发出的"夫"音,音调较低,吸气时间较长

2. 异常呼吸音 也称病理性呼吸音。

(1)异常支气管呼吸音:在正常肺泡呼吸音部位听到支气管呼吸音。常见于肺炎球菌肺炎实变期、肺脓肿、空洞型肺结核及压迫性肺不张。

(2)异常肺泡呼吸音:双侧增强见于剧烈运动、发热、贫血、酸中毒;一侧增强见于肺炎、肺结核、肺肿瘤、气胸及胸腔积液引起的患侧肺泡呼吸音减弱,而健侧代偿性通气功能增强。减弱或消失可在局部、单侧或双侧出现,常见于胸痛、肋骨骨折、气管肿瘤、慢性支气管炎、腹腔积液、腹腔巨大肿瘤等。

(3)异常支气管肺泡呼吸音:指在正常肺泡呼吸音的部位闻及支气管肺泡呼吸音。常见于大叶性肺炎早期、支气管肺炎、肺结核等。

3. 啰音 呼吸音以外的附加音,正常人听不到。按其性质可分为干啰音和湿啰音(表 4-7)。

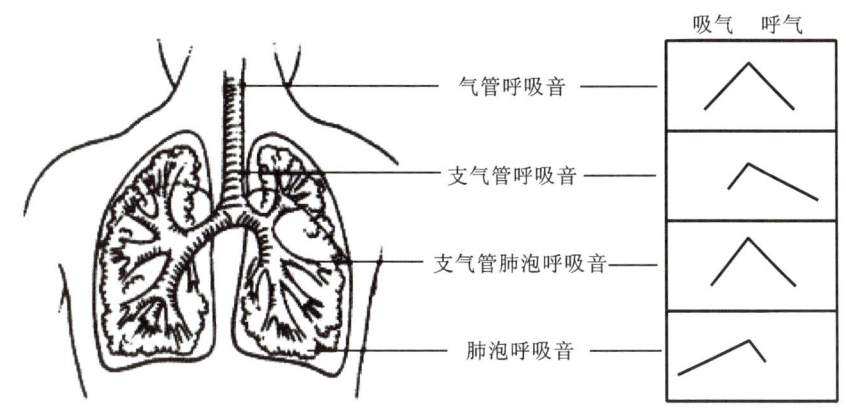

图 4-22　正常呼吸音的分布及特点

表 4-7　干啰音、湿啰音区别

	湿啰音	干啰音
定义	气体通过稀薄分泌物（如渗出液、血液、黏液、脓液等）时，形成水泡后破裂产生的声音，也称水泡音	气流通过狭窄或部分阻塞的气道时，形成湍流所产生的声音
特点	断续、短暂，连续多个出现；同时存在两种以上；性质不易变，部位恒定，咳嗽后减轻或消失；吸气时或吸气末较明显	持续时间长且带有乐性；音调高、响亮；强度、性质、位置易变；呼气明显
分类	粗湿啰音、中湿啰音、细湿啰音、捻发音	高调（哨笛音或哮鸣音），低调（鼾音）
意义	局限性湿啰音见于肺炎、肺结核支气管扩张；双肺底湿啰音见于肺淤血、支气管炎；双肺满布湿啰音见于急性肺水肿	局限性干啰音见于支气管内膜结核、肿瘤；双肺干啰音见于哮喘、慢性支气管炎、心源性哮喘

4. 胸膜摩擦音　正常胸膜表面光滑，胸膜腔内有微量浆液起润滑作用。发生炎症时其表面粗糙，呼吸时可有类似一手掩耳，另一手指在其手背上摩擦时所听到的声音，称为胸膜摩擦音。特点是吸气、呼气时均能听到，屏气时消失。可见于急性纤维素性胸膜炎、胸膜肿瘤、尿毒症等病人。

四、心脏评估

心脏评估应在安静环境中，评估者站在评估对象右侧，受检者采取平卧位、半卧位或坐位，两上肢自然平放或下垂于躯干的两侧，充分暴露胸部，身体勿左右倾斜。

（一）视诊

1. 心前区外形

（1）心前区隆起：正常人心前区外形左右对称，若儿童期患先天性心脏病、风湿性心瓣膜病和心肌炎后心肌病等引起的心脏显著增大时，可引起心前区隆起，大量心包积液时出现心前区饱满。

（2）心前区凹陷：指胸骨向后移位，可见于佝偻病漏斗胸、马方综合征及部分二尖瓣脱垂病人。

2. 心尖搏动 心室收缩时,心尖向前冲击心前区胸壁,使相应部位肋间隙向外搏动,称为心尖搏动。

(1)正常成人的心尖搏动:一般位于第 5 肋间隙,左锁骨中线内侧 0.5～1.0 cm 处,搏动范围直径为 2.0～2.5 cm。肥胖、女性乳房悬垂或肺气肿时,心尖搏动不易被看到。

(2)心尖搏动移位:①生理因素:年龄、体形、体位都会影响到心尖搏动的位置。如小儿、肥胖、妊娠中晚期时心脏横位,心尖搏动向外上移;仰卧时心尖搏动上移,左侧卧位时则左移。②病理因素:左心室增大时心尖搏动向左下移位,右心室增大时心尖搏动向左移位,先天性右位心时,心尖搏动则位于胸壁右侧相应位置。

(3)心尖搏动的强度变化:①生理变化:胸壁较薄、肋间隙增宽、剧烈运动或情绪激动时可使心尖搏动增强,搏动范围增大;胸壁肥厚或肋间隙变窄时,心尖搏动较弱,搏动范围也随之减小。②病理变化:甲状腺功能亢进或发热时,可使心尖搏动增强。左心室肥大时,心尖搏动增强,范围也增大,明显者强而有力,用手指触诊时,可使指端抬起片刻,称为抬举性心尖搏动,为左心室肥大的可靠体征;心肌炎时,心尖搏动减弱并较弥散;心包积液、左侧胸腔积液或肺气肿时,心尖搏动减弱或消失;重度右心室肥大、粘连性心包炎病人,心脏收缩时心尖部内陷,称负性心尖搏动。

3. 心前区异常搏动 肺动脉扩张或肺动脉高压病人,可见胸骨左缘第 2 肋间隙收缩期搏动;右心室肥大时可见胸骨左缘第 3～4 肋间隙搏动;主动脉瘤、甲状腺功能亢进、贫血等病人,可见胸骨右缘第 2 肋间隙或胸骨上窝搏动;肺气肿或腹主动脉瘤病人,可见剑突下搏动。

(二)触诊

评估对象最好采取平卧位,评估者可先用右手手掌在心前区检查,再逐渐缩小到用手掌尺侧(小鱼际)或示指、中指及环指指腹并拢同时触诊,以确定心尖搏动的准确位置、强度及有无抬举性。

1. 心尖及心尖搏动 用触诊确定的心搏位置、强度、范围较视诊更为准确。触诊感知的心尖搏动冲击胸壁的时间即心室收缩的开始,有助于确定第一心音。心尖区抬举样搏动是指心尖区强有力、较局限的搏动,可使手指抬起且持续至第二心音开始。同时心尖搏动的范围也增大,为左心室肥厚的重要体征。

2. 震颤 震颤是触诊时手掌感受到的一种细小震动感,为器质性心血管疾病的体征,又称猫喘。发现震颤后应先确定部位及来源,再确定其处于心动周期中的时相,最后分析临床意义。

3. 心包摩擦感 在心前区以胸骨左缘第 3、4 肋间隙为主,于心动周期的收缩期和舒张期可触及双相的粗糙摩擦感。在收缩期、前倾体位或呼气末更为明显。由于急性心包炎时心包膜纤维素渗出导致表面粗糙,心脏收缩时脏、壁层心包摩擦产生的震动传至胸壁被触及。

(三)叩诊

心脏叩诊可以确定心界,从而判断心脏的大小、形态和位置。心脏不被肺遮盖的部分呈实音,心脏左右被肺遮盖的部分呈相对浊音。

1. 叩诊的方法及顺序 被评估者应取仰卧位或坐位,使用间接叩诊法,左手板指与肋间隙平行(仰卧位时)或与肋间隙垂直(坐位时),逐一叩出每个肋间隙由清音变浊音处,以此确定心浊音界。通常的叩诊顺序是左→右,下→上,外→内。

2. 正常心浊音界 正常成人心浊音界的组成见图 4-23。

3. 心浊音界的改变及临床意义　心浊音界的改变主要与心脏病变有关,也与心外因素有关。

（1）心浊音界缩小或消失:多见于气胸、肺气肿等。

（2）心浊音界增大:①左心室增大时心浊音界向左下增大,心浊音界似靴形(图4-24),称为主动脉型心,见于高血压性心脏病,主动脉瓣狭窄或关闭不全等;②右心室增大时,左、右侧心浊音界均可增大,常以左侧显著,多见于肺心病;③左、右心室增大时,心浊音界向两侧增大且

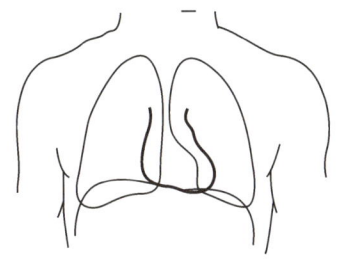

图4-23　正常成人心浊音界的组成

左界向左下增大,称普大型。常见于全心衰竭、扩张型心肌病;④左心房增大或合并肺动脉段增大,左心房显著增大时,胸骨左缘第3肋间隙心浊音界增大,使心腰消失。当左心房与肺动脉段均增大时,胸骨左缘第2、3肋间隙心浊音界增大,心腰更为丰满或膨出,心浊音界如梨形(图4-25),常见于风湿性心脏病二尖瓣狭窄,故又称二尖瓣型心;⑤心包积液时,心浊音界向两侧增大且随体位而改变。坐位时心浊音界呈三角形烧瓶样,卧位时心底部浊音界增宽,为心包积液的特征性体征。

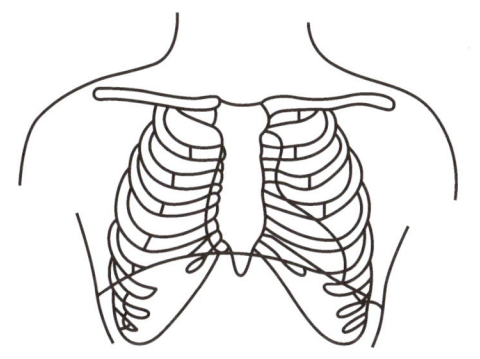

图4-24　左心室增大心浊音界改变

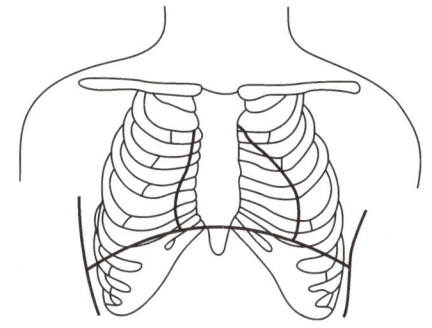

图4-25　左心房增大的心浊音界改变

4. 心脏移位　肺不张可使心浊音界移向患侧;大量胸腔积液或气胸可使心浊音界移向健侧;大量腹腔积液或腹腔巨大肿瘤可使腹内压升高、横膈抬高、心脏横位,以致心浊音界向左增大。

（四）听诊

心脏听诊有利于心血管疾病的确诊和鉴别诊断。听诊时要求室内环境安静,受检者多取平卧位。

1. 心脏瓣膜听诊区及听诊顺序　心脏各瓣膜开放与关闭时产生的声音传导至体表最易听清的部位称心脏瓣膜听诊区,与其解剖位置不完全统一。传统听诊区有5个,图4-26中包含了4个。

（1）二尖瓣听诊区:又称心尖区,位于心尖搏动最强点(第5肋间隙左锁骨中线稍内侧)。

（2）肺动脉瓣听诊区:位于胸骨左缘第2肋间隙。

（3）主动脉瓣听诊区:位于胸骨右缘第2肋间隙。

（4）主动脉瓣第二听诊区:位于胸骨左缘第3、4肋间隙。

（5）三尖瓣听诊区:位于胸骨下端左缘,即胸骨左缘第4、5肋间隙。

通常听诊顺序为二尖瓣听诊区→肺动脉瓣听诊区→主动脉瓣听诊区→主动脉瓣第二听诊

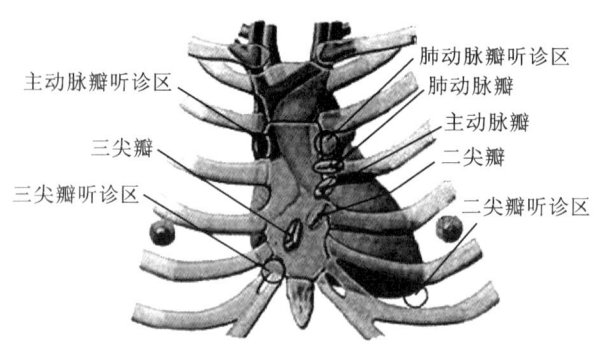

图 4-26　心脏瓣膜听诊区

区→三尖瓣听诊区。

2. 听诊内容　包括心率、心律、心音及额外心音、杂音、心包摩擦音。

1) 心率　正常成人心率范围是 60～100 次/分,女性稍快,儿童偏快,老年偏慢。成人心率超过 100 次/分,婴幼儿心率超过 150 次/分称为心动过速,可发生于生理状态(运动或情绪激动)时,也可见于病理状态(发热、贫血、甲状腺功能亢进症、心肌炎等)。心率低于 60 次/分称为心动过缓,可见于运动员,也可见于冠状动脉硬化性心脏病病人或应用洋地黄、普萘洛尔、利血平等药物后。

2) 心律　心律指心脏跳动的节律。正常人心律规则,部分青年人可出现吸气时心律加快,呼气时减慢,称窦性心律不齐,但一般无临床意义。听诊所能发现的心律失常最常见于期前收缩(早搏)和心房颤动。

期前收缩是指在规则心律基础上,突然提前出现一次心跳,其后有一较长间歇。根据其发生频率的多少可分为偶发和频发。期前收缩规律出现,可形成联律,例如,每次窦性搏动后出现一次期前收缩,称二联律;每两次窦性搏动后出现一次期前收缩称为三联律,依此类推。多见于冠心病、风湿性心脏病、甲状腺功能亢进性心脏病等。

心房颤动的听诊特点是心律绝对不规则,第一心音强弱不等,心率快于脉率(称为脉搏短绌),常见的疾病有二尖瓣狭窄、冠心病和甲状腺功能亢进症。

3) 心音　每一心动周期有四个心音,依次为第一心音、第二心音、第三心音、第四心音。正常人听诊只能听到第一和第二心音,第三心音可在青少年中闻及,第四心音一般不常见。

第一心音(S1):标志心室收缩期的开始,主要是由二尖瓣和三尖瓣突然关闭时瓣叶振动所产生的声音。特点为音调低钝,强度较响,持续时间较长(约 0.1 s),在心前区各部位均可听到,心尖部最响亮。

第二心音(S2):标志心室舒张期的开始,主要是由于主动脉瓣和肺动脉瓣突然关闭时瓣叶振动所产生的声音。特点为音调高而脆,强度较 S1 弱,持续时间较短(约 0.08 s),心底部最响亮。

S1 与 S2 的主要区别为:①S1 的音调低而长,S2 的音调高而短;②S1 在心尖部最响,S2 在心底部最响;③S1 与 S2 的间隔时间,比 S2 距下一心动周期的 S1 间隔短;④S1 与颈动脉心尖的外向搏动同时出现,S2 则在其之后出现。

心音改变及其临床意义有以下三点。

(1) 心音强度改变:与心室充盈度以及瓣膜的位置、完整性和活动性,心肌收缩力和收缩速度,胸壁厚度等因素有关。影响心音强度变化的因素见表 4-8。

表 4-8　影响心音强度变化的可能因素

心音强度变化	影响因素
S1 增强	二尖瓣狭窄、P-R 间期缩短、发热、运动、Ⅲ度房室传导阻滞
S2 减弱	二尖瓣关闭不全、P-R 间期延长、心肌收缩力下降（心力衰竭、心肌梗死、心肌病等）
S1 强弱不等	心房颤动、完全性房室传导阻滞
A2 增强	主动脉内压增高（高血压、主动脉粥样硬化）
A2 减弱	主动脉内压降低或主动脉瓣膜疾病（主动脉瓣狭窄、主动脉瓣关闭不全）
P2 增强	肺动脉高压病（二尖瓣狭窄、肺心病、左向右分流的先天性心脏病）
P2 减弱	肺动脉内压降低或其瓣膜受损（肺动脉瓣狭窄、肺动脉瓣关闭不全）

注：A2 表示主动脉瓣区第二心音；P2 表示肺动脉瓣区第二心音。

（2）心音性质改变：S1 失去原有特性，与 S2 相似，当心率增快时，舒张期与收缩期的时相几乎相等，心音酷似钟摆的"di-da"音，称为钟摆律。此音常见于胎儿心音，又称为胎心律，是心肌严重受损的标志，常见于大面积心肌梗死、重症心肌炎等。

（3）心音分裂：正常心室收缩与舒张时三尖瓣较二尖瓣延迟关闭 0.02～0.03 s，肺动脉瓣迟于主动脉瓣约 0.03 s，这种时间差不能被人耳分辨。当 S1 或 S2 的两个主要成分之间的间距延长时，听诊可闻及两个声音即称心音分裂。

4）额外心音　额外心音指正常心音之外出现的病理性附加心音。多数为病理性，大部分出现在舒张期，也可出现在收缩期。其中奔马律是舒张期的额外心音与原有的 S1 和 S2 组成的韵律，类似马奔跑时的脚步声。其中舒张早期奔马律是由于舒张早期心室负荷过重，心肌张力降低，心室壁顺应性减退，当血液快速充盈心室时使室壁震动所产生的声音。它标志着严重器质性心脏病。

5）杂音　杂音指心音和额外心音之外，由心室壁、瓣膜或血管壁振动所致的持续时间较长的异样声音。

（1）杂音产生的机制：在血液加速、瓣膜口径狭窄或大血管通道狭窄、瓣膜关闭不全、异常血流通道、心腔异物或异常结构等均可使血流发生紊乱而产生杂音。

（2）杂音听诊要点：①最响部位：与病变的部位密切相关。②时期：可分为收缩期杂音、舒张期杂音和连续性杂音。一般舒张期和连续性杂音为器质性杂音，而收缩期杂音则可能是器质性或功能性杂音。③性质：如吹风样、喷射性、隆隆样等。④强度：常用杂音强度分级（表4-9），杂音级别为分子，6 级为分母，如强度为 2 级的杂音则记录为 2/6 级杂音。⑤传导：杂音可沿血流方向传导，也可经周围组织传导。可根据杂音的最响部位和传导方向来判断杂音的来源及性质。⑥体位、呼吸和运动对杂音的影响：如左侧卧位可使二尖瓣的舒张期杂音更明显；仰卧位则使二尖瓣、三尖瓣与肺动脉瓣关闭不全的杂音更明显。深吸气可使与右心相关的杂音增强；运动在一定范围内也可使杂音增强。

表 4-9　杂音强度分级

级别	强度	评价
1	很弱	所占时间很短,须在安静环境下仔细听诊才能听到
2	轻度	弱,但较易听到
3	中度	较响亮,容易听到

续表

级别	强度	评价
4	响亮	响亮
5	很响	更响亮,且向四周甚至背部传导,但听诊器离开胸壁听不到
6	最响	极响亮,振耳,甚至听诊器离开胸壁一定的距离也可听到

（3）杂音的临床意义:有杂音不一定有心脏病,有心脏病也可无杂音。根据产生杂音的部位有无器质性病变可将杂音区分为器质性杂音和功能性杂音,根据杂音的临床意义又可分为病理性杂音和生理性杂音。常见心脏疾病杂音听诊特点见表 4-10。

表 4-10　常见心脏疾病杂音听诊特点

病变	杂音出现时期	最响部位	传导方向
二尖瓣狭窄	舒张期	局限心尖部	—
二尖瓣关闭不全	—	心尖部	左腋下、左肩胛下区
主动脉瓣关闭不全	舒张期	主动脉瓣第二听诊区	胸骨下端、心尖部
肺动脉瓣狭窄	收缩期	—	肺动脉瓣听诊区
房间隔缺损	收缩期	—	胸骨左缘第 2、3 肋间隙
室间隔缺损	收缩期	—	胸骨左缘第 3、4 肋间隙

6）心包摩擦音　心包摩擦音指脏层和壁层心包因炎症时纤维蛋白沉积而粗糙,在心脏搏动时发生摩擦而出现的粗糙声音。其发生与心跳一致,与呼吸无关,屏气时摩擦音仍存在。可见于各种感染性心包炎、风湿性或结核性病变、急性心肌梗死及尿毒症等。

知识链接

1. 正常心尖搏动位于第 5 肋间隙,左锁骨中线内侧 0.5～1.0 cm 处,搏动范围直径为 2.0～2.5 cm,向左向下移位见于左心室肥大,单纯向左移位见于右心室肥大。

2. 心尖搏动减弱在病理情况下见于心肌收缩力下降,心脏受到压迫或心脏与体表距离增大等原因。

3. 左心室肥大时,心尖搏动向左下移位,心尖搏动增强、范围扩大,左心室显著肥厚时可见抬高性心尖搏动;右心室肥大时,心尖搏动向左移位,可见负性心尖搏动。

4. 二尖瓣狭窄时,左心房扩大,心腰部饱满,呈"梨形心";主动脉关闭不全时心浊音界向左下扩大,使心脏呈靴形,又称主动脉型心脏;大量心包积液时,因液体重力作用使心脏呈烧瓶状,称"烧瓶心"。

5. 二尖瓣听诊区在心尖部,主动脉瓣听诊区有两个:胸骨右缘第 2 肋间隙及胸骨左缘第 3、4 肋间隙,后者在主动脉瓣关闭不全时听诊清楚;肺动脉瓣听诊区在胸骨左缘第 2 肋间隙;三尖瓣听诊区在胸骨体下端近剑突处。心脏杂音的意义主要是根据杂音的听诊部位及心脏时相来判断。

6. 房颤的特点是心音绝对不整齐、第一心音强弱不等及脉搏短绌。

五、血管评估

（一）脉搏

脉搏评估常采用触诊，多选择桡动脉，评估者用示指、中指、环指的指腹进行触诊。

1. 脉率　生理、病理变化及其临床意义与心率基本一致。但是某些心律失常病人，脉搏与心率不相符，如房颤、频发性室性期前收缩等。

2. 脉律　正常人脉律规则，心律失常病人除外。

3. 脉搏强弱

（1）洪脉：心排血量增加、脉压增大、周围血管阻力下降时，脉搏增强、振幅大，可见于高热、甲状腺功能亢进症、主动脉瓣关闭不全等。

（2）细脉：指脉搏减弱。可见于心力衰竭、主动脉狭窄、休克等。

4. 脉波

（1）水冲脉：脉搏骤起骤落、急促有力，如潮水涨落，称之为水冲脉。常见疾病有主动脉瓣关闭不全、甲状腺功能亢进症、严重贫血等。

（2）交替脉：指脉搏节律规则、强弱交替，常见于左心衰竭。

（3）奇脉：平静吸气时，脉搏明显减弱或消失称为奇脉。可见于大量心包积液、缩窄性心包炎。

（4）无脉：指脉搏消失，常见于严重休克、多发性大动脉炎等。

（二）血压

1. 测量方法及注意事项　详见《护理学基础》。

2. 血压标准　中国高血压防治指南（第三版）（2010 年修订版）的标准，见表 4-3。

3. 血压变化的临床意义

（1）高血压：安静、静息条件下，至少 3 次非同日测量，收缩压不小于 140 mmHg 和/或舒张压不小于 90 mmHg，称为高血压。大多属于原发性高血压，也可见于继发性高血压，如慢性肾炎、肾动脉狭窄。

（2）低血压：血压小于 90/60 mmHg，称为低血压。多见于休克、心力衰竭、急性心肌梗死、心脏压塞等。

（3）脉压改变：收缩压减去舒张压即为脉压。正常范围为 30～40 mmHg，脉压增大常见疾病有主动脉关闭不全、甲状腺功能亢进症、严重贫血。脉压减小常见疾病有主动脉狭窄、心力衰竭、心包积液、休克早期等。

（三）周围血管征

1. 毛细血管搏动征　用手指按压病人指甲末端或以玻片轻压病人口唇黏膜，使局部发白，当心脏收缩和舒张时则发白时局部边缘发生有规律的红、白交替改变。

2. 枪击音　选用外周较大动脉表面，多选用股动脉，轻放听诊器模型体件时可听到与心跳一致额外短促如枪击的声音。

3. 杜柔双重杂音　用听诊器钟型体件稍加压力于股动脉，并使体件开口方向稍偏近心端，可闻及收缩期、舒张期双期吹风样杂音。

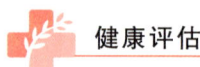直通护考

1. 与胸骨角相连的是（　　　）。
A.左右第1肋软骨　　　　　　B.左右第2肋软骨　　　　　　C.左右第3肋软骨
D.左右第4肋软骨　　　　　　E.左右第5肋软骨

2. 前胸壁计数肋骨的重要标志是（　　　）。
A.乳头　　　　B.胸骨柄　　　　C.胸骨角　　　　D.胸骨体　　　　E.锁骨

3. 成年男性乳头约位于锁骨中线（　　　）。
A.第1肋间隙　　B.第2肋间隙　　C.第3肋间隙　　D.第4肋间隙　　E.第5肋间隙

4. 桶状胸见于（　　　）。
A.佝偻病　　　　B.肺结核　　　　C.胸腔积液　　　　D.肺气肿　　　　E.肺炎

5. 扁平胸见于（　　　）。
A.佝偻病　　　　　　　　　　B.严重消耗性疾病　　　　　　C.胸腔积液
D.肺气肿　　　　　　　　　　E.肺炎

6. 上呼吸道部分阻塞时出现（　　　）。
A.吸气性呼吸困难　　　　　　B.呼气性呼吸困难　　　　　　C.混合性呼吸困难
D.中枢性呼吸困难　　　　　　E.呼气延长

7. 儿童吸气性呼吸困难常提示（　　　）。
A.支气管哮喘　　　　　　　　B.气管异物　　　　　　　　　C.肺气肿
D.慢性支气管炎　　　　　　　E.大叶性肺炎

8. 吸气性呼吸困难严重时出现（　　　）。
A.呼气延长　　　　B.呼气费力　　　　C.三凹征　　　　D.哮鸣音　　　　E.过清音

9. 呼气性呼吸困难见于（　　　）。
A.阻塞性肺气肿　　　　　　　B.气管异物　　　　　　　　　C.肺癌
D.胸腔积液　　　　　　　　　E.肺炎

10. 胸廓双侧对称性呼吸运动减弱见于（　　　）。
A.胸膜粘连　　　　　　　　　B.阻塞性肺气肿　　　　　　　C.气胸
D.胸腔积液　　　　　　　　　E.肺炎

11. 胸部触觉语颤增强见于（　　　）。
A.肺不张　　　　　　　　　　B.阻塞性肺气肿　　　　　　　C.气胸
D.大量胸腔积液　　　　　　　E.大叶性肺炎实变期

12. 胸部触觉语颤减弱见于（　　　）。
A.阻塞性肺气肿　　　　　　　B.大叶性肺炎实变期　　　　　C.肺结核大空洞
D.大片肺梗死　　　　　　　　E.肺脓肿空洞形成

13. 以下哪种情况会叩出浊音？（　　　）
A.胃泡区　　　　　　　　　　B.正常肺部　　　　　　　　　C.心脏、肝脏
D.阻塞性肺气肿　　　　　　　E.心脏、肝脏被肺脏覆盖部分

14. 双肺叩诊过清音见于（　　　）。
A.肺脓肿　　　　　　　　　　B.肺炎　　　　　　　　　　　C.阻塞性肺气肿

D. 支气管扩张　　　　　　　　E. 肺不张

15. 肺叩诊为鼓音见于（　　　）。

A. 气胸　　　　　　　　　　B. 肺炎　　　　　　　　　　C. 阻塞性肺气肿

D. 肺癌　　　　　　　　　　E. 支气管哮喘

16. 异常支气管呼吸音见于（　　　）。

A. 气胸　　　　　B. 肺气肿　　　　C. 胸腔积液　　　　D. 肺实变　　　　E. 肺不张

17. 关于湿啰音正确的是（　　　）。

A. 吸气时气体通过呼吸道内的分泌物形成气泡后破裂产生的声音

B. 气体通过狭窄的呼吸道产生湍流所发出的声音

C. 呼气时声音响亮

D. 部位易变

E. 声音持续时间较长

18. 两肺满布湿啰音见于（　　　）。

A. 肺炎　　　　　　　　　　B. 支气管扩张　　　　　　　　C. 肺癌

D. 肺结核　　　　　　　　　E. 急性肺水肿

19. 两肺满布干啰音见于（　　　）。

A. 肺炎　　　　　　　　　　B. 支气管哮喘　　　　　　　　C. 肺癌

D. 肺结核　　　　　　　　　E. 急性肺水肿

20. 心前区隆起见于（　　　）。

A. 心肌炎　　　　　　　　　B. 冠心病　　　　　　　　　　C. 先天性心脏病

D. 肥胖　　　　　　　　　　E. 高血压性心脏病

21. 正常成人心尖搏动位于（　　　）。

A. 左侧第 5 肋间隙锁骨中线内侧 0.5～1.0 cm 处

B. 胸骨左缘第 5 肋间隙

C. 左侧第 5 肋间隙锁骨中线内侧 2.0～2.5 cm 处

D. 胸骨左缘第 4 肋间隙

E. 胸骨体下端偏左

22. 左心室增大时心尖搏动（　　　）。

A. 向左、向下移位　　　　　B. 向左移位　　　　　　　　　C. 向下移位

D. 向右移位　　　　　　　　E. 向上移位

23. 右心室增大时心尖搏动（　　　）。

A. 向左、向下移位　　　　　B. 向左移位　　　　　　　　　C. 向下移位

D. 向右移位　　　　　　　　E. 向上移位

24. 心尖搏动减弱见于（　　　）。

A. 发热　　　　　　　　　　B. 贫血　　　　　　　　　　　C. 甲状腺功能亢进症

D. 剧烈运动　　　　　　　　E. 急性心肌梗死

25. 心尖搏动增强见于（　　　）。

A. 肺气肿　　　　　　　　　B. 心包积液　　　　　　　　　C. 左侧胸腔大量积液

D. 发热　　　　　　　　　　E. 肥胖

26. 二尖瓣听诊区位于（　　　）。

A. 胸骨左缘第 2 肋间隙   B. 胸骨左缘第 3 肋间隙   C. 胸骨右缘第 2 肋间隙

D. 心尖部   E. 胸骨体下端偏左

27. 心脏听诊多按下列哪种顺序?( )

A. 二尖瓣听诊区→肺动脉瓣听诊区→主动脉瓣听诊区→主动脉瓣第二听诊区→三尖瓣听诊区

B. 肺动脉瓣听诊区→二尖瓣听诊区→主动脉瓣听诊区→主动脉瓣第二听诊区→三尖瓣听诊区

C. 二尖瓣听诊区→主动脉瓣第二听诊区→主动脉瓣听诊区→肺动脉瓣听诊区→三尖瓣听诊区

D. 主动脉瓣听诊区→肺动脉瓣听诊区→主动脉瓣第二听诊区→三尖瓣听诊区→二尖瓣听诊区

E. 二尖瓣听诊区→三尖瓣听诊区→主动脉瓣第二听诊区→肺动脉瓣听诊区→主动脉瓣听诊区

28. 第一心音增强见于( )。

A. 心力衰竭   B. 心肌梗死   C. 二尖瓣关闭不全

D. 肺气肿   E. 甲状腺功能亢进症

29. 关于心房颤动的听诊特点哪项正确?( )

A. 心律不齐、第一心音强弱不等、脉搏短绌

B. 心律规则、第一心音强弱不等、脉搏短绌

C. 心律不齐、第二心音强弱不等、脉搏短绌

D. 心律规则、第二心音强弱不等、脉搏短绌

E. 心律不齐、第一心音强弱一致、无脉搏短绌

30. 欢欢,4 岁。玩耍时突发呼吸困难,口唇青紫,急诊入院。查体:吸气性呼吸困难,伴有"三凹征",可能为( )。

A. 支气管哮喘 B. 支气管肺炎 C. 气管异物 D. 气胸 E. 胸膜炎

31. 李女士,35 岁。入院时呼吸困难,咳粉红色泡沫痰,听诊两肺底闻及湿啰音,可能为( )。

A. 支气管哮喘   B. 支气管扩张   C. 白血病

D. 肺结核   E. 肺淤血

32. 童先生,查体发现颈静脉怒张,肝颈静脉回流征阳性,触诊脉搏为奇脉。应考虑( )。

A. 心包积液 B. 肝硬化 C. 左心功能不全D. 心肌梗死 E. 主动脉瓣狭窄

33. 张女士,患心脏病多年,查体发现心尖搏动位于左侧第 6 肋间隙锁骨中线外侧 1 cm 处,叩诊心界如靴形,提示( )。

A. 心包积液 B. 左心房肥大 C. 左心室肥大 D. 右心房肥大 E. 右心室肥大

34. 赵女士,患心脏病十余年,查体发现双颊、口唇青紫,心尖部触及舒张期震颤,叩诊心界似梨形,听诊心尖部舒张期隆隆样杂音。提示( )。

A. 二尖瓣关闭不全   B. 二尖瓣狭窄   C. 主动脉瓣关闭不全

D. 主动脉瓣狭窄   E. 肺动脉瓣狭窄

35. 李某,男,68 岁。慢性阻塞性肺气肿,咳嗽、咳痰、呼吸困难,此时叩诊呈( )。

A.实音　　　　B.浊音　　　　C.清音　　　　D.过清音　　　　E.鼓音

（36～37题共用题干）

李某，男，56岁。高血压病史多年，平素头晕、头胀痛，昨日症状加重，血压180/110 mmHg，心率105次/分。

36.高血压的诊断标准是（　　）。

A.收缩压≥140 mmHg和/或舒张压≥90 mmHg

B.收缩压≥149 mmHg和/或舒张压≥95 mmHg

C.收缩压140～149 mmHg和舒张压<90 mmHg

D.收缩压≥139 mmHg和/或舒张压≥89 mmHg

E.收缩压≥159 mmHg和/或舒张压≥99 mmHg

37.该病人按照中国高血压防治指南（第三版）（2010年修订版）血压分级标准应是（　　）。

A.正常高值　　　　　　B.单纯收缩期高血压　　　　　　C.1级高血压

D.2级高血压　　　　　E.3级高血压

任务六　腹部评估

要点导航

重点：腹部触诊的方法及临床意义。

难点：腹部叩诊方法。

案例导入

　　某女性病人，48岁。以反复呕吐大量发酵性宿食3天入院。有胃溃疡病史5年，否认肝炎、结核病等传染病史。查体：体温37℃，脉搏100次/分，呼吸22次/分，血压135/75 mmHg。神清，双肺呼吸音清，未闻及啰音，心率100次/分，律齐，未闻及病理性杂音。神经系统未见阳性体征。

护理应用

1.该病人可能患有哪种疾病？

2.进一步收集资料应该包括哪些检查？

腹部的范围为上起横膈,下至骨盆入口,前面及侧面为腹壁,后面为脊柱及腰肌,其内为腹膜腔及腹腔脏器。腹部评估时,为避免叩诊与触诊刺激肠蠕动而影响听诊结果,可按视诊、听诊、叩诊、触诊的顺序进行检查,其中触诊是最重要的评估手段。

一、腹部的体表标志、分区

评估腹部必须熟悉腹部脏器的位置及其在体表的投影。为了准确描述腹部脏器及病变的部位,常要借助一些体表标志对腹部进行适当的分区。

(一)体表标志

腹部体表标志常用的有胸骨剑突、肋弓下缘、腹上角、脐、髂前上棘、耻骨联合、腹中线、腹直肌外缘、肋脊角(图4-27)。

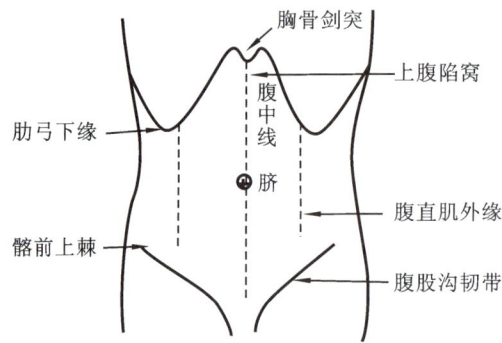

图 4-27　腹部前面体表标志示意图

(二)腹部分区

1. 四区分法　通过脐做一水平线与一垂直线,两线相交,将腹部分为四个区,分别为右下腹、右上腹、左上腹和左下腹(图4-28)。

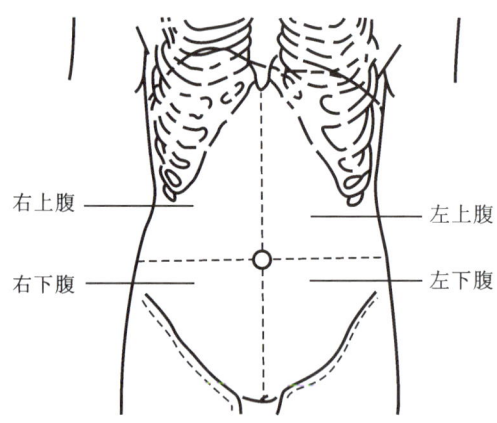

图 4-28　腹部分区四区分法标志示意图

2. 九区分法　两侧肋弓下缘连线与左右髂前上棘连线为两条水平线,左右髂前上棘与腹中线的水平连线中点做两条垂直线将腹部分为"井"字形,将腹部划分为九个区,即右上腹部(右季肋部)、上腹部、左上腹部(左季肋部)、右侧腹部(右腰部)、中腹部(脐部)、左侧腹部(左腰部)、右下腹部(右髂部)、下腹部、左下腹部(左髂部)(图4-29)。

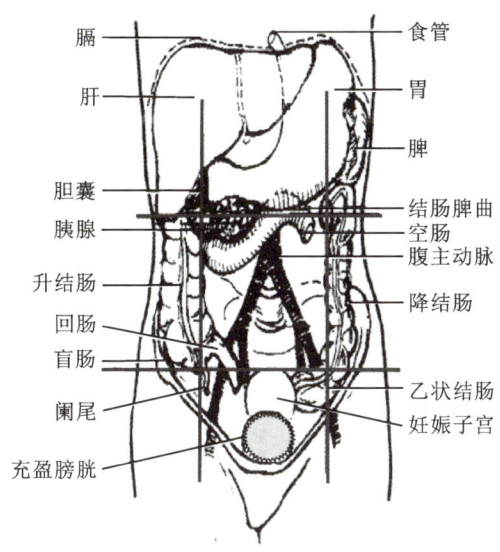

膈

肝

胆囊

胰腺

升结肠

回肠

盲肠

阑尾

充盈膀胱

食管

胃

脾

结肠脾曲

空肠

腹主动脉

降结肠

乙状结肠

妊娠子宫

图4-29 腹部分区九区分法标志示意图

二、腹部评估内容

(一) 视诊

腹部视诊时,在自然光线下,受检者取仰卧位,充分暴露全腹,评估者站在受检者右侧,自上而下进行观察。

1. 腹部外形 正常成年人平卧时,腹面大致处于肋缘至耻骨联合平面或略低,称为腹部平坦;肥胖者或小儿腹部外形较饱满,腹面可略高于肋缘与耻骨联合的平面,称腹部饱满;消瘦者或老年人皮下脂肪少,腹部下凹,腹面稍低于肋缘与耻骨联合的平面,称腹部低平。异常腹部外形主要包括以下几种。

1)腹部膨隆 腹部膨隆指平卧时腹面明显高于肋缘至耻骨联合平面,外形凸起。生理情况见于肥胖、妊娠。病理状况有以下两种。

(1)全腹膨隆:腹部弥漫性隆起。见于:①腹腔积液:当腹腔大量积液时,平卧位腹部两侧明显膨出,宽而扁,称为蛙腹,坐位时下腹部膨出。见于肝硬化大量腹腔积液、右心衰竭、缩窄性心包炎等。②腹内积气:大量胃肠积气可引起全腹膨隆,腹部呈球形,两侧腰部膨出不明显,体位变动时腹部外形改变不明显,又称为气腹。常见于胃肠穿孔、人工气腹、肠梗阻、肠麻痹。③腹腔内巨大包块:见于巨大卵巢囊肿、畸胎瘤、足月妊娠等。

(2)局部膨隆:常因脏器肿大、炎症性包块或腹内肿瘤等。脏器肿大一般在该脏器所在部位,并保持其外形特征。

2)腹部凹陷 腹部凹陷指仰卧时腹面明显低于肋缘至耻骨联合的平面。全腹凹陷见于消瘦及脱水者。严重者腹壁凹陷几乎贴近脊柱,使肋弓、髂嵴、耻骨联合显露,形如舟状,称舟状腹,主要见于结核病、恶性肿瘤等慢性消耗性疾病。局部凹陷较少见,多由手术后腹壁瘢痕收缩所致,病人立位或加大腹压时,凹陷更明显(图4-30)。

2. 腹壁静脉 正常人腹壁皮下静脉一般不显露,但皮肤白皙或较瘦的人隐约可见,腹部皮肤薄且松弛的老年人可见条纹较直、不迂曲的腹壁静脉。腹壁静脉曲张,见于肝门静脉高压及上、下腔静脉回流受阻所致。检查腹壁曲张静脉的血流方向可判断静脉曲张的来源。

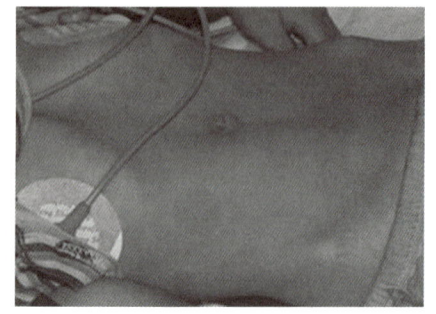

图 4-30 舟状腹

判断血流方向:评估者首先选择一段没有分支的腹壁静脉,将右手示指与中指并拢按压在静脉上,然后一手指紧压不动,另一手指紧压静脉向外滑动,挤压出该段静脉内血液,到一定距离后放松一手指,另一手指不动,若被挤空的这段静脉迅速充盈,说明血流方向是从放松手指一端流向紧压手指的一端。再以同法放松另一手指,观察静脉充盈速度,即可辨别血流方向(图4-31)。

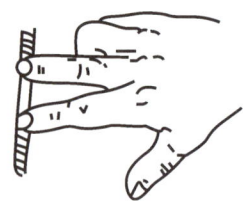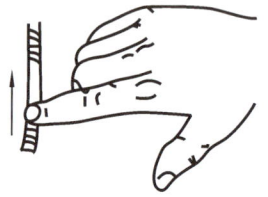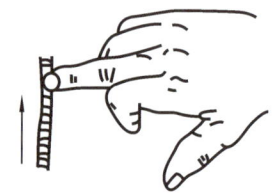

图 4-31 辨别血流方向

正常情况下,脐水平线以上的腹壁静脉血流方向自下而上经胸壁静脉和腋静脉入上腔静脉,脐水平线以下的腹壁静脉血流方向自上而下经大隐静脉而进入下腔静脉。门静脉高压时,腹壁曲张静脉以脐为中心向四周放射,血流方向与正常相同,形似水母头。下腔静脉阻塞时,曲张的静脉多分布在腹壁两侧,血流方向自下而上。上腔静脉阻塞时,上腹部和胸壁浅静脉曲张,血流方向为自上而下。

3. 胃肠型及蠕动波 胃肠型及蠕动波指胃肠道梗阻时,胃肠部可看到胃肠轮廓以及蠕动波形。正常人一般看不到。幽门梗阻时,可见胃蠕动波自左肋缘下缓慢向右推进,到达右侧腹直肌下消失。小肠梗阻时的肠型及蠕动波多见于脐部,结肠远端梗阻时的肠型及蠕动波多位于腹部周边,伴肠麻痹时蠕动波消失。

(二)听诊

1. 肠鸣音 肠蠕动时,肠管内气体、液体随之流动,产生一种断断续续的咕噜声,称为肠鸣音。正常情况下,肠鸣音为4~5次/分,全腹均可听到,通常选择右下腹。评估肠鸣音时,应在固定的部位至少听诊1 min。异常肠鸣音有以下几种。

(1)肠鸣音活跃:肠鸣音超过10次/分,音调不特别高亢,多见于急性胃肠炎、服用泻药后、胃肠道大出血等。

(2)肠鸣音亢进:肠鸣音次数多且声音响亮、高亢,呈叮当声或金属音,见于机械性肠梗阻。

(3)肠鸣音减弱:肠鸣音明显少于正常,甚至数分钟才能听到一次,见于腹膜炎、低血钾等。

(4)肠鸣音消失:如果持续听诊3~5 min仍未听到肠鸣音,称为肠鸣音消失,多见于急性腹膜炎、麻痹性肠梗阻等。

2. 振水音 受检者取仰卧位,评估者将听诊器体件置于评估对象上腹部,同时用稍弯曲的四指连续迅速冲击上腹部,若听到胃内气体、液体撞击的"咣啷"声音,称为振水音。正常人餐后或饮用大量液体后,可出现振水音。如果空腹或餐后6~8 h后仍有振水音,提示胃内有过多的液体潴留,多见于幽门梗阻等。

3. 血管杂音　正常腹部无血管杂音。腹中部闻及收缩期血管杂音见于腹主动脉瘤、腹主动脉狭窄;左、右上腹部闻及收缩期血管杂音见于肾动脉狭窄;下腹部两侧闻及收缩期血管杂音见于髂动脉狭窄。门静脉高压腹壁静脉严重曲张时,在肚脐周围或上腹部闻及一种连续的潺潺声音,性质柔和。

(三)叩诊

1. 腹部叩诊音　正常情况下,除肝脾、增大的膀胱和子宫所在部位,及两侧腹部近腰肌处叩诊为浊音外,其余部位叩诊均为鼓音。胃肠高度胀气、人工气腹和胃肠穿孔时,鼓音范围扩大;肝脾或其他实质性脏器极度肿大、腹腔内肿瘤或大量腹腔积液时,病变部位为浊音或实音,导致鼓音范围缩小。

2. 移动性浊音　移动性浊音指因变换体位而出现浊音区随之变动的现象,移动性浊音阳性,提示腹腔内游离腹腔积液达到 1000 mL 以上。评估时,评估对象取仰卧位,评估者自受检者脐部向左侧腰部叩诊,当叩诊音由鼓音转为浊音时,板指固定不动,嘱被评估者取右侧卧位,如该处叩诊音变为鼓音,表明浊音移动(图 4-32)。同样方法再次向左侧叩诊,核实浊音是否移动。

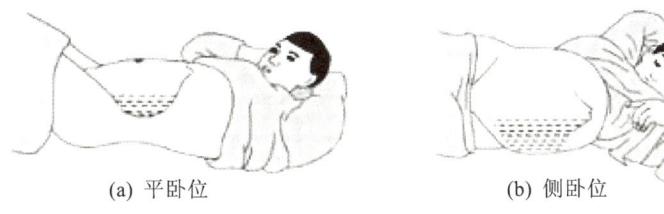

(a) 平卧位　　　　　　　　　　(b) 侧卧位

图 4-32　移动性浊音

3. 肝叩诊

(1)肝界叩诊:叩诊肝上界、肝下界时,嘱被评估者取仰卧位,平静呼吸,沿右锁骨中线由肺清音区向下叩向腹部,当由清音转变为浊音,即为肝上界。叩诊肝下界,可由腹部鼓音区沿右锁骨中线向上叩,当由鼓音转为浊音,即为肝下界。正常成人肝上界在右锁骨中线上第 5 肋间隙,肝下界位于右肋下缘,两者间的距离为 9～11 cm,称为肝上下径。瘦长体型者肝上、下界均可低一个肋间隙,矮胖体型者则可高一个肋间隙。

(2)肝浊音界的变化:右下肺不张、右肺纤维化、气腹时,肝浊音界上移;肺气肿、右侧张力性气胸时,肝浊音界下移;肝癌、肝炎、肝淤血和肝脓肿时,肝浊音界扩大;急性肝坏死、肝硬化及胃肠胀气时,肝浊音界缩小;肝浊音界消失代之以鼓音者,是急性胃肠穿孔的重要体征之一。

(3)肝区叩击痛:评估者左手平放于受检者肝区,右手握空拳,以中等力量叩击左手手背。正常人肝区叩击痛阴性,肝炎、肝脓肿时可出现肝区叩击痛。

4. 胆囊叩诊　正常人胆囊叩诊有叩击痛表示有临床意义,是胆囊炎的重要体征。

5. 肾脏叩诊　被评估者取坐位或侧卧位,评估者用左手掌平放在被评估者肋脊角处,右手握空拳用中等的力量叩击左手手背。正常人叩击痛阴性,肾炎、肾盂肾炎、肾周围炎、肾结石及肾结核时可有不同程度的肋脊角叩击痛。

6. 膀胱叩诊　用来判断膀胱充盈程度。膀胱空虚时,耻骨上方有肠管充盈,叩诊为鼓音;膀胱充盈时,在耻骨上方可叩出圆形浊音区。排尿或导尿后再次叩诊,浊音区再次转变为鼓音,此现象可于妊娠子宫、卵巢囊肿或子宫肌瘤时,在膀胱区域叩诊为浊音做鉴别诊断。

（四）触诊

触诊是腹部评估的主要方法,对腹部体征的识别及疾病的诊断有重要作用。触诊时,被评估者取仰卧位,双上肢自然置于身体两侧,双下肢屈曲并稍分开,做张口缓慢腹式呼吸,使腹肌松弛。评估者站在被评估者的右侧,先将整个手掌放在被评估者腹壁上,使其适应片刻,再自左下腹开始逆时针方向依次触诊全腹各部,动作轻柔。

1. 腹壁紧张度　正常人腹壁有一定张力,但触之柔软,较易压陷。某些病理情况下,腹壁紧张度可增高或降低。

（1）腹壁紧张度增高:急性胃肠穿孔或脏器破裂引起的急性弥漫性腹膜炎,导致腹肌痉挛,全腹壁紧张度明显增高,腹壁紧张甚至硬如木板,称为板状腹;结核性腹膜炎或其他慢性炎症,对腹膜刺激缓和,并且有腹膜增厚和肠管、肠系膜的粘连,使腹壁柔韧抵抗,不易压陷,称为揉面感。局部腹壁紧张度增高是由脏器炎症累及腹膜所致。如左上腹部肌紧张多见于急性胰腺炎;右上腹部肌紧张常见于急性胆囊炎;右下腹部肌紧张常见于急性阑尾炎。

（2）腹壁紧张度降低:多见于慢性消耗性疾病、大量放腹腔积液后或严重脱水病人等。局部腹壁紧张度降低较少见,多由局部的腹肌瘫痪或缺陷所致。

2. 压痛及反跳痛

（1）压痛:腹部触摸时一般不引起疼痛,重按时有一种压迫感。由浅入深触压腹部引起疼痛,称为腹部压痛。压痛部位常为病变所在部位,如右锁骨中线与肋缘交界处的胆囊点压痛是胆囊病变的标志;脐与右髂前上棘连线中外 1/3 交界处的麦氏点压痛是阑尾病变的标志。

（2）反跳痛:评估者触诊腹部出现压痛后,手指在原处稍停片刻,让压痛感觉趋于稳定,然后将手迅速抬起,若这时被评估者感觉腹痛骤然加剧,甚至伴有痛苦表情或呻吟,称为反跳痛。反跳痛是壁腹膜已受炎症累及的征象。压痛、反跳痛与腹肌紧张称为腹膜刺激征,是急性腹膜炎的可靠体征。

3. 肝触诊

（1）触诊方法:①单手触诊法:评估者将右手四指并拢,掌指关节伸直,示指前端的桡侧与肋缘大致平行或示指和中指的指端指向肋缘,平放在右上腹部大约肝下缘的下方,随被评估者呼气时,手指压向腹壁深部,吸气时手指向前上迎触下移的肝缘,如此反复进行,手指逐渐向肋缘移动,直至触及肝缘或肋缘为止(图 4-33)。②双手触诊法:评估者右手位置同单手触诊法,左手手掌置于被评估者的右腰部,将肝脏向上托起使肝脏紧贴腹壁,拇指固定在右肋,限制右下胸扩张,以增加膈下移的幅度,使吸气时下移的肝脏更易被触及,提高触诊效果(图 4-34)。

（2）触诊内容:①大小:正常成人的肝脏,一般在右肋缘下不能被触及,但腹壁松软的瘦长

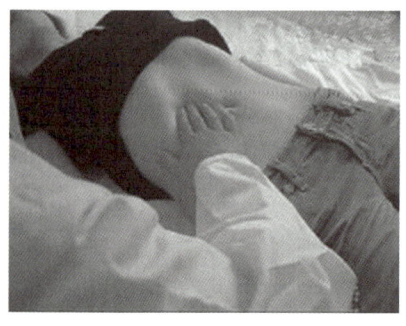

图 4-33　单手触诊法

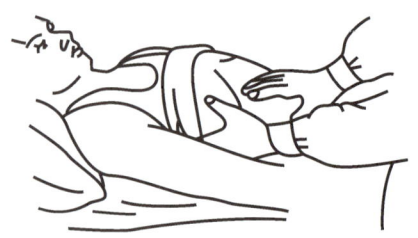

图 4-34　双手触诊法

体型者可在肋弓下触及肝下缘,肋下在 1 cm 以内,剑突下在 3 cm 以内。如超出上述标准,为肝大或肝下移。②质地:一般将肝脏质地分为三个等级,即质软、质韧与质硬。正常人肝脏质地柔软,触之如口唇;急性肝炎、脂肪肝时肝脏质地稍韧,触之如鼻尖;肝硬化、肝癌时肝脏质地坚硬,触之如额头。③表面状态边缘:正常肝脏表面光滑,边缘整齐,薄厚均匀;肝淤血、脂肪肝时,肝脏表面光滑,边缘圆钝;肝硬化时表面呈结节状,边缘锐薄;肝癌时肝脏表面呈不均匀结节状,凹凸不平,边缘厚薄不一。④压痛:正常肝脏无压痛。轻度弥漫性压痛见于肝炎、肝淤血等;局限性剧烈压痛见于较表浅肝脓肿。当右心衰竭引起肝脏淤血肿大时,用手压迫肿大肝脏可使颈静脉怒张更明显,称肝颈静脉回流征阳性。⑤搏动:当肿大肝脏压迫到腹主动脉或右心室增大向下推压肝脏时,可触及肝脏搏动,应区别是肝本身的扩张性搏动还是传导性搏动。

4. 脾脏触诊 正常情况下脾脏不能被触及。脾脏肿大明显且位置表浅时,用右手单手触诊即可查到。若肿大的脾脏位置较深,可用双手触诊法(图 4-35),被评估者取仰卧位,两腿稍屈曲,评估者左手绕过被评估者腹前方,放在其左胸下部第 9～11 肋处,将脾脏从后向前托起,右手掌平放于脐部,与左肋弓大致垂直,配合呼吸如同触诊肝脏一样,迎触脾尖,直至触及脾缘或左肋缘为止。触及脾脏后,应注意其大小、压痛、质地、边缘及表面情况等。临床上将脾肿大分为轻、中、高度三度。①轻度肿大:深吸气时脾脏在肋缘下 2 cm 以内。②中度肿大:脾脏超过肋缘 2 cm,但在脐水平线以上。③高度肿大(巨脾):脾脏超过脐水平线或向右超出前正中线。

5. 胆囊触诊 正常胆囊隐藏在肝脏下面的胆囊窝内,不能触及。当胆囊肿大时,可采用单手滑行触诊法或勾指触诊法,同肝脏触诊要领。胆囊触诊时除注意胆囊有无肿大、肿大胆囊的质地外,还要探查胆囊有无触痛。评估者将左手掌平放于被评估者右胸下部,以拇指指腹勾压于右肋下胆囊点处(图 4-36),然后嘱病人缓慢深吸气,若在深吸气时,病人因疼痛而突然屏气,即为胆囊触痛征,也称墨菲(Murphy)征阳性,常见于急性胆囊炎。

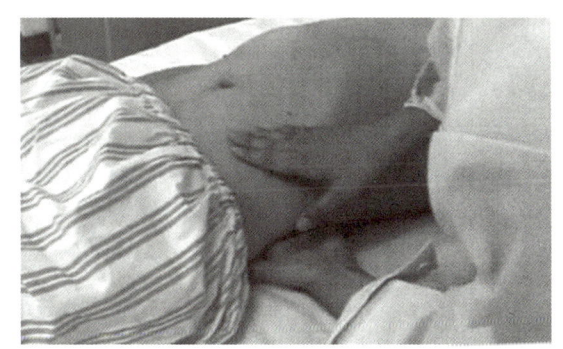

图 4-35 脾脏双手触诊法

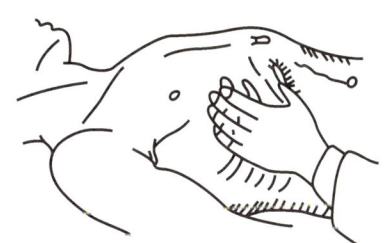

图 4-36 胆囊触诊

6. 膀胱触诊 膀胱触诊一般采取单手滑行法。正常人膀胱空虚时隐藏于盆腔内,不易被触及。病人取仰卧位,评估者用右手自肚脐开始向耻骨方向触摸,触及肿块后详查其性质。

直通护考

1. 右侧腹直肌外缘与肋弓下缘交界处是下列哪个脏器的体表定位?(　　)

A.肝脏　　　　B.脾脏　　　　C.胆囊　　　　D.阑尾　　　　E.右侧肾脏

2. 仰卧时,前腹壁稍高于肋缘至耻骨联合水平面称(　　)。

A.腹部平坦　　B.腹部饱满　　C.腹部低平　　D.腹部膨隆　　E.腹部凹陷

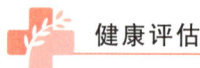
3. 仰卧时腹部呈蛙腹见于（　　　）。

A. 巨大腹部肿瘤　　　　　　　B. 妊娠晚期　　　　　　　　　C. 大量腹腔积液

D. 胃肠胀气　　　　　　　　　E. 巨大卵巢囊肿

4. 腹壁静脉曲张以脐为中心向四周放射，呈水母头样见于（　　　）。

A. 门静脉高压　　　　　　　　B. 上腔静脉阻塞　　　　　　　C. 下腔静脉阻塞

D. 腹主动脉栓塞　　　　　　　E. 髂总静脉阻塞

5. 腹部触诊呈揉面感常见于（　　　）。

A. 血性腹膜炎　　　　　　　　B. 化脓性腹膜炎　　　　　　　C. 化学性腹膜炎

D. 结核性腹膜炎　　　　　　　E. 癌性腹腔积液感染

6. 病人右髂前上棘与脐连线中外 1/3 交界处压痛明显，并伴有反跳痛提示（　　　）。

A. 阑尾炎　　　　　　　　　　B. 胆囊炎　　　　　　　　　　C. 胃溃疡

D. 十二指肠溃疡　　　　　　　E. 右半结肠癌

7. 正常情况下，肠鸣音的频率为（　　　）。

A. 0～1 次/分　　　　　　　　B. 2～3 次/分　　　　　　　　C. 4～5 次/分

D. 7～8 次/分　　　　　　　　E. 10 次/分以上

8. 关于肠鸣音亢进描述正确的是（　　　）。

A. 频率增加，音调正常　　　　　　　　　B. 频率增加，音调高亢

C. 频率减少，音调高亢　　　　　　　　　D. 频率减少，音调减低

E. 频率增加，伴振水声

9. 机械性肠梗阻病人腹部听诊肠鸣音特点为（　　　）。

A. 正常　　　　　　　　　　　B. 肠鸣音活跃　　　　　　　　C. 肠鸣音亢进

D. 肠鸣音减弱　　　　　　　　E. 肠鸣音消失

10. 触诊最常用于全身哪个部位的检查？（　　　）

A. 四肢　　　　　B. 腹部　　　　　C. 胸部　　　　　D. 颈部　　　　　E. 头部

11. 确定胆囊压痛点时常采用哪种方法？（　　　）

A. 浅部触诊法　　　　　　　　B. 深部滑行触诊法　　　　　　C. 双手触诊法

D. 冲击触诊法　　　　　　　　E. 深压触诊法

（杨秀凤）

任务七　肛门、直肠和生殖器评估

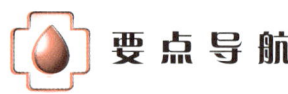 要点导航

重点：肛门、直肠的评估方法及异常改变。

难点:男、女外生殖器的评估方法。

一、肛门、直肠评估

肛门、直肠的评估方法以视诊和触诊为主。

(一) 体位

根据病情需要,让病人采用不同的体位,常用体位如下。

1. 肘膝位 病人两肘关节屈曲置于检查床上,胸部尽量靠近检查床,两膝关节屈曲成直角跪于检查床上,臀部抬高,头偏向一侧。常用于评估前列腺、精囊及内镜检查。

2. 左侧卧位 病人取左侧卧位,右腿向腹部屈曲,左腿伸直,臀部靠近检查床右边。常用于老年人、病情较重、体质较弱或女性病人。

3. 仰卧位或截石位 病人仰卧于检查床上,臀部垫高,两腿屈曲、抬高并外展,或将小腿放于特制的支腿架上。常用于评估重症体弱病人或行膀胱直肠窝及直肠双合诊的病人等。

4. 蹲位 病人下蹲呈排大便姿势,同时屏气向下用力。常用于评估直肠脱出、内痔及直肠息肉等。

(二) 评估方法

1. 视诊 分开病人臀部仔细观察,正常肛门周围皮肤颜色较深,皱褶呈放射状,病人收缩肛门括约肌则皱褶更加明显。常见肛门、直肠病变如下。

(1)肛裂:指肛管下段深达皮肤全层的纵形及梭形裂口或感染性溃疡,评估表现为肛门有裂口且触痛明显,病人排便时疼痛,粪便周围常附有少量鲜血。

(2)痔:指直肠下端黏膜下或肛管边缘皮下的内痔静脉丛、外痔静脉丛扩大或曲张所致的静脉团。表现为大便带血、痔核脱出、疼痛,或伴有瘙痒。痔可分为:①内痔:位于齿状线以上,评估时在肛门内口可见柔软的紫红色包块,排便时可脱出肛门外。②外痔:位于齿状线以下,评估时在肛门外口可见紫红色柔软包块。③混合痔:评估时在齿状线上、下均可发现紫红色柔软包块,兼有内痔和外痔的特点。

(3)肛门直肠瘘:简称肛瘘,指直肠、肛管与肛门周围皮肤相通的感染性瘘管。评估时可见肛门周围皮肤有瘘管外口,有时有脓性分泌物流出。肛瘘多为肛管或直肠周围脓肿所致。

(4)直肠脱垂:又称脱肛,指肛管、直肠或乙状结肠下端的肠壁部分或全层外翻而脱出肛门外。评估时嘱病人取蹲位或让病人屏气做排便动作,观察肛门,可见紫红色球状突出物,停止排便时突出物常可回复。

2. 触诊 肛门和直肠触诊常称为肛诊或直肠指诊。

(1)方法及内容:右手戴手套或仅右手示指戴指套,涂上液体石蜡或凡士林等润滑剂,用示指轻轻按摩肛门外口,待病人肛门括约肌放松后,再徐徐插入肛门、直肠内。注意评估肛门及括约肌的紧张度,肛管及直肠的内壁情况。

(2)异常改变:①直肠剧烈触痛,常见于肛裂及感染。②触痛伴波动感,常见于肛门、直肠周围脓肿。③触及柔软、光滑而有弹性的包块,多见于直肠息肉。④触及坚硬、凹凸不平的包块,多见于直肠癌。⑤指套表面带有黏液、血液或脓液,多见于黏膜损伤或炎症,应取其涂片镜检或进行细菌学检查。对于直肠病变原因不明者,应做内镜检查,以明确诊断。

二、生殖器评估

(一) 男性外生殖器评估

男性生殖器包括外生殖器(阴茎、阴囊)和内生殖器(前列腺、精囊)。评估时嘱病人充分暴露下身,双下肢呈外展位,需要视诊和触诊相结合。外生殖器的评估如下。

1. 阴茎

(1) 阴茎大小与形态:成年人阴茎过小,见于垂体功能或性腺功能不全;儿童期阴茎过大,见于性早熟。

(2) 包皮:正常成年人包皮不应掩盖尿道口,翻起可露出阴茎头。常见异常:①包茎:指翻起包皮不能露出尿道口或阴茎头,见于先天性包皮口狭窄及炎症后粘连。②包皮过长:指包皮超过阴茎头,但翻起后能露出阴茎头。

(3) 阴茎头与阴茎颈:正常阴茎头红润、光滑。常见异常:①阴茎头有硬结伴暗红色溃疡,易出血或融合为菜花状,应怀疑阴茎癌。②阴茎颈出现单个椭圆形质硬溃疡,称为下疳,常见于梅毒。

(4) 尿道口:正常尿道口黏膜红润,无分泌物。常见异常:①尿道口红肿,有脓性分泌物或溃疡,且有触痛,见于尿道炎。②尿道口狭窄,见于先天性畸形或炎症粘连等。③尿道口位于阴茎下面,见于尿道下裂。

2. 阴囊 阴囊内中间有一隔膜将其分为左右两个囊腔,每囊内含有精索、睾丸及附睾。评估时将双手拇指置于阴囊前面,其余四指置于阴囊后面,单手或双手进行滑动触诊。

(1) 阴囊皮肤及外形:正常阴囊皮肤呈深暗色,多皱褶。常见异常:①阴囊湿疹:阴囊皮肤增厚,呈苔藓样,并有小鳞片,或皮肤呈暗红色、糜烂,有大量浆液渗出,有时有软痂,伴有顽固奇痒。②阴囊水肿:皮肤因水肿而紧绷,可因局部炎症、过敏反应、静脉血或淋巴液回流受阻所致局部水肿,也可为全身水肿的一部分。③阴囊象皮肿:阴囊皮肤水肿粗糙、增厚如象皮样,见于丝虫病所致的淋巴管炎或淋巴管阻塞。④阴囊疝:腹腔内器官经腹股沟管下降至阴囊,导致一侧或双侧阴囊增大,触之有囊样感,有时可推回腹腔,但病人用力咳嗽或腹压增高时可再度出现。

(2) 精索:正常精索呈柔软的条索状,无触痛,无结节。常见异常:①精索呈串珠样肿胀,见于输精管结核。②精索有挤压痛,且局部皮肤红肿,见于精索急性炎症。③靠近附睾的精索触及结节,见于丝虫病。④精索有蚯蚓样感,见于精索静脉曲张。

(3) 睾丸:正常睾丸左、右各一个,呈椭圆形,表面光滑柔韧。常见异常:①急性睾丸肿痛,压痛明显,见于急性睾丸炎。②慢性睾丸肿痛,见于结核。③一侧睾丸增大、质硬并有结节,见于睾丸肿瘤或白血病细胞浸润。④睾丸萎缩,见于流行性腮腺炎或外伤后遗症、精索静脉曲张。⑤睾丸过小,见于先天性或内分泌疾病。⑥阴囊内睾丸缺如,或睾丸下降不全,见于隐睾症,一侧多见。

(4) 附睾:评估时注意有无肿胀、压痛或结节。常见异常:①附睾肿痛明显,伴有睾丸增大,且附睾和睾丸分界不清,见于急性附睾炎。②附睾增大,有结节和触痛,见于慢性附睾炎。③附睾肿胀、无压痛,质硬有结节感,伴有输精管增粗呈串珠样,见于附睾结核。

(二) 女性外生殖器评估

女性外生殖器又称外阴,是指生殖器官的外露部分。评估主要通过视诊进行,应嘱病人排空膀胱,暴露下身,仰卧于检查床上,两腿屈曲、抬高并外展,或将小腿放于特制的支腿架上。评估内容如下。

1. 阴阜　阴阜位于耻骨联合前面,由皮肤及很厚的脂肪层构成。成熟女性皮肤长有阴毛,呈倒三角形分布。常见异常:①阴毛稀少或缺如,见于性功能减退症或希恩综合征。②阴毛明显增多,呈男性分布,见于肾上腺皮质功能亢进。

2. 大阴唇　性成熟后大阴唇外面长有阴毛。未婚女性的两侧大阴唇自然合拢,遮盖外阴。经产妇的大阴唇常向两侧分开。绝经后常萎缩,受伤后易形成血肿。

3. 小阴唇　小阴唇表面光滑、呈浅红色或褐色。两侧小阴唇常合拢遮盖阴道外口。常见异常:①小阴唇红肿、疼痛,见于炎症。②局部色素脱失,见于白斑症。③小阴唇有结节、溃烂,见于恶性肿瘤。

4. 阴蒂　阴蒂过小,见于性功能发育不全;阴蒂过大,见于两性畸形或雄激素水平过高。

5. 阴道前庭　阴道口红肿、疼痛,有脓液流出,见于前庭大腺脓肿。

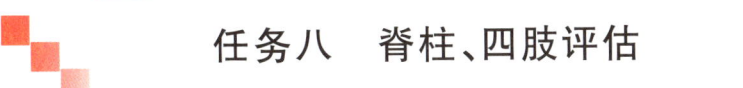

任务八　脊柱、四肢评估

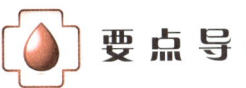

要点导航

重点:

1. 脊柱病理性变形的常见临床疾病。
2. 四肢形态异常的常见临床疾病。

难点:四肢运动障碍的评估方法。

　案例导入

张某,男,6岁。因匙状甲入院,入院查体:精神萎靡、毛发干枯、消瘦。

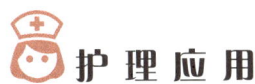　护理应用

1. 患儿可能为哪种疾病?
2. 除了缺铁性贫血,还有哪些疾病会出现匙状甲?

一、脊柱评估

脊柱的评估方法以视诊为主,辅以触诊和叩诊。

(一) 脊柱弯曲度

评估时,嘱病人取立位或坐位,保持肌肉放松状态,两上肢自然下垂。

1. 生理性弯曲 从侧面观察,正常人的脊柱存在颈曲、胸曲、腰曲和骶曲4个弯曲,其中颈曲和腰曲向前凸,胸曲和骶曲向后凸,使脊柱呈"S"形,称为生理性弯曲。从背面观察,正常脊柱无侧弯。

2. 病理性变形

1) 脊柱后凸 脊柱过度后弯,又称驼背,多发生于胸段脊柱。常见于佝偻病、胸椎结核、强直性脊柱炎、脊柱退行性病变等。

2) 脊柱前凸 脊柱过度向前弯曲,多发生于腰椎部位。常见于晚期妊娠、大量腹腔积液、腹腔巨大肿瘤等。

3) 脊柱侧凸 脊柱偏离后正中线向左或向右侧偏曲,可发生于胸段、腰段的脊柱。根据其侧凸的性质可分为姿势性侧凸和器质性侧凸。

(1) 姿势性侧凸:脊柱结构无异常,改变体位可将其纠正。常见于儿童发育期坐立姿势不良、椎间盘突出、脊髓灰质炎后遗症等。

(2) 器质性侧凸:改变体位不可将其纠正。常见于佝偻病、慢性胸膜增厚、胸膜粘连、肩或胸廓畸形等。

(二) 脊柱活动度

1. 正常脊柱活动度 正常脊柱有一定的活动度,其中颈段和腰段的活动度最大,胸段的活动度较小,骶、尾段几乎无活动度。评估脊柱活动度时,应嘱病人做前屈、后伸、侧弯和旋转等动作。脊柱活动度因受年龄、运动训练、脊柱结构差异等因素的影响,存在较大的个体差异。

2. 脊柱活动受限的病因 主要见于脊柱相应节段软组织受损、脊椎增生性关节炎、脊柱结核或肿瘤浸润、外伤、骨折或关节脱位等。

(三) 脊柱压痛与叩击痛

1. 压痛 嘱病人取坐位,身体稍前倾。护士用右手拇指的指腹,由上向下逐一按压脊椎棘突和椎旁肌肉,正常均不出现压痛。如有压痛,提示有相应部位的病变。脊椎压痛的常见病因有脊柱结核、椎间盘突出、脊椎外伤或骨折等;椎旁肌肉压痛的病因常为腰背肌劳损。

2. 叩击痛 正常脊柱无叩击痛。评估发现病人有叩击痛,称为叩击痛阳性。叩击痛的部位多为病变所在部位,常见病因有脊柱结核、脊椎骨折、椎间盘突出等。脊柱叩诊的方法有以下两种。

(1) 直接叩诊法:嘱病人取坐位,护士用中指或叩诊锤直接叩击各脊椎的棘突,常用于胸椎、腰椎病变的评估。

(2) 间接叩诊法:嘱病人取坐位,护士将左手掌置于病人头顶部,右手握拳以小鱼际肌部叩击自己的左手背,注意观察病人有无疼痛。

二、四肢评估

四肢的评估主要从形态和功能两个方面进行,评估方法以视诊和触诊为主。正常四肢左右两侧对称,形态正常,活动自如。常见异常有以下几种。

(一)形态异常

1. 匙状甲(反甲) 指(趾)甲中央凹陷,边缘翘起,指甲变薄,表面粗糙且有条纹。常见于缺铁性贫血、高原疾病等。

2. 杵状指(趾) 手指或足趾末端指节增宽、增厚,指甲从根部到末端拱形隆起呈杵状膨大(图4-37)。常见于慢性肺脓肿、支气管扩张症、支气管肺癌、发绀型先天性心脏病、肝硬化等。

3. 梭形关节 近端指间关节呈梭形畸形,伴活动受限,严重者手指和腕部向尺侧偏移,且多为双侧对称性改变。常见于类风湿关节炎。

4. 爪形手 呈鸟爪样,其大小鱼际肌、骨间肌萎缩,掌指关节过伸,指间关节屈曲。常见于尺神经损伤、进行性肌萎缩、脊髓空洞症、麻风病等。

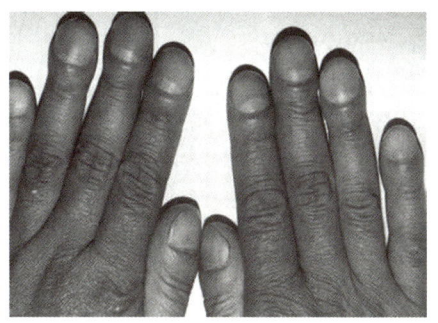

图4-37 杵状指

5. 肢端肥大症 骨末端及其韧带等软组织增生、肥大,肢体末端明显粗大。为成人腺垂体功能亢进,使生长激素分泌增多所致。常见于腺垂体嗜铬细胞瘤等。

6. 膝关节肿胀 膝关节腔内积液时,视诊其周围明显肿胀,呈对称性,触诊有浮髌现象。浮髌现象的评估方法:嘱病人取平卧位,患肢伸直并放松肌肉,护士左手拇指和其余四指固定在肿胀膝关节上方两侧,按压髌上囊,将积液挤入关节腔内,右手拇指和其余四指固定在肿胀膝关节下方两侧,上下配合,使关节腔内积液不能流动,右手示指垂直按压髌骨数次,如下压时感到髌骨触碰关节面,手松时感到髌骨随之浮起,即为浮髌试验阳性(图4-38)。

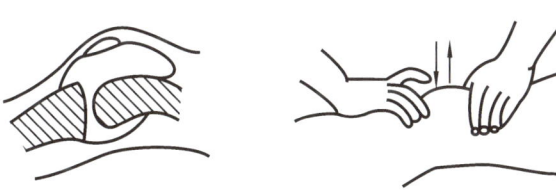

图4-38 浮髌试验

7. 膝内、外翻 嘱病人立位,双脚并拢,正常双膝、双踝均可靠拢。①膝内翻("O"形腿):双踝并拢时,双膝分离,小腿向内偏斜。②膝外翻("X"形腿):双膝并拢时,双踝分离,小腿向外偏斜(图4-39)。常见病因为佝偻病。

8. 足内、外翻 足正常可进行内、外翻动作,复原后足掌、足跟可着地。①足内翻:足呈固定内翻、内收位,足不能踏平,仅外侧负重。常见于脊髓灰质炎后遗症、先天畸形等。②足外翻:足呈固定外翻、外展位,足不能踏平,仅内侧负重(图4-40)。常见于胫前、胫后肌麻痹。

9. 肌肉萎缩 病人肌肉的体积缩小,肌纤维变细,肌肉松弛无力。常见于脊髓灰质炎后遗症、周围神经损伤、进行性肌营养不良症、脑卒中后遗症等。

10. 下肢静脉曲张 小腿静脉呈蚯蚓状迂曲、怒张,重者有肿胀感,局部皮肤暗紫色、有色素沉着,甚至形成经久不愈的溃疡。常见于栓塞性静脉炎、从事持久站立性工作者。

(二)运动障碍

1. 评估方法 嘱病人做各个关节的主动和被动运动,以便观察其活动范围、有无活动受

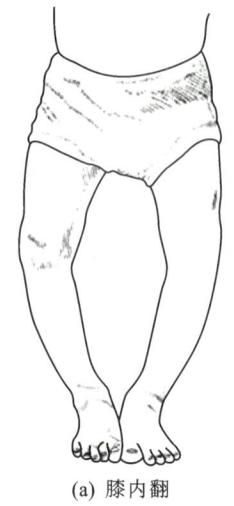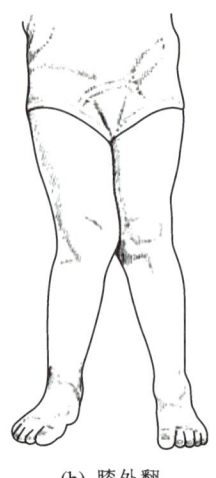

(a) 膝内翻　　　　　　　　　　(b) 膝外翻

图 4-39　膝内、外翻

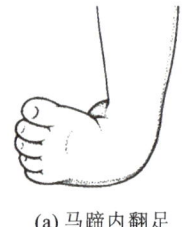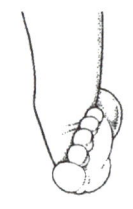

(a) 马蹄内翻足　　　　　　　　(b) 马蹄外翻足

图 4-40　足内、外翻

限、疼痛等。

2. 常见病因　中枢或周围神经损害、关节炎症、软组织损伤、肿瘤、退行性病变等,可导致关节疼痛、肌肉痉挛、关节囊及其周围组织的炎症或粘连,从而使关节的主动或被动运动出现障碍。

 考点提示

四肢形态异常的临床意义。

直通护考

1. 匙状甲常见于(　　)。

A. 慢性肺脓肿　　　　　　B. 支气管肺癌　　　　　　C. 支气管扩张

D. 肝硬化　　　　　　　　E. 缺铁性贫血

2. 梭形关节见于(　　)。

A. 进行性肌萎缩　　　　　B. 尺神经损伤　　　　　　C. 风湿性关节炎

D. 类风湿关节炎　　　　　E. 脊髓空洞症

3. 爪形手见于(　　)。

A. 尺神经损伤　　　　　　B. 类风湿关节炎　　　　　C. 桡神经损伤

D. 风湿性关节炎　　　　　E. 风湿热

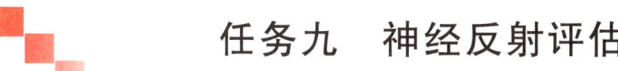

任务九　神经反射评估

要点导航

重点：

1. 肌力分级。

2. 生理反射及病理反射。

难点：感觉功能的评估。

案例导入

　　王先生,54 岁。早上起床后感到头晕、左侧肢体麻木,家人立即送医院就诊。交谈时发现病人吐字不清。

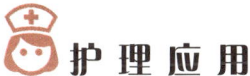

护理应用

1. 如何进行感觉功能的评估？

2. 病理反射包括哪些？如何评估？

一、运动功能评估

运动功能可分为随意运动和不随意运动。随意运动由锥体束管理,不随意运动由锥体外系和小脑管理。

（一）肌力

肌力是指肌肉运动时最大的收缩力。

1. 评估方法　嘱病人做肢体伸屈动作,护士从反方向给予阻力,评估其对阻力的克服力量。评估时应注意两侧对比。

2. 肌力分级　肌力记录采用 0～5 级的 6 级分级法(表 4-12)。

表 4-12 肌力分级评价标准

肌力级别	评价标准
0 级	完全瘫痪,肌力完全丧失
1 级	仅见肌肉轻微收缩,但无肢体运动
2 级	肢体能在床上水平移动,但不能抗重力抬离床面
3 级	肢体能抬离床面,但不能抗阻力
4 级	能做部分抗阻力的运动
5 级	正常肌力

3. 临床意义 肌力的减弱或消失称为瘫痪。根据部位不同可将瘫痪分为:①单瘫:单个肢体瘫痪,见于脊髓灰质炎。②偏瘫:一侧上、下肢体瘫痪,常伴有同侧脑神经损伤,见于颅内病变、脑卒中等。③截瘫:双下肢瘫痪,为脊髓横贯性损伤所致,见于脊髓外伤、炎症等。④交叉性偏瘫:一侧肢体瘫痪及对侧脑神经损害,见于脑干病变。

(二)肌张力

肌张力是指静息状态下肌肉的紧张度。

1. 评估方法 嘱病人放松,护士通过触摸肌肉的硬度及伸屈其肢体时感知肌肉对被动伸屈的阻力大小来判断肌张力。

2. 临床意义 常见异常:①肌张力增高:肌肉触之坚实,伸屈肢体阻力增大,见于锥体束或锥体外系受损。②肌张力减低:肌肉触之松软,伸屈肢体阻力减小或消失,见于周围神经炎、脊髓前角灰质炎及小脑病变等。

(三)不自主运动

不自主运动是指病人在意识清醒的情况下,随意肌不自主收缩所产生的一些无目的的异常动作。见于锥体外系病变。常见的不自主运动如下。

1. 震颤表现 ①静止性震颤:肢体在静止时震颤明显,运动时减弱,睡眠时消失,常伴肌张力增高,见于帕金森病。②动作性震颤:又称意向性震颤,是指震颤在休息时消失,运动时特别是在有意向性的接近目标时震颤明显,常见于小脑病变。

2. 舞蹈样运动 一种快速、不规则、无目的、不对称的急速运动,表现为耸肩、缩颈、伸舌、做鬼脸、摆手、伸臂等异常动作,入睡可减轻或消失。常见于抽动症和舞蹈病。

(四)共济运动

一组肌群通过协调一致的运动完成某一动作,称为共济运动。一般由小脑、前庭神经系统、深感觉及锥体外系等共同协调完成。这些部位的任何病变,均可使运动缺乏准确性。

1. 指鼻试验 嘱病人将一侧手臂外展伸直,并用示指触碰自己的鼻尖,动作先慢后快、先睁眼后闭眼,再换对侧上肢重复进行,评估其动作是否准确。临床意义:①同侧指鼻不准,见于小脑半球病变。②睁眼指鼻准确,闭眼出现障碍,见于感觉性共济失调。

2. 跟、膝、胫试验 嘱病人仰卧,抬起一侧下肢,将足跟放在对侧膝盖下,并沿胫骨前缘向下移动,先睁眼后闭眼,评估其动作是否准确无误。临床意义:①动作不稳定,见于小脑病变。②闭眼时动作障碍,见于感觉性共济失调。

3. 闭目难立征　先嘱病人双足并拢站立,两臂向前平伸,再嘱其闭眼,评估其有无晃动或倾斜。临床意义:①身体摇晃或倾斜,见于小脑病变。②睁眼能站稳,闭眼则站立不稳,见于感觉性共济失调。

二、感觉功能评估

感觉功能包括浅感觉、深感觉和复合感觉。评估注意事项:第一,评估时,病人应意识清晰,以取得合作。第二,应在病人闭眼的情况下评估,以避免主观因素和暗示作用。第三,评估部位应充分暴露,并注意比较两侧差异。

(一)浅感觉评估

1. 痛觉　用大头针的针头轻刺病人皮肤,以确定痛觉减退、消失或过敏区域。痛觉障碍常见于周围神经或脊髓丘脑侧束损害。

2. 温度觉　用盛有冷水(5～10 ℃)和热水(40～50 ℃)的两试管分别交替接触病人皮肤,评估其感觉。温度觉障碍常见于周围神经或脊髓丘脑侧束损害。

3. 触觉　用棉花或棉签轻触病人皮肤,评估其感觉。触觉障碍见于脊髓后索病变。

(二)深感觉评估

1. 运动觉　嘱病人闭目,护士从两侧轻轻夹住病人的手指或足趾,上下移动,使病人说出"向上"或"向下"。运动觉障碍见于脊髓后索病变。

2. 位置觉　将病人的肢体置于某一位置,评估其能否说出该姿势或用对侧肢体模仿。位置觉障碍见于脊髓后索病变。

3. 震动觉　将震动的音叉放在病人的骨突起处,评估其有无震动感觉。震动觉障碍见于脊髓后索病变。

(三)复合感觉评估

1. 皮肤定位觉　用棉签轻触其皮肤某处,让病人说出部位。功能障碍见于皮层病变。

2. 两点辨别觉　将钝脚分规放在病人皮肤上的两点处,施加一定的压力,评估其分辨两点的能力,并逐渐缩小分规两脚的间距,直至病人感觉为一点为止。评估时注意两侧是否对称。功能障碍见于额叶病变。

3. 实体辨别觉　请病人单手触摸日常生活中熟悉的物品(如硬币、钥匙、橡皮等),并说出物品名称。功能障碍见于皮层病变。

4. 体表图形觉　在病人皮肤上画简单的图形(圆形、方形、三角形等)或写简单的字,评估其能否在闭目的情况下判断正确。功能障碍见于丘脑以上病变。

三、神经反射评估

(一)生理反射

临床上根据刺激部位的不同,将生理反射分为浅反射和深反射两部分。神经反射的评估需要病人的合作,要求肢体放松置于合适位置,并注意两侧对比。

1. 浅反射　浅反射是指通过刺激皮肤或黏膜而引起肌肉收缩反应的反射。浅反射包括角膜反射、腹壁反射、提睾反射等。

(1)角膜反射:①评估方法:嘱病人眼睛向内上方注视,将棉絮捻成细束,用其末端轻触一侧角膜外缘,正常反应为眼睑迅速闭合。其中,被刺激侧的眼睑闭合称直接角膜反射;对侧眼睑同时闭合称间接角膜反射。②临床意义:一侧三叉神经病变,其直接和间接角膜反射均消失;一侧面神经病变,其直接角膜反射消失,而间接角膜反射存在;深昏迷病人,双侧角膜反射完全消失。

(2)腹壁反射:根据刺激部位不同,腹壁反射可分为上腹壁反射、中腹壁反射和下腹壁反射。①评估方法:嘱病人取仰卧位,两下肢稍屈曲,使腹壁松弛,用钝头竹签由外向内轻划腹上部(肋缘下)、腹中部(脐水平)、腹下部(腹股沟上)的皮肤。正常反应为受刺激部位腹肌收缩。②临床意义:脊髓不同节段受损时,相应部位的腹壁反射消失;一侧锥体束受损时,其同侧腹壁反射减弱或消失;昏迷、急腹症、经产妇、肥胖者及老年人等,可因腹壁松弛,致使腹壁反射减弱或消失。

(3)提睾反射:①评估方法:用钝头竹签由下向上轻划股内侧上方皮肤。正常反应为同侧提睾肌收缩,睾丸上提。②临床意义:一侧提睾反射减弱或消失见于同侧锥体束受损、腹股沟疝、阴囊水肿病人及老年人等;腰髓1~2节病变时,其双侧提睾反射均减弱或消失。

2. 深反射 深反射是指通过刺激骨膜、肌腱,经深部感受器而完成的反射,深反射也称腱反射。

1)评估内容及方法 深反射包括肱二头肌反射、肱三头肌反射、膝反射、跟腱反射等。

(1)肱二头肌反射:嘱病人前臂屈曲,护士用左手托住其肘部,将拇指置于肱二头肌肌腱上,右手持叩诊锤叩击护士自己的左手拇指。正常反应为肱二头肌收缩,前臂快速屈曲(图4-41)。

(2)肱三头肌反射:嘱病人前臂半屈半旋前位,护士用左手托住其肘部,右手持叩诊锤叩击鹰嘴上方的肱三头肌肌腱。正常反应为肱三头肌收缩,前臂伸展(图4-42)。

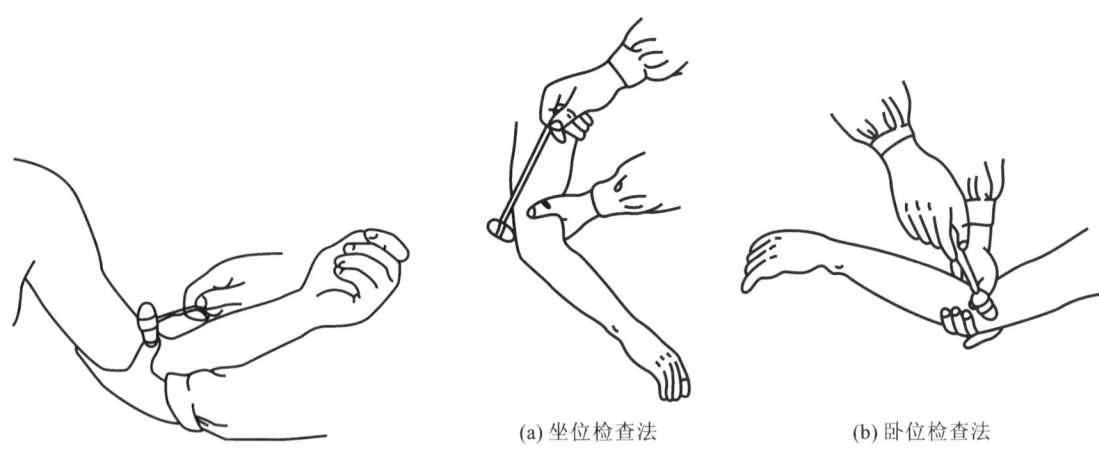

(a)坐位检查法　　　　　　　(b)卧位检查法

图4-41　肱二头肌反射　　　　　　　　图4-42　肱三头肌反射

(3)膝反射:嘱病人取坐位,小腿自然下垂并完全放松(如取仰卧位,需护士用左手托起其膝关节,使髋关节及膝关节稍屈曲),护士持叩诊锤叩击髌骨下方的股四头肌肌腱。正常反应为小腿伸展(图4-43)。

(4)跟腱反射:又称踝反射(图4-44),嘱病人取仰卧位,髋关节及膝关节稍屈曲,下肢外旋外展位,护士一手将其足部背屈成直角,另一手持叩诊锤叩击跟腱。正常反应为腓肠肌收缩,足向跖面屈曲。

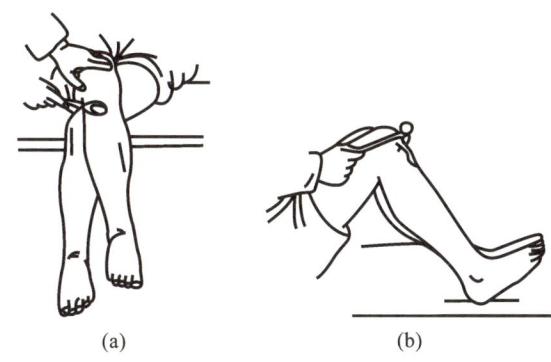

(a)   (b)

图 4-43　膝反射

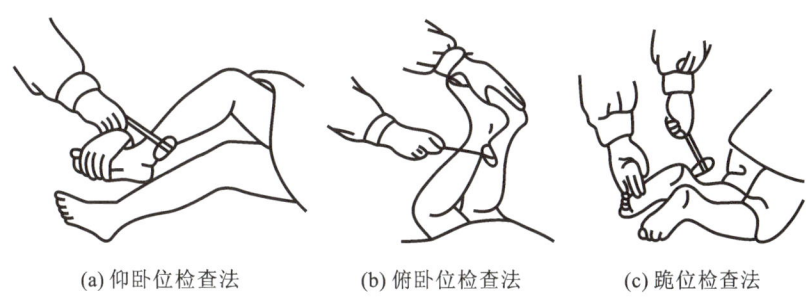

(a) 仰卧位检查法　　　(b) 俯卧位检查法　　　(c) 跪位检查法

图 4-44　跟腱反射（踝反射）

2）临床意义

（1）深反射减弱或消失：常见于周围神经炎、脊髓前角病变以及麻醉、昏迷等。

（2）深反射增强：常见于脑出血、脑梗死、脑瘤等，也可见于甲状腺功能亢进症、神经官能症等。

3. 反射与反射弧　反射是最简单也是最基本的神经活动，是机体对刺激的非自主反应。反射弧包括感受器、传入神经、中枢、传出神经和效应器，神经反射通过反射弧来完成，并受高级神经中枢的控制。反射弧中任何一环节病变都会影响反射，使其减弱或消失，但锥体束以上的病变可使反射活动失去抑制而出现反射亢进。

（二）病理反射

病理反射是指锥体束病变导致大脑失去对脑干和脊髓的抑制作用所出现的异常反射。常见的病理反射如图 4-45 所示。

1. 巴宾斯基（Babinski）征　最典型的病理反射。评估时嘱病人取仰卧位，两下肢伸直，护士一手托其踝部，另一手持钝头竹签由足跟向小趾划足底外侧缘，至小趾跖关节再转向拇趾侧。阳性反应为拇趾缓缓背伸，其余四趾呈扇形展开（图 4-46）。

2. 查多克（Chaddock）征　评估时嘱病人取仰卧位，两下肢伸直，护士持钝头竹签由足跟向小趾划足背外侧缘，至小趾跖关节再转向拇趾侧。阳性反应同巴宾斯基征。

3. 奥本海姆（Oppenheim）征　用拇指和示指沿病人胫骨前缘由上向下用力滑压。阳性反应同巴宾斯基征。

4. 戈登（Gordon）征　用一定力量挤压病人的腓肠肌。阳性反应同巴宾斯基征。

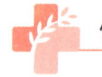

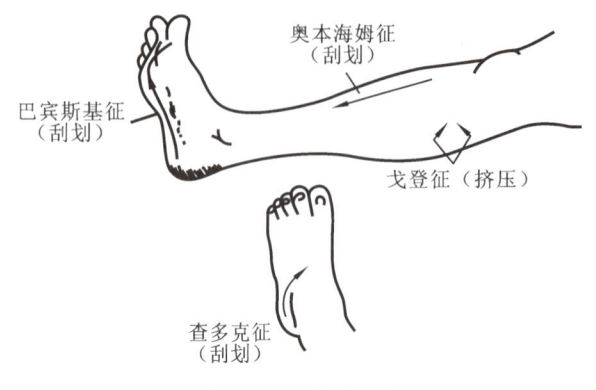

图 4-45 病理反射

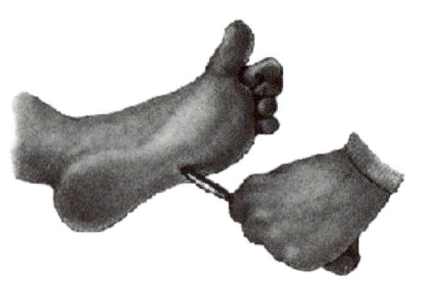

图 4-46 巴宾斯基征阳性

（三）脑膜刺激征

脑膜刺激征是指脑膜受刺激所出现的体征。脑膜炎、蛛网膜下腔出血、颅内压增高、脑膜转移瘤等,均可出现阳性反应。常见脑膜刺激征(图 4-47)包括以下几点。

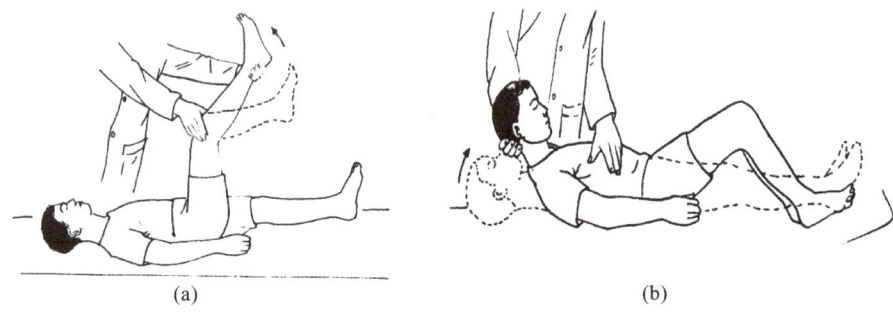

图 4-47 脑膜刺激征

1. 颈项强直 嘱病人取去枕仰卧位,两下肢伸直,护士以左手置于其前胸,右手置于枕后,托起头部,使下颌向胸骨柄方向做被动屈颈。阳性反应为颈肌抵抗力增强或下颌不能贴近前胸。

2. 凯尔尼格(Kernig)征 嘱病人取仰卧位,先将病人一侧下肢的髋关节和膝关节屈曲呈直角,再用右手置于膝部固定,用左手抬起小腿(正常可达135°以上)。阳性反应为伸膝有抵抗感且伴疼痛及屈肌痉挛。

3. 布鲁津斯基(Brudzinski)征 嘱病人取仰卧位,两下肢伸直,护士以左手置于其前胸,右手置于枕后,托起头部,使头部前屈。阳性反应为两侧髋关节和膝关节同时反射性屈曲。

直通护考

1. 下列属于病理反射的是(   )。

A.膝腱反射　　B.跟腱反射　　C.巴宾斯基征　　D.凯尔尼格征　　E.布鲁津斯基征

2. 复合感觉不包括(   )。

A.皮肤定位觉　B.两点辨别觉　C.实体觉　　　D.体表图形觉　E.位置觉

3. 下列不会出现脑膜刺激征的是(   )。

A.脑膜炎　　　　　　　　　B.蛛网膜下腔出血　　　　　　　C.颅内压增高

D. 腔隙性脑梗死　　　　　　　E. 脑膜转移瘤

4. 用一定力量挤压腓肠肌,可见踇趾缓缓背伸,其余四趾呈扇形展开,此阳性反应为(　　)。

A. 查多克征　　B. 凯尔尼格征　C. 奥本海姆征　D. 巴宾斯基征　E. 戈登征

5. 深反射减弱或消失的病因可能是(　　)。

A. 脑出血　　　　　　　　B. 脑栓塞　　　　　　　　C. 周围神经炎

D. 甲状腺功能亢进症　　　E. 神经官能症

(孙相玉)

项目五 常用实验室检查

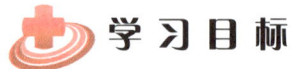

学习目标

知识目标：

1. 掌握血液、尿、粪便常规检查的标本采集法、参考值与临床意义。

2. 熟悉肝、肾功能检查,常见生化检查,常见免疫学检查的标本采集法;熟悉血液、尿、粪便常规检查,肝、肾功能检查,常见生化检查,常见免疫学检查的临床意义。

3. 了解其他常见实验室检查的临床意义。

能力目标：

掌握标本采集法和各种检查项目的参考值。

素质目标：

理解检查结果异常的临床意义。

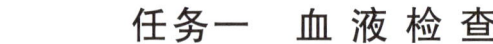

任务一 血 液 检 查

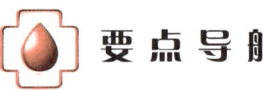
要点导航

重点：

1. 血液常规检查以及其他各种血液成分的标本采集法与注意事项。

2. 红细胞计数、血红蛋白测定、白细胞计数及白细胞分类计数增减变化的临床意义。

难点：白细胞计数及白细胞分类计数增减变化的临床意义。

案例导入

张某,女,35 岁。近来出现头昏、无力 2 个月,加重 1 周入院。体格检查:体温 37 ℃,脉搏 95 次/分,呼吸 25 次/分,血压 110/75 mmHg,贫血貌,皮肤苍白,无出血点。实验室检查:红细胞 $3×10^{12}$/L,血红蛋白 70 g/L,白细胞 $6.5×10^{9}$/L,血小板 $159×10^{9}$/L。

🏥 护 理 应 用

1. 结合病史和检查结果考虑病人入院后还需要做哪些相关的实验室检查？
2. 相关实验室检查的标本采集法、注意事项有哪些？

血液由血浆和血细胞两部分组成，参与机体各项生理功能，维持机体正常新陈代谢和内外环境平衡。人体在某些生理情况或疾病状态时，常可引起血液各成分质和量的变化。血液检查不仅是诊断血液病的主要依据，对其他系统疾病的诊断也很有帮助，故该项检查是临床上最常用的检验项目之一。

一、血液常规检查

血液常规检查包括红细胞计数（RBC）、血红蛋白（Hb）测定、白细胞计数（WBC）及白细胞分类计数（DC）。随着全自动血液分析仪的广泛应用，血液常规检查的项目也在增多，包括红细胞计数、血红蛋白测定、红细胞平均值测定、红细胞形态检查、白细胞计数及其分类计数、血小板计数、血小板平均值测定和血小板形态检测等。

（一）红细胞计数和血红蛋白测定

1. 标本采集法　毛细血管采血。

2. 参考值　见表 5-1。

表 5-1　红细胞计数和血红蛋白测定参考值

项目	成年男性	成年女性	新生儿
红细胞计数/（$\times 10^{12}$/L）	4.0～5.5	3.5～5.0	6.0～7.0
血红蛋白/（g/L）	120～160	110～150	170～200

3. 临床意义　一般情况下，单位容积的血液中红细胞计数与血红蛋白量呈相对的平行关系，故两者测定的意义大致相同。但在某些情况下，红细胞计数与血红蛋白量降低的程度常不平行，如缺铁性贫血属低色素性贫血，其血红蛋白量降低较红细胞计数减少更明显。因此，同时测定红细胞计数与血红蛋白量以做比较，对确定诊断更有意义。

1）红细胞及血红蛋白增多　红细胞及血红蛋白增多指单位容积的血液中红细胞计数及血红蛋白量高于参考值。可分为相对性增多和绝对性增多两大类。

（1）相对性增多：由于血浆中水分丢失，血液浓缩所致。常见于严重呕吐、腹泻、大面积烧伤、大量出汗、尿崩症等。

（2）绝对性增多：由生理、病理原因引起的组织缺氧所致。生理学常见于新生儿、高原居民、剧烈运动等；病理性常见于严重的慢性肺心疾病、真性红细胞增多症等。

2）红细胞及血红蛋白减少　红细胞及血红蛋白减少指单位容积的血液中红细胞计数及血红蛋白量低于参考值的低限，亦称为贫血，可分为生理性和病理性两大类。生理性减少见于妊娠中、后期的孕妇血容量增加，血液稀释；某些老年人骨髓造血组织逐渐减少、造血功能减退、对营养的摄取吸收及利用减少，也可致红细胞和血红蛋白减少。病理性减少见于各种贫血。

（1）红细胞生成减少：①造血物质缺乏，如缺铁性贫血、巨幼红细胞贫血等。②造血功能障碍,如再生障碍性贫血、白血病伴发的贫血等。

(2)红细胞破坏过多:见于遗传性或获得性溶血性贫血,如遗传性球形红细胞增多症、阵发性睡眠性血红蛋白尿、免疫性溶血性贫血等。

(3)失血:急慢性失血均可致贫血。

> **知识链接**
>
> 血红蛋白测定是判断有无贫血及其程度的可靠指标:①轻度贫血:血红蛋白低于参考值,但>90 g/L。②中度贫血:血红蛋白量为60~90 g/L。③重度贫血:血红蛋白量<60 g/L。

(二)白细胞计数及白细胞分类计数

循环血液中的白细胞包括中性粒细胞、嗜酸性粒细胞、嗜碱性粒细胞、淋巴细胞和单核细胞5种。白细胞计数是测定单位容积血液中各种白细胞的总数;白细胞分类计数则是将血液制成涂片,经染色后分类,求得各类型白细胞的比值(百分数);各种类型白细胞的绝对值=白细胞计数值×白细胞分类计数的百分数。

1. 标本采集法 毛细血管采血。

2. 参考值

白细胞计数　成人:$(4\sim10)\times10^9/L$。

新生儿:$(15\sim20)\times10^9/L$。

婴儿:$(11\sim12)\times10^9/L$。

白细胞分类计数及绝对值见表5-2。

表5-2　白细胞分类计数及绝对值

项目	比值	百分数	绝对值/$(\times10^9/L)$
中性杆状核粒细胞(St)	0.01~0.05	1%~5%	0.04~0.50
中性分叶核粒细胞(Sg)	0.50~0.70	50%~70%	2~7
嗜酸性粒细胞(E)	0.005~0.050	0.5%~5.0%	0.02~0.50
嗜碱性粒细胞(B)	0.00~0.01	0~1%	0.0~0.1
淋巴细胞(L)	0.20~0.40	20%~40%	0.8~4.0
单核细胞(M)	0.03~0.08	3%~8%	0.12~0.80

3. 临床意义 白细胞计数高于$10\times10^9/L$称为白细胞增多,低于$4\times10^9/L$称为白细胞减少。由于外周血中白细胞的组成主要是中性粒细胞和淋巴细胞,尤其是以中性粒细胞为主,故白细胞增多或减少通常与中性粒细胞增多或减少有密切关系和相同意义。

1)中性粒细胞　正常情况下,外周血液中的中性粒细胞有中性杆状核粒细胞和中性分叶核粒细胞两类,中性分叶核粒细胞的核通常分为2~5叶,以2~3叶者居多。

(1)中性粒细胞增多:有生理性和病理性两种情况。生理性增多见于新生儿期、月经期、妊娠5个月后、剧烈运动、饱食、寒冷等。生理性增多都是一过性的,通常不伴有白细胞质量的变化。病理性增多见于:①急性感染或炎症:引起中性粒细胞增多最常见的原因,尤其是化脓性球菌引起的局部或全身性感染最为明显,但在某些重度感染伴免疫力低下时,白细胞计数反而会降低。②急性失血和急性溶血：如消化道大出血、内脏破裂、血型不合的输血反应等。③急性中毒：主要见于急性化学物质或药物中毒、生物毒素中毒等。④广泛的组织损伤或坏死：如大手术创伤、大面积烧伤、严重外伤、心肌梗死等。⑤恶性肿瘤：非造血系统恶性肿瘤和急、慢性粒细胞白血病均可致白细胞及中性粒细胞增多。⑥其他：如自身免疫性溶血性贫血、严重缺氧、骨髓增生性疾病等。

（2）中性粒细胞减少：中性粒细胞绝对值低于 $1.5×10^9/L$，称为粒细胞减少症。低于 $0.5×10^9/L$，称为粒细胞缺乏症，其白细胞计数大多低于 $1.0×10^9/L$。中性粒细胞减少见于：①部分革兰阴性杆菌感染或病毒感染，如伤寒、流感、病毒性肝炎等。②某些血液病：如再生障碍性贫血、白细胞减少症、粒细胞缺乏症等。③理化因素损伤：如放射线、放射性核素、化学药品及化学药物等，化学药物如解热镇痛药、抗肿瘤药、抗甲状腺药、氯霉素、磺胺类、免疫抑制剂等均可引起中性粒细胞减少。④脾功能亢进。⑤其他：某些自身免疫性疾病等。

（3）中性粒细胞核象变化：中性粒细胞的核象是指粒细胞的分叶状况，它反映了粒细胞的成熟程度，核象变化可反映某些疾病的病情和预后。正常人外周血经涂片染色后可见中性粒细胞以 2～3 叶核为主，不分叶或分叶过多者均较少。病理情况下，中性粒细胞核象可发生变化，出现核左移或核右移现象。①核左移：即外周血液中不分叶核粒细胞（包括中性杆状核粒细胞和幼粒细胞）增多超过 5%。核左移伴有白细胞增多表示机体的反应性强，常见于急性化脓菌感染、急性失血、急性中毒及急性溶血反应等；核明显左移而白细胞不增多甚至减少，则提示感染严重、造血功能低下；白血病或类白血病反应也可出现明显左移现象。②核右移：即外周血液中中性粒细胞核分 5 叶以上者增多超过 3%，常伴有白细胞总数减少，为造血物质缺乏或骨髓造血功能低下所致，常见于巨幼细胞贫血、恶性贫血、慢性感染、尿毒症及应用抗代谢药物治疗后等。

2）嗜酸性粒细胞

（1）嗜酸性粒细胞增多：①变态反应性疾病：如支气管哮喘、药物过敏反应等。②寄生虫病：如钩虫病、蛔虫病等。③皮肤病：如牛皮癣、湿疹等。④部分血液病和恶性肿瘤：如慢性粒细胞白血病、肿瘤转移或有坏死灶的恶性肿瘤等。⑤传染病的恢复期和猩红热的急性期。

（2）嗜酸性粒细胞减少：见于伤寒、副伤寒及长期应用糖皮质激素者。

3）嗜碱性粒细胞　增多见于慢性粒细胞白血病等，减少无临床意义。

4）淋巴细胞

（1）淋巴细胞增多：见于部分病毒或杆菌感染（如病毒性肝炎、伤寒等），淋巴细胞白血病、急性传染病恢复期。

（2）淋巴细胞减少：见于长期接触放射线、长期应用糖皮质激素者等。

5）单核细胞　增多见于活动性肺结核、单核细胞白血病等，减少无临床意义。

（三）血小板计数

1. 标本采集法　毛细血管采血。

2. 参考值　$(100～300)×10^9/L$。

3. 临床意义

1）血小板增多　血小板计数超过 $400×10^9/L$ 为血小板增多。

（1）生理性增多：见于剧烈运动、进餐、午后、妊娠中晚期等。

（2）病理性增多：见于骨髓增生性疾病，如真性红细胞增多症、原发性血小板增多症和慢性粒细胞白血病；反应性增多如急性大出血或溶血可出现一过性增多，某些癌症病人可有轻度增多;脾切除术后也可引起血小板增多。

2）血小板减少 血小板计数低于 $100 \times 10^9/L$ 称为血小板减少,低于 $50 \times 10^9/L$ 有自发性出血的可能。

（1）生理性减少:见于新生儿期、女性月经期的第一天。

（2）病理性减少:①血小板生成障碍:如再生障碍性贫血、急性白血病、巨幼红细胞贫血、骨髓增生异常综合征和放射性损伤等。②血小板破坏或消耗增加:如特发性血小板减少性紫癜、脾功能亢进、恶性淋巴瘤、系统性红斑狼疮、某些感染（败血症、麻疹等）、弥散性血管内凝血（DIC）等。③血小板分布异常:如脾大时过多血小板淤积在脾内等。

二、其他常用血液检查

（一）血细胞比容（Hct）测定

血细胞比容是指血细胞在血液中所占容积的百分比。

1. 标本采集法 静脉采血 2 mL,注入双草酸盐抗凝血试管内,充分混匀。

2. 参考值 温氏法:

成年男性 $0.40 \sim 0.50$ L/L,平均 0.45 L/L。

成年女性 $0.37 \sim 0.48$ L/L,平均 0.40 L/L。

新生儿 $0.47 \sim 0.67$ L/L,平均 0.54 L/L。

3. 临床意义 血细胞比容测定可反映红细胞的增多或减少,但可受血浆容量改变和红细胞体积大小的影响。

（1）血细胞比容增高:见于各种原因引起的血液浓缩、红细胞增多症。

（2）血细胞比容降低:见于各种贫血。但由于贫血的类型不同,其血细胞比容减少的程度与红细胞计数不一定成平行关系。

（二）网织红细胞计数

网织红细胞是晚幼红细胞和成熟红细胞之间的过渡型细胞,是尚未成熟的红细胞。网织红细胞的增减,可反映骨髓造血功能的盛衰。

1. 标本采集法 毛细血管采血。

2. 参考值 见表 5-3。

表 5-3 网织红细胞计数参考值

项目	成人	新生儿
比值	$0.005 \sim 0.015$	$0.02 \sim 0.06$
百分数	$0.5\% \sim 1.5\%$,平均 1.0%	$2\% \sim 6\%$
绝对值	$(24 \sim 84) \times 10^9/L$	—

3. 临床意义

1）网织红细胞增多

（1）提示骨髓造血功能旺盛:见于各种增生性贫血,如溶血性贫血、失血性贫血等。其中以溶血性贫血增多最显著,急性大出血次之,缺血性贫血和巨幼红细胞贫血时可轻度增高。

（2）提示抗贫血治疗有效:缺铁性贫血及巨幼红细胞贫血分别给予铁剂或叶酸治疗 $4 \sim 5$ 天后网织红细胞开始升高,1 周左右达高峰,可作为贫血治疗的疗效判断指标。

2）网织红细胞减少 提示骨髓造血功能低下,见于再生障碍性贫血等。

（三）血块收缩试验（CRT）

血液凝固后，血小板释放出血栓收缩蛋白，使纤维蛋白网收缩、血清析出、凝血块收缩。血块收缩程度主要取决于血小板的数量与功能。

1. 标本采集法　静脉采血 1 mL，注入清洁干燥小试管内并记录时间。

2. 参考值　血液凝固后 0.5～1 h 开始收缩，24 h 内完全收缩，血块收缩率为 48%～64%。

3. 临床意义　血块收缩不良见于各种原因引起的血小板量的减少或功能异常，如血小板无力症、特发性血小板减少性紫癜等。

（四）出血时间（BT）测定

出血时间是将皮肤毛细血管人工刺破后，出血自然停止所需的时间。出血时间的长短主要受血小板数量和功能的影响，其次是毛细血管壁的功能。

1. 标本采集法　用采血针刺破微血管，观察出血停止所需的时间。

2. 参考值　Duke 法为 1～3 min，大于 4 min 为延长。

3. 临床意义　出血时间延长可见血小板数量减少、血小板无力症及毛细血管壁异常。

（五）凝血时间（CT）测定

凝血时间是指自血液离体后至血液凝固所需的时间。凝血时间长短与各凝血因子的含量和功能有关，是反映内源性凝血系统各凝血因子总的凝血状况的筛选试验。

1. 标本采集法　试管法需静脉采血 3 mL，并记录时间。

2. 参考值　4～12 min。

3. 临床意义　凝血时间延长见于：①各型血友病。②各种原因所致的凝血酶原或纤溶蛋白原缺乏，如严重的肝脏损害、阻塞性黄疸等。③抗凝物质过多或纤溶亢进。

（六）凝血酶原时间（PT）测定

1. 标本采集法　静脉采血 1 mL，注入干燥抗凝试管内。

2. 参考值　Quick 一步法为 11～13 s，超过正常对照 3 s 以上有诊断价值。

3. 临床意义

1）凝血酶原时间延长　主要见于外源性凝血因子缺乏，如严重肝脏疾病、阻塞性黄疸、DIC 晚期等。

2）凝血酶原时间缩短　见于血液呈高凝状态时，如 DIC 早期、脑血栓形成或心肌梗死等。

（七）红细胞沉降率（ESR）测定

红细胞沉降率简称血沉，是指红细胞在一定条件下沉降的速度。正常情况下，红细胞表面带负电荷，互相排斥维持悬浮稳定性，不易下沉。影响血沉的主要因素是血浆蛋白成分，清蛋白带负电荷有抑制红细胞凝集的作用，增多时血沉减慢；α_2 球蛋白、γ 球蛋白及纤维蛋白原带正电荷，增多时使红细胞表面负电荷减弱而易于凝聚，血沉增快。

1. 标本采集法　静脉采血 1.6 mL，注入含有 38 g/L 枸橼酸钠溶液 0.4 mL 的试管内混匀。

2. 参考值　魏氏（Westergren）法：

成年男性 0～15 mm/1 h 末。

成年女性 0～20 mm/1 h 末。

3. 临床意义　血沉减慢临床意义较小，血沉增快可分为生理性和病理性两大类。

1）生理性增快　见于月经期、妊娠期女性和老年人等。

2）病理性增快

（1）各种炎症：急慢性炎症均可使血沉增快，血沉增快还可反映病变的活动性，如风湿病和结核病病变活动时血沉增快，病变静止时血沉正常。

（2）组织损伤及坏死：严重创伤、大手术、急性心肌梗死等可使血沉增快，心绞痛时血沉正常，故血沉测定结果可作为心绞痛与心肌梗死鉴别的参考依据。

（3）恶性肿瘤：血沉测定结果是鉴别良、恶性肿瘤的参考依据，各种恶性肿瘤使血沉增快，而良性肿瘤血沉正常。

（4）各种高球蛋白血症、高胆固醇血症、贫血等均可使血沉增快。

知识链接

　　全自动血细胞计数分析仪测定速度快，结果准确，检测项目多，可自动打印，目前已广泛应用于临床血液检查。由于其种类较多，不同仪器检测项目及参考值可略有差异。全自动血细胞计数分析参考值见表5-4。

表5-4　全自动血细胞计数分析参考值

项目	英文缩写	参考值
红细胞计数	RBC	男性$(4.0\sim5.5)\times10^{12}/L$
		女性$(3.5\sim5.0)\times10^{12}/L$
血红蛋白	Hb	男性120~160 g/L
		女性110~150 g/L
血细胞比容	Hct	男性0.40~0.50
		女性0.37~0.48
平均红细胞容积	MCV	82~95 fL
平均血红蛋白含量	MCH	27~31 pg
平均血红蛋白浓度	MCHC	320~360 g/L
红细胞体积分布宽度	RDW	11.5%~14.5%
白细胞计数	WBC	$(4.0\sim10)\times10^{12}/L$
中性粒细胞	NEU	0.37~0.80
淋巴细胞	LYM	0.20~0.40
单核细胞	MONO	0.00~0.12
嗜酸性粒细胞	EOS	0.02~0.07
嗜碱性粒细胞	BASO	0.00~0.01
血小板计数	PLT	$(100\sim300)\times10^{9}/L$
平均血小板容积	MPV	7~11 fL
血小板体积分布宽度	PDW	15%~17%

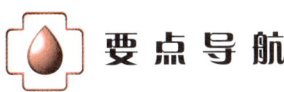 **直通护考**

1. 下列除哪项外均可出现中性粒细胞减少?（　　　）

A. 伤寒　　　　　　　　　　　B. 病毒感染　　　　　　　　　C. 再生障碍性贫血

D. 缺铁性贫血　　　　　　　　E. 脾功能亢进

2. 能反映骨髓造血功能的血液检查是（　　　）。

A. 血红蛋白测定　　　　　　　B. 白细胞计数及分类计数　　　C. 网织红细胞

D. 血沉　　　　　　　　　　　E. 出血时间测定

3. 下列哪项不是引起贫血的原因?（　　　）

A. 发育期儿童或老年人　　　　B. 妊娠中后期的孕妇　　　　　C. 严重的慢性心肺疾病

D. 缺铁　　　　　　　　　　　E. 溶血或失血

4. 大部分血液生化检测要求受检者禁食多少小时后采血?（　　　）

A. 6 h　　　　　B. 8 h　　　　　C. 10 h　　　　　D. 12 h　　　　　E. 24 h

5. 静脉采血过程中下列哪项是错误的?（　　　）

A. 尽量无痛、适量　　　　　　　　　　　　　B. 避免采用手臂下垂位,不拍打手臂

C. 止血带结扎时间不宜超过 1 min　　　　　D. 采血完毕后立即松开止血带

E. 采血前应向病人耐心解释,以消除疑虑和恐惧心理

6. 下列哪项可引起红细胞计数减少?（　　　）

A. 高原居民　　　B. 慢性失血　　　C. 大面积烧伤　　　D. 新生儿　　　E. 慢性缺氧

7. 中性粒细胞核左移主要见于（　　　）。

A. 急性出血　　　　　　　　　B. 恶性肿瘤　　　　　　　　　C. 急性中毒

D. 急性严重化脓性感染　　　　E. 心肌梗死

8. 网织红细胞增多常见于（　　　）。

A. 失血性贫血　　　　　　　　B. 再生障碍性贫血　　　　　　C. 急性白血病

D. 慢性白血病　　　　　　　　E. 原发性血小板减少性紫癜

9. 下列哪种情况不会使血沉明显增快?（　　　）

A. 恶性肿瘤　　　　　　　　　B. 风湿病　　　　　　　　　　C. 急性心肌梗死

D. 良性肿瘤　　　　　　　　　E. 贫血

任务二　尿　液　检　查

要点导航

重点:尿液标本的采集法及参考值。

难点:尿液检查的正常表现及异常的临床意义。

案例导入

　　女孩,16 岁。眼睑水肿、尿少 1 周。尿常规检查:尿液呈洗肉水样,尿比重 1.030,尿蛋白定性(＋＋＋)。镜检:白细胞少许,红细胞满视野。

护理应用

1. 病人入院后还应做哪些相关的实验室检查?

2. 相关实验室检查的标本采集法?

　　尿液是血液经肾小球滤过,肾小管和集合管的重吸收及排泄所产生的终末代谢产物。

　　尿液的质与量可反映机体的代谢状况,且受机体各系统功能状态的影响,尤其与泌尿系统疾病直接相关。因此,尿液检查对多种疾病的诊断、病情和疗效观察及用药监护均具有重要意义。

一、尿常规检查

　　尿常规检查包括一般性状检查、化学检查、显微镜检查。目前,尿液检查已基本上被尿液干化学方法和尿沉渣分析仪法所取代,两者均可快速准确地打印出数据结果,但尿沉渣镜检仍不可缺少。

(一) 标本采集法

　　(1)用清洁容器随时留取新鲜尿液 100～200 mL 及时送检。收集标本的容器上要粘贴尿液检验单副联,注明被检者姓名、病区、床号等。

　　(2)肾脏疾病或做早期妊娠诊断试验时,以晨尿为好。

　　(3)糖尿病病人应空腹留尿,否则应注明留尿时间。

　　(4)细菌培养时,可用 0.1％的苯扎溴铵(新洁尔灭)消毒外阴和尿道口,留取中段尿或导尿于消毒容器中。

　　(5)不可将粪便或其他分泌物、消毒液等混于尿标本中;成年女性留取尿标本时,应避免月经与白带混入尿液中。

　　(6)采集 24 h 尿液标本做尿蛋白或尿酮定量时,应加入防腐剂,常用甲苯 5 mL。

知识链接

　　尿液检查目的不同,标本采集法也不同。收集标本时一定要分辨清检测目的,正确采集,提高检测结果的准确性。

(二) 检查项目及临床意义

1. 一般性状检查　包括尿量、颜色及透明度、气味、酸碱反应及尿比重等。

1）尿量　正常成人每昼夜尿量 1000～2000 mL，尿量的多少与饮水量及其他途径所排出液体量的多少有关。

（1）多尿：成人每昼夜尿量超过 2500 mL 为多尿。生理性多尿常见于饮水过多、精神紧张、受寒等。病理性多尿可见于：①内分泌疾病：糖尿病、尿崩症等。②肾脏疾病：慢性间质性肾炎、慢性肾盂肾炎等所致的慢性肾小管破坏，急性肾衰竭多尿期等。③药物影响：使用甘露醇、噻嗪类、山梨醇等药物治疗后。

（2）少尿、无尿或尿闭：成人每昼夜尿量少于 400 mL 为少尿，少于 100 mL 为无尿，少于 50 mL 为尿闭。常见于：①肾前性少尿：见于肾血流量不足，如休克、心力衰竭、严重脱水及其他有效血容量减少的疾病等。②肾性少尿：见于各种原因引起的肾实质损害，如急性肾小球肾炎、慢性肾小球肾炎晚期、慢性肾衰竭等。③肾后性少尿：见于各种原因所致的尿路梗阻，如尿路结石、尿路狭窄、肿瘤压迫引起的尿路梗阻或排尿功能障碍等。

2）颜色及透明度　正常新鲜尿液呈淡黄色、透明，放置后常因盐类析出而微浊。尿液颜色易受食物、药物和尿量等影响，新鲜尿液若有大量的尿酸盐、磷酸盐或碳酸盐沉淀时可发生混浊。常见的病理情况有以下几种。

（1）血尿：尿液内含有一定量的红细胞时称血尿。每升尿液内含血量超过 1 mL 即可出现淡红色，称肉眼血尿。由于出血量不同，血尿可呈现淡红色、洗肉水样或凝血块等。常见于：①泌尿系统疾病：泌尿系统炎症、结核、结石、损伤、肿瘤和血管畸形等均可致血尿。②出血性疾病：如血友病、特发性血小板减少性紫癜等。③全身性疾病：如感染性心内膜炎、系统性红斑狼疮等。

（2）血红蛋白尿和肌红蛋白尿：当血管内红细胞被大量破坏时，血红蛋白超过结合珠蛋白所能结合的量，游离血红蛋白从尿中排出，形成血红蛋白尿，尿液呈酱油色或浓茶色，镜检无红细胞但隐血试验阳性。见于阵发性血红蛋白尿、血型不合的输血反应等。肌红蛋白尿常见于挤压综合征、缺血性肌坏死，偶见于正常人剧烈运动后。

（3）胆红素尿：尿液中含有大量直接胆红素而呈深黄色，振荡后出现黄色泡沫，见于阻塞性黄疸和肝细胞黄疸。

（4）脓尿和菌尿：正常新鲜尿液外观透明，脓尿或菌尿时新鲜尿液即可呈白色或黄色混浊，脓尿放置后可有白色云絮状沉淀，菌尿呈云雾状且静置后不下沉。此两种尿液不论加热或加酸，其混浊均不消失。常见于泌尿系统感染，如肾盂肾炎、膀胱炎等。

（5）乳糜尿：尿液中因含有大量乳糜液（脂肪微粒）而呈乳白色，见于丝虫病、肾周围淋巴管阻塞等。

3）气味　正常尿液久置后可出现氨臭味，如新鲜尿液即有氨味，则可提示慢性膀胱炎及尿潴留；糖尿病酮症酸中毒时，尿液有烂苹果气味；有机磷农药中毒时，尿液有酸臭味；进食较多葱、蒜后，尿液亦可有特别气味。

4）酸碱反应　正常人在普通膳食的情况下，新鲜尿液多呈弱酸性反应，pH 值约为 6.5，有时可呈中性或弱碱性。尿液的酸碱反应常受食物、药物及疾病的影响，进食肉食类等高蛋白膳食后尿液呈酸性，进食蔬菜较多时尿液呈弱碱性；酸中毒、发热、糖尿病、应用大量酸性药物时尿液呈强酸性，碱中毒、膀胱炎、应用大量碱性药物时尿液呈强碱性。

5）尿比重　尿比重与尿液所含溶质的浓度成正比，受出入液量影响较大，正常成人尿比重波动在 1.015～1.025 之间。在排除肾外因素影响后，依据尿比重的高低可粗略判断肾小管的浓缩稀释功能。

（1）尿比重增高：急性肾小球肾炎、高热、脱水、心力衰竭、休克等，尿量减少则尿比重增高；糖尿病时因尿内含有大量葡萄糖，其尿量增多而尿比重亦增高。

（2）尿比重降低：见于慢性肾小球肾炎、慢性肾衰竭、急性肾衰竭多尿期、尿崩症等。若尿比重低而固定在 1.020 ± 0.003 则称为等渗尿，提示肾衰竭功能严重障碍。

2. 化学检查　主要包括尿蛋白、尿糖、尿酮体、尿胆原和尿胆红素检查。

1）尿蛋白检查　正常人尿内蛋白含量甚微，故通常尿蛋白定性试验呈阴性反应，定量试验 $0\sim80$ mg/24 h 尿。当肾小球通透性增加，肾小管重吸收功能降低或异常蛋白排泄增多时，尿蛋白定性试验呈阳性反应、尿蛋白定量试验超过 150 mg/24 h 尿，称为蛋白尿。

（1）生理性蛋白尿：指无系统器质性病变，尿内暂时出现蛋白，尿蛋白一般不超过（＋）。常见于剧烈运动、劳累、精神紧张、寒冷、妊娠、长时间站立后等。

（2）病理性蛋白尿：指因器质性病变而导致的尿蛋白持续阳性。常见于：①肾实质病变：见于肾小球肾炎、肾盂肾炎、肾结核、肾肿瘤、间质性肾炎、肾小管性酸中毒、药物性肾损害、系统性红斑狼疮等。②肾血液循环改变：见于充血性心力衰竭、肾小动脉硬化等。③假性蛋白尿：由于尿液中混有大量血液、脓液、黏液等成分致使尿蛋白试验阳性，肾脏本身多无损害。④其他：如多发性骨髓瘤、浆细胞病、溶血性贫血、挤压综合征等。

病理性蛋白尿根据其来源不同又可分为：①肾小球性蛋白尿：见于肾小球性疾病，尿液中以清蛋白为主。②肾小管性蛋白尿：尿液中以 β_2 微球蛋白为主，见于肾小管损害性疾病。③混合性蛋白尿：肾小球和肾小管均受损害，尿液中上述两种蛋白均增多。④溢出性蛋白尿：血液循环中出现大量低分子蛋白，超过肾小管重吸收的极限而出现于尿液中，见于骨骼肌严重创伤及大面积心肌梗死等。

2）尿糖检查　正常人尿液中含糖量甚微，故通常尿糖定性试验呈阴性反应，定量试验为 $0.56\sim5.0$ mmol/24 h 尿。尿糖定性试验阳性称为糖尿，一般指葡萄糖尿。常见的有以下几种。

（1）暂时性糖尿：①生理性糖尿：如精神紧张、摄糖过多等。②应激性糖尿：如颅脑外伤、脑出血、急性心肌梗死等。

（2）持续性糖尿：①血糖正常性糖尿（肾性糖尿）：血糖浓度正常，由于肾小管病变导致葡萄糖的重吸收能力降低而致尿糖阳性，常见于慢性肾小球肾炎、肾病综合征、间质性肾炎和家族性糖尿等。②血糖增高性糖尿：最常见于糖尿病，也可见于甲状腺功能亢进症、库欣综合征、肢端肥大症、嗜铬细胞瘤、胰腺炎、肝硬化等。

（3）假性糖尿：尿液中还原性物质如维生素 C、葡糖醛酸、尿酸等增多，或使用某些如链霉素、异烟肼、阿司匹林等均可出现假性反应。

3）尿酮体检查　酮体是乙酰乙酸、β-羟丁酸和丙酮的总称，是体内脂肪代谢的中间产物。当糖代谢障碍、大量脂肪分解，血中酮体浓度增高产生酮血症，继而出现酮尿。

正常人产生的酮体很快被利用，在血中含量甚微，定性试验呈阴性反应，定量试验为 $0.34\sim0.85$ mmol/24 h 尿。尿酮体阳性见于以下两种。

（1）糖尿病性酮尿：见于糖尿病血糖明显增高出现酮症或酮症酸中毒时。

（2）非糖尿病性酮尿：可见于妊娠剧吐、长期饥饿、高热、剧烈呕吐、严重腹泻、酒精性肝炎等。

4）尿胆原及尿胆红素试验　正常人尿液中有少量尿胆原排出，极微弱尿胆红素排出，尿胆红素试验呈阴性或弱阳性反应，定量≤10 mg/L；尿胆红素定性试验呈阴性反应，定量≤2

mg/L。各种原因引起胆红素代谢障碍,血中胆红素浓度增高,可致黄疸,出现尿胆原或尿胆红素的异常。尿胆原及尿胆红素定性主要用于黄疸类型的鉴别,见表5-5。

表5-5 干化学尿液自动分析仪检测项目及参考值

项目	英文缩写	参考值
酸碱反应	pH	5～7
蛋白质	PRO	阴性(<0.1 g/L)
葡萄糖	GLU	阴性(<0.2 mmol/L)
酮体	KET	阴性
尿胆原	UBG	阴性或弱阳性
尿胆红素	BIL	阴性
隐血	BLD	阴性(<10 个红细胞)
亚硝酸盐	NIT	阴性
白细胞	LEU	阴性(<15 个白细胞)
尿比重	SG	1.015～1.025

5)尿亚硝酸盐 正常人尿液中存在适量硝酸盐,当尿液中有能产生硝酸盐还原酶的细菌生长时,可将硝酸盐还原为亚硝酸盐。正常人尿亚硝酸盐测定呈阴性,阳性见于尿路感染,大肠埃希菌感染检出率可达 40%～80%。

3. 显微镜检查 尿液的显微镜检查主要内容是细胞、管型和结晶体。

1)细胞 正常人经过离心沉淀的尿液中可有少量上皮细胞和白细胞,无或偶见红细胞。临床上常将尿液中各类细胞计数的检验结果用(＋)～(＋＋＋＋)表示,即计数各类细胞在 10 个高倍视野(HP)内所见到的最低和最高数目,取其平均值,则为每高倍视野细胞数。如细胞数>5 个/HP 为(＋),>10 个/HP 为(＋＋),>15 个/HP 为(＋＋＋),>20 个/HP 为(＋＋＋＋)。

(1)红细胞:离心沉淀后的尿液每高倍视野中平均见到 3 个以上的红细胞称镜下血尿。多形性红细胞>80%,称为肾小球源性血尿,常见于急性肾小球肾炎、急进性肾小球肾炎、慢性肾小球肾炎急性发作期、狼疮性肾炎等。多形性红细胞<50%,称为非肾小球源性血尿,常见于肾盂肾炎、肾结核、肾结石、泌尿系统肿瘤等。

(2)白细胞和脓细胞:脓细胞是指在炎症过程中破坏或死亡的中性粒细胞。离心沉淀后的尿液每高倍镜视野中平均见到 5 个以上的白细胞或脓细胞称镜下脓尿,常见于泌尿系统感染,如肾盂肾炎、肾结核、膀胱炎、尿道炎等。

(3)上皮细胞:正常尿液中所见少量上皮细胞主要是扁平上皮细胞和大圆上皮细胞,可由肾、尿路等处细胞脱落而混入。上皮细胞增多见于泌尿系统炎症。尿液中出现肾小管上皮细胞,提示肾小管病变,见于急性肾小球肾炎、肾小管坏死等。

2)管型 管型是蛋白质、细胞及其破碎产物在肾小管内凝集而成的圆柱状体。正常人经过离心沉淀的尿液中无管型或偶见透明管型;透明管型增多或出现其他管型提示有肾实质的病变。

(1)透明管型:增多见于急性肾小球肾炎、慢性肾小球肾炎、肾淤血等,运动、重体力劳动、发热等也可出现一过性增多。

（2）颗粒管型：管型中崩解产物颗粒量超过管型体积的 1/3 称为颗粒管型。颗粒管型的出现提示肾小管内有淤滞现象，见于慢性肾小球肾炎、慢性肾盂肾炎或急性肾小球肾炎后期。

（3）细胞管型：管型内含有较多细胞，占据管型的 1/3 以上者称细胞管型。常见的细胞管型：①红细胞管型：表示肾内有出血，见于急性肾小球肾炎、慢性肾小球肾炎急性发作、肾梗死等。②白细胞管型：常见于急性肾盂肾炎、间质性肾炎，也可见于急性肾小球肾炎。③上皮细胞管型：见于急性肾小球肾炎、肾病综合征等。

（4）蜡样管型：尿液中出现蜡样管型提示局部肾单位有长期梗阻性少尿，说明肾小管病变严重，预后较差，见于慢性肾小球肾炎晚期、慢性肾衰竭、肾淀粉变性等。

（5）其他管型：脂肪管型常见于肾病综合征、中毒性肾病、慢性肾小球肾炎急性发作等；色素管型见于血红蛋白尿、肌红蛋白尿等；肾衰竭管型在急性肾衰竭多尿期可大量出现，慢性肾衰竭出现此种管型，提示预后不良。

3）结晶体　尿液中含有盐类结晶可形成结晶体，常见的有尿酸结晶、草酸钙结晶及磷酸盐结晶，一般无临床意义。若经常出现于新鲜尿液中并伴有较多红细胞，应怀疑有结石的可能；服用磺胺类药物后，尿液中若出现大量磺胺结晶并伴有红细胞，则有肾损伤甚至尿闭的可能，应立即停药，积极处理。

二、其他常用尿液检查

（一）尿淀粉酶测定

淀粉酶主要来源于胰腺和腮腺，血清淀粉酶易通过肾小球滤膜而出现于尿液中。

1. 标本采集法　留取新鲜尿液 10 mL 立即送检。

2. 参考值　Somogyi 法 1000～1200 U/L。

3. 临床意义　尿淀粉酶活性增高可见于以下几种情况。

1）急性胰腺炎　尿淀粉酶增高主要见于急性胰腺炎，发病后 12～24 h 开始出现升高，持续 3～10 天后恢复正常。慢性胰腺炎时，血清淀粉酶和尿淀粉酶一般均不增高。

2）胰腺管阻塞　胰腺损伤、胰腺癌、急性胆囊炎等，可使血清及尿淀粉酶活性增高。

3）其他因素　腹膜炎、胃肠穿孔、休克、糖尿病等也可引起尿淀粉酶轻度增高。

> **知识链接**
>
> 血清和尿中淀粉酶活性不一定都呈平行关系，急性胰腺炎时，血清淀粉酶的升高早但持续时间短，而尿淀粉酶增高则出现晚且持续时间长。

（二）尿 17-羟皮质类固醇(17-OHCS)测定

17-OHCS 主要为糖皮质激素及其氢化代谢产物，尿中 17-OHCS 含量在一定程度上可反映肾上腺皮质的分泌功能。

1. 标本采集法　严格完整收集 24 h 尿液(加防腐剂甲苯)。

2. 参考值

成年男性：21.34～34.5 μmol/24 h。

成年女性：19.3～28.2 μmol/24 h。

3. 临床意义　尿 17-OHCS 显著增高见于各种原因引起的肾上腺皮质功能亢进，显著降低则提示肾上腺皮质功能减退。

（三）1 h 细胞排泄率测定

留取病人常态下 3 h 的全部尿液,测定所含各类细胞数量除以 3 即得出 1 h 细胞排泄率。

1. 标本采集法

（1）受检者照常饮食,不要多饮水和使用利尿剂。

（2）晨 6 时排尿弃去,准确收集 6:30～9:30 的全部尿液送检。

2. 参考值

男性:红细胞＜30000/h,白细胞＜70000/h;

女性:红细胞＜40000/h,白细胞＜140000/h。

3. 临床意义　肾盂肾炎和急性肾小球肾炎 1 h 细胞排泄率增高,前者以白细胞为主,后者以红细胞为主。

知识链接

尿液自动化分析仪是利用自动化仪器检查尿液中某些成分的方法,具有操作简单、快速、检出灵敏度高、重复性好等优点。目前常用的有干化学尿液自动分析仪和尿沉渣自动分析仪。干化学尿液自动分析仪具有同时自动完成多项检测的优点,但影响因素较多,易出现假阳性和假阴性结果,一般仅用作初诊病人或健康体检的筛选试验。干化学尿液自动分析仪检测项目及参考值见表 5-5。尿沉渣自动分析仪主要用于测定非离心尿液中的有形成分,如红细胞、白细胞、细菌、上皮细胞、管型、酵母菌、精子、结晶等。

直通护考

1. 尿液中血液超过多少毫升时可出现肉眼血尿?（　　　）

A. 1 mL　　　　B. 2 mL　　　　C. 3 mL　　　　D. 4 mL　　　　E. 5 mL

2. 尿液中出现蜡样管型见于（　　　）。

A. 急性肾盂肾炎　　　　　　B. 急性肾小球肾炎　　　　　　C. 急性肾衰竭

D. 慢性肾衰竭　　　　　　　E. 糖尿病

3. 尿常规检查标本采集法需留取尿液（　　　）。

A. 5～10 mL　　　　　　　　B. 10～50 mL　　　　　　　　C. 50～100 mL

D. 100～200 mL　　　　　　E. 200～300 mL

4. 尿常规检查的标本采集法不正确的是（　　　）。

A. 用一次性清洁干燥容器　　　　　　　　B. 留取尿量以 100～200 mL 为宜

C. 检查肾脏疾病以留取清晨第一次中段尿为佳　　D. 月经期取后段尿

E. 女病人避免阴道分泌物混入尿液中

5. 正常人尿液中可出现（　　　）。

A. 蜡样管型　　B. 透明管型　　C. 细胞管型　　D. 脂肪管型　　E. 颗粒管型

6. 24 h 尿蛋白定量检查其标本内应加入的防腐剂是（　　　）。

A. 甲苯　　　　B. 二甲苯　　　　C. 苯甲酸　　　　D. 甲醛　　　　E. 甲酸

7. 成人 24 h 尿量大于多少毫升称为多尿？（　　）

A. 1000 mL　　　B. 2000 mL　　　C. 2500 mL　　　D. 4000 mL　　　E. 5000 mL

8. 血管内溶血可出现（　　）。

A. 脓尿　　　　　B. 乳糜尿　　　　C. 胆红素尿　　　D. 血红蛋白尿　　E. 血尿

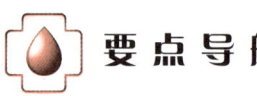

任务三　粪便检查

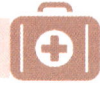 要点导航

重点：

1. 粪便检查的临床意义。

2. 粪便一般性状检查、显微镜检查和化学检查的项目及其临床意义。

3. 粪便的标本采集法与注意事项。

难点：各种粪便标本的正确采集方法。

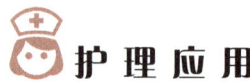 案例导入

　　李某，男，46 岁。建筑工人，有胃溃疡的病史，午饭时饮酒后出现剧烈腹痛入院。实验室检查：粪便常规检查发现粪便呈黑色、质软，且富有光泽，隐血试验阳性。

护理应用

这些实验室检查的标本采集时要注意哪些？

正常粪便主要由食物残渣、消化道分泌物、肠道黏膜脱落物、细菌和水分等成分组成。粪便检查主要用于了解消化系统功能状况，辅助消化系统疾病的诊断。

一、标本采集法

（1）随时采集自然排出的新鲜粪便少许置于清洁干燥不渗漏的器皿中及时送检。标本量视检查目的不同而不同，一般检测留取量较少，约指腹大小，如集卵检查标本需要量则较大。

（2）无粪便而必须检查时，可用肛检采集，不可用灌肠后的粪便。

（3）做细菌培养应置标本于无菌容器内。

（4）采集标本时应挑选含有黏液、脓血等异常成分，粪便中不应混入尿液、消毒剂等，以免

影响检查结果。

（5）用化学方法检测隐血试验时，试验前 3 日应嘱病人禁食动物血、瘦肉、动物肝脏、富含叶绿素的食物，停服铁剂和维生素 C，勿咽下口咽部的出血，以免发生假阳性。

二、检查项目及临床意义

（一）一般性状检查

1. 量　排便量受进食量、饮食种类、消化器官功能状态的影响，正常成人每日排便量为 100～300 g。进食大量粗纤维食物，胃肠、胰腺等功能紊乱或炎症时，可使排便量增多或伴有异常成分。

2. 颜色与形状　正常成人粪便为黄褐色成形软便，婴儿粪便呈黄色或金黄色，其颜色变化可受食物、药物等影响。病理情况时可见如下改变。

（1）稀糊状或稀汁样便：多由肠蠕动亢进或肠黏膜分泌过多所致，见于各种原因引起的腹泻，尤其是急性肠炎；小儿肠炎时粪便呈绿色稀糊状，出血坏死性肠炎时粪便呈红豆汤样。

（2）黏液、脓性或脓血便：小肠炎症时黏液与粪便均匀混合，大肠病变时增多的黏液不与粪便混合；脓性及脓血便常见于细菌性痢疾、溃疡性结肠炎、结肠或直肠癌。

（3）柏油样便：粪便呈暗褐色或黑色，质软且富有光泽。见于各种原因所致的上消化道出血，如消化性溃疡、肝硬化等，因红细胞被胃液破坏后，血红蛋白的铁和肠道内的硫化物结合成硫化铁，并刺激小肠分泌过多黏液所致。服用活性炭、铋剂、铁剂及食用较多动物血、动物内脏等也可使粪便呈黑色，应加以鉴别。

（4）鲜血便：见于各种原因所致的下消化道出血，如痔疮、肛裂、结肠癌等；痔疮的出血常在排便之后，其他疾病的出血血液常附着在粪便表面，肛裂出血常伴有肛门疼痛。

（5）白陶土样便：粪便中粪胆素减少或缺如，使粪便失去正常的淡黄色而呈白色，见于阻塞性黄疸。

（6）米泔样便：粪便呈白色淘米水样，可含有黏液片块，见于霍乱、副霍乱。

（7）果酱样便：粪便呈紫红色果酱样，见于阿米巴痢疾。

（8）胶冻状便：见于肠易激综合征、慢性细菌性痢疾。

（9）细条状便：提示直肠狭窄，多见于直肠癌。

（10）乳凝块样便：提示脂肪和蛋白质等消化不完全，常见于乳儿消化不良。

3. 气味　正常粪便因含有吲哚和粪臭素而有臭味，食肉者味重，食素者味轻。消化吸收不良、直肠癌继发感染时可有恶臭。

4. 寄生虫体　正常人粪便中无寄生虫虫体。病理情况下，肉眼可见的寄生虫虫体有蛔虫、蛲虫及绦虫节片等。

（二）显微镜检查

1. 细胞　正常人粪便中无红细胞，不见或偶见白细胞，肠道下段炎症时白细胞增多；下消化道出血、溃疡性结肠炎、结肠和直肠癌时可出现红细胞；过敏性肠炎和肠道寄生虫病可出现较多的嗜酸性粒细胞；乙状结肠癌和直肠癌病人的血性粪便中可发现癌细胞。

2. 寄生虫虫卵、原虫　主要查找各种寄生虫虫卵、阿米巴滋养体及其包囊，诊断肠道寄生虫病和原虫感染。

3. 食物残渣　正常粪便中的食物残渣为已充分消化后的无定形的细小颗粒。如肌纤维、淀粉颗粒、脂肪小滴等大量出现,提示消化不良、胰腺功能不全等。

(三)化学检查

粪便的化学检查项目主要是隐血试验(OBT)。肉眼及显微镜均不能发现的出血称为隐血,主要是消化道少量出血,红细胞被破坏,粪便外观无异常改变,显微镜下也不能证实。可采用化学检查法和免疫学检查方法,后者特异性强,灵敏度高,不受动物血红蛋白干扰,不需限制饮食。

正常人粪便隐血试验阴性,阳性见于各种原因所致的上消化道出血。胃癌病人粪便隐血试验持续阳性;消化性溃疡病人粪便隐血试验间接阳性,活动期常呈阳性,静止期则呈阴性。

(四)细菌学检测

正常粪便中可含有大量细菌,多数属肠道正常菌群,无临床意义。肠道致病菌检测主要通过粪便直接涂片镜检和细菌培养,用于肠道感染性疾病的诊断。

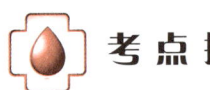 考点提示

1. 粪便标本采集法的注意事项。
2. 粪便各项检查异常表现的临床意义。

直通护考

1. 细菌性痢疾病人最易出现(   )。
A.脓血黏液便   B.柏油样便   C.鲜血便
D.米泔样便   E.胶冻状便
2. 做粪便隐血试验前3天可摄取(   )。
A.瘦肉   B.动物血   C.动物肝脏   D.牛奶   E.大量绿叶蔬菜
3. 粪便隐血试验阳性提示(   )。
A.上消化道出血   B.下消化道出血   C.消化道炎症
D.正常人   E.消化性溃疡静止期

任务四　肾功能检查

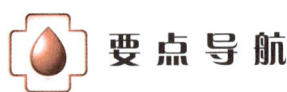 要点导航

重点:

1. 肾小球功能和肾小管功能的实验室检查方法及其临床意义。

2. 肾小球功能和肾小管功能实验室检查的标本采集法。

难点：内生肌酐清除率、肾脏浓缩稀释试验的基本原理、标本采集法与注意事项。

案例导入

　　张某，男，40岁。近1个月尿量减少入院。体格检查：全身水肿中度，T 38.0 ℃，R 23次/分，P 98次/分，血压145/100 mmHg。实验室检查：尿蛋白定性强阳性，内生肌酐清除率降低至42 mL/min。

护 理 应 用

1. 该病人体格检查和实验室检查有无异常？
2. 病人入院后还应做哪些实验室检查？

　　肾脏是尿液生成，水分排泄，代谢产物和废物，维持体内水、电解质和酸碱平衡的重要器官。肾功能检查对肾脏疾病的诊断、病情动态观察及预后估计等具有重要参考价值，主要分为肾小球功能检查和肾小管功能检查两大类。

一、肾小球功能检查

　　肾小球的主要功能是滤过，反映其滤过功能的最重要的客观指标是肾小球滤过率（GFR），即单位时间内经肾小球滤过的血浆液体量。血清尿素氮（BUN）和血清肌酐（Cr）测定也可反映肾脏滤过功能。

（一）内生肌酐清除率测定

　　在严格控制饮食条件和肌肉活动相对稳定的情况下，肾在单位时间内把若干毫升血液中内生肌酐全部清除出去，称为内生肌酐清除率（Ccr）。

1. 标本采集法

（1）试验前低蛋白饮食（<40 g/d）并禁食肉食3天，避免剧烈运动。

（2）留取尿标本有两种方法：①标准24 h留尿法：于严格控制饮食的第4天晨8时将尿排净，然后收集至次晨8时的24 h尿液于标本瓶内，并加入甲苯4～5 mL防腐。②4 h留尿改良法：收集严格控制饮食的第4天晨6～10时的尿液。

（3）实验日晨抽取静脉血2～3 mL（抗凝或不抗凝均可），将血、尿标本同时送验，并注明病人身高体重。

2. 参考值　　80～120 mL/min。

3. 临床意义

（1）判断有无肾小球损害：内生肌酐清除率是较早反映肾小球滤过功能的敏感指标，当肾小球滤过率降低到正常值的50%，内生肌酐清除率可降低至50 mL/min，而血肌酐和血尿素氮仍可在正常范围内。内生肌酐清除率降低主要见于急性肾小球肾炎、慢性肾小球肾炎、肾衰竭。

（2）评估肾功能损害程度：根据内生肌酐清除率一般将肾功能损害分为以下几种。①轻度损害：内生肌酐清除率在 51～70 mL/min。②中度损害：内生肌酐清除率在 31～50 mL/min。③重度损害，内生肌酐清除率小于 30 mL/min。

（3）指导治疗和护理：当内生肌酐清除率为 30～40 mL/min 时，应限制蛋白质摄入；小于 30 mL/min，氢氯噻嗪等利尿剂治疗常无效，不宜应用；小于 10 mL/min 应结合临床进行透析治疗。肾移植术后内生肌酐清除率应回升，若回升后又快速下降，提示可能有急性排斥反应。

（二）血清尿素氮（BUN）和血清肌酐（Cr）测定

血清尿素氮和血清肌酐均为蛋白质的代谢产物，主要经肾小球的滤过随尿排出。肾小球功能受损、滤过率降低，可致血中尿素氮和肌酐增高。

1. 标本采集法　抽取静脉血 1 mL，注入抗凝管内，充分混匀。

2. 参考值

血清尿素氮：成人 3.2～7.1 mmol/L。儿童 1.8～6.5 mmol/L。

血清肌酐：男性 53～106 μmol/L。女性 44～97 μmol/L。

3. 临床意义

（1）血清尿素氮和血清肌酐同时增高：提示肾功能已严重受损，见于各种严重肾脏疾病所致的肾衰竭，血清肌酐的敏感性高于血清尿素氮。①急性肾衰竭时，血清肌酐明显进行性升高为肾器质性损害的指标。②慢性肾衰竭，血清肌酐升高的程度与病变严重性一致，即肾储备能力下降期：血清肌酐<178 μmol/L。③氮质血症期：血清肌酐 178～445 μmol/L。④肾衰竭期：血清肌酐 445～707 μmol/L。⑤尿毒症期，血清肌酐显著升高，>707 μmol/L。

（2）仅血清尿素氮增高而血清肌酐正常或升高不明显：上消化道大出血、大面积烧伤、严重创伤、大手术后、尿路梗阻、严重感染等仅血清尿素氮升高，而血清肌酐正常；心力衰竭、休克、脱水、肝肾综合征等血清尿素氮升高而血清肌酐升高不明显。

二、肾小管功能检查

肾小管具有强大的浓缩和稀释功能，检测肾小管功能的试验主要有浓缩稀释试验和尿渗量测定。

（一）浓缩稀释试验

浓缩稀释试验（CDT）是通过测定特定时间内排出的尿量及尿比重，来反映肾远曲小管和集合管对水平衡的调节作用。

1. 标本采集法

（1）实验日病人照常进食，每餐食物中的含水量在 500～600 mL，且除正常进餐外不再进任何液体。

（2）实验日晨 8 时排尿弃去，收集上午 10 时、12 时，下午 2 时、4 时、6 时、8 时，晚 8 时至次晨 8 时的全量尿液（共 7 次）分别置于有标记的清洁标本瓶内。

（3）排尿间隔时间必须准确，尿须排净，并收集全部尿液。

2. 参考值

1）尿量　24 h 尿量为 1000～2000 mL。12 h 夜尿量不应超过 750 mL。日尿量与夜尿量之比为（3～4）∶1。

2）尿比重　尿液最高尿比重应在 1.020 以上。最高尿比重与最低尿比重之差应不小于

0.009。

3．临床意义

1）夜尿增多、尿比重低　表明肾小管浓缩功能不全,见于慢性肾小球肾炎、慢性肾盂肾炎、慢性肾衰竭、慢性间质性肾炎、痛风性肾损害、急性肾衰竭多尿期或其他继发性肾小管间质性病变等。

2）少尿伴高比重尿　主要见于血容量不足引起的肾前性少尿。

（二）尿渗量测定

尿渗量(Uosm)也称尿渗透压,指尿内全部溶质的微粒总数量,可反映溶质和水相对排泄速度,更准确地反映肾脏的浓缩与稀释功能。

1．标本采集法　嘱病人晚餐后禁饮 8 h,次晨收集空腹尿液,同时静脉采血 2 mL 一并送检。

2．参考值

	范围	平均值
尿渗量[mOsm/(kg・H_2O)]	600～1000	800
血浆渗量[mOsm/(kg・H_2O)]	275～305	300
尿渗量/血浆渗量	(3～4.5)：1	

3．临床意义　禁饮后尿渗量在 300 mOsm/(kg・H_2O) 左右,称等渗尿,＜300 mOsm/(kg・H_2O)称低渗尿。禁饮 8 h 后尿渗量＜600 mOsm/(kg・H_2O)、尿渗量/血浆渗量≤1,提示肾浓缩功能障碍,见于慢性肾小球肾炎、慢性肾盂肾炎等。

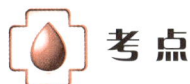

考点提示

内生肌酐清除率、血清肌酐和血清尿素氮参考值及临床意义。

直通护考

1. 血清尿素和血清肌酐均增高,见于(　　　)。

A. 消化道出血　　　　　　　B. 大面积烧伤　　　　　　　　C. 严重肾衰竭

D. 摄入大量蛋白性食物　　　E. 甲状腺功能亢进症

2. 李某,男,46 岁。患肾病 8 年,近来夜尿增多明显。查 24 h 尿量为 3000 mL,夜尿量为 900 mL,尿比重固定在 1.10 左右,下列哪项诊断是正确的?(　　　)

A. 急性肾炎　　　　　　　　B. 慢性肾炎　　　　　　　　C. 急性肾盂肾炎

D. 尿崩症　　　　　　　　　E. 糖尿病

3. 测定内生肌酐清除率标本采集错误的是(　　　)。

A. 实验前连续低蛋白饮食并禁食肉类 3 天　　　B. 实验前 1 天晨 8 时排净尿液弃去

C. 试验当天取静脉血 2～3 mL 送检　　　　　　D. 收集当天 8 h 尿液送检

E. 将抽取的静脉血与收集的尿液同时送检

（陆彩凤）

任务五　肝脏疾病常用实验室检查

要点导航

重点：熟悉肝脏疾病常用实验室检查的标本采集法、参考值。
难点：肝脏疾病常用实验室检查的临床意义。

案例导入

　　王某，男，37岁。因近2周食欲减退、上腹部不适、疲乏无力就诊，体检：肝肋下2 cm有轻度触痛。

护理应用

为明确诊断应做哪项实验室检查？

　　肝脏是人体最大的腺体及重要代谢器官，具有参与代谢、分泌胆汁、解毒及灭活激素等多种作用。肝脏疾病实验室检查项目较多，本节主要讨论常用的肝功能检查和病毒性肝炎血清标志物检查。肝功能检查有助于肝、胆疾病的诊断及病情观察；可判断药物对肝的影响及损害作用；大手术前检查以估计手术适应证及预后等。由于肝脏再生和代偿能力很强，肝脏损害较轻时，肝功能检查也可以是正常的，且肝外因素也能干扰肝功能检查，因此，肝功能检查正常也不能排除肝脏病变。

一、肝功能检查

（一）标本采集法

抽取空腹静脉血2～3 mL，注入干燥试管内，勿使溶血。

（二）各检查项目参考值及临床意义

肝功能检查项目及参考值见表5-6。

表 5-6　肝功能检查项目及参考值

序号	检查项目	参考值	单位
1	总胆红素	3.4～17.1	μmol/L
2	直接胆红素	0.0～6.8	μmol/L
3	间接胆红素	1.7～10.2	μmol/L
4	总蛋白	60.0～80.0	g/L
5	清蛋白	40.0～55.0	g/L
6	球蛋白	20.0～30.0	g/L
7	清蛋白/球蛋白	(1.5～2.5)：1.0	
8	γ-谷氨酰转移酶	5～55	U/L
9	谷丙转移酶	5～40	U/L
10	谷草转移酶	8～40	U/L
11	碱性磷酸酶	40～150	U/L

1. 血清胆红素测定　血清胆红素测定主要是测定血清中总胆红素(STB)、直接胆红素(CB)和间接胆红素(UCB)的含量。各种原因使胆红素生成过多、肝脏对胆红素的摄取结合和排泄障碍,均可使血清中胆红素浓度增高。

1) 参考值

血清总胆红素:3.4～17.1 μmol/L。

血清直接胆红素:0.0～6.8 μmol/L。

血清间接胆红素:1.7～10.2 μmol/L。

2) 临床意义

(1) 判断有无黄疸、黄疸程度及演变过程:当血清总胆红素>17.1 μmol/L,<34.2 μmol/L时为隐性黄疸或亚临床黄疸;34.2～171 μmol/L 为轻度黄疸;171～342 μmol/L 为中度黄疸;>342 μmol/L 为高度黄疸。在病程中检测可以判断疗效和指导治疗。

(2) 根据黄疸程度推断黄疸病因:溶血性黄疸通常低于 85.5 μmol/L,肝细胞性黄疸为17.1～171 μmol/L,不完全性梗阻性黄疸为 171～265 μmol/L,完全性梗阻性黄疸通常高于 342 μmol/L。

(3) 根据总胆红素、直接胆红素及间接胆红素增高程度判断黄疸类型:当总胆红素增高伴间接胆红素明显增高提示溶血性黄疸,总胆红素增高伴直接胆红素明显升高为胆汁淤积性黄疸,三者均增高为肝细胞性黄疸(表 5-7)。

表 5-7　三种类型黄疸血清胆红素的检查结果

黄疸类型	总胆红素	间接胆红素	直接胆红素	直接/间接胆红素
溶血性黄疸	增高	明显增高	轻度增高	<0.2
胆汁淤积性黄疸	增高	轻度增高	明显增高	>0.5
肝细胞性黄疸	增高	中度增高	中度增高	0.2～0.5

2. 血清总蛋白、清蛋白/球蛋白测定　血清总蛋白(TP)是血清清蛋白(A)和血清球蛋白(G)的总称。肝脏是合成蛋白质的主要器官,90%以上的血清总蛋白和全部的血清清蛋白是由肝脏合成,因此血清总蛋白和清蛋白含量是反映肝脏合成功能的重要指标。

1）参考值

血清总蛋白:60.0～80.0 g/L。

血清清蛋白:40.0～55.0 g/L。

血清球蛋白:20.0～30.0 g/L。

清蛋白/球蛋白:(1.5～2.5):1.0。

2）临床意义 血清总蛋白降低一般与清蛋白减少相平行,总蛋白升高同时有球蛋白升高。由于肝脏具有很强的代偿能力,且清蛋白半衰期较长,因此只有当肝脏病变达到一定程度和在一定病程后才能出现血清总蛋白的改变,急性或局灶性肝损伤时血清总蛋白、清蛋白、球蛋白及清蛋白/球蛋白多为正常。因此它常用于检测慢性肝损伤,并可反映肝实质细胞储备功能。

(1)血清总蛋白及清蛋白增高:主要由于血清水分减少,使单位容积总蛋白浓度增加,而全身总蛋白量并未增加,如各种原因导致的血液浓缩(严重脱水、休克、饮水量不足)、肾上腺皮质功能减退等。

(2)血清总蛋白及清蛋白降低。

①肝细胞损害影响总蛋白与清蛋白合成:常见肝脏疾病有亚急性重症肝炎、慢性中度以上持续性肝炎、肝硬化、肝癌等,以及缺血性肝损伤、毒素诱导性肝损伤。清蛋白减少常伴有γ球蛋白增加,清蛋白含量与有功能的肝细胞数量成正比。清蛋白持续下降,提示肝细胞坏死进行性加重,预后不良;治疗后清蛋白上升,提示肝细胞再生,治疗有效。血清总蛋白<60 g/L或清蛋白<25 g/L称为低蛋白血症,临床上常出现严重水肿及胸腔积液、腹腔积液。

②营养不良:如蛋白质摄入不足或消化吸收不良。

③蛋白丢失过多:如肾病综合征(大量肾小球性蛋白尿)、蛋白丢失性肠病、严重烧伤、急性大失血等。

④消耗增加:见于慢性消耗性疾病,如重症结核病、甲状腺功能亢进症及恶性肿瘤等。

⑤血清水分增加:如水钠潴留或静脉补充过多的晶体溶液。先天性低清蛋白血症较为少见。

(3)血清总蛋白及球蛋白增高:当血清总蛋白>80 g/L或球蛋白>35 g/L,分别称为高蛋白血症或高球蛋白血症。总蛋白增高主要是因球蛋白增高,其中又以γ球蛋白增高为主。①慢性肝脏疾病:包括自身免疫性慢性肝炎、慢性活动性肝炎、肝硬化、慢性酒精性肝病、原发性胆汁性肝硬化等;球蛋白增高的程度与肝脏疾病严重性相关。②M球蛋白血症:如多发性骨髓瘤、淋巴瘤、原发性巨球蛋白血症等。③自身免疫性疾病:系统性红斑狼疮、风湿热、类风湿关节炎等。④慢性炎症与慢性感染:如结核病、疟疾、黑热病、麻风病及慢性血吸虫病等。

(4)血清球蛋白浓度降低:主要因合成减少。①生理性减少:小于3岁的婴幼儿。②免疫功能抑制:如长期应用肾上腺皮质激素或免疫抑制剂。③先天性低γ球蛋白血症。

(5)清蛋白/球蛋白倒置:清蛋白降低和/或球蛋白增高均可引起清蛋白/球蛋白倒置,见于严重肝功能损伤及M球蛋白血症,如慢性中度以上持续性肝炎、肝硬化、原发性肝癌、多发性骨髓瘤、原发性巨球蛋白血症等。

3. 血清酶学检查 肝是人体含酶最丰富的器官,酶蛋白含量约占肝总蛋白含量的2/3。有些酶具有一定的组织特异性,根据酶活性测定可诊断肝胆疾病。主要检查内容有血清丙氨酸氨基转移酶(ALT)、天门冬氨酸氨基转移酶(AST)、碱性磷酸酶(ALP或AKP)、γ-谷氨酰转移酶(γ-GT)。

1) 参考值

ALP　磷酸对硝基苯酚速率法(30 ℃)。

男性:1~12 岁,<500 U/L。12~15 岁,<750 U/L。25 岁以上,40~150 U/L。

女性:1~12 岁,<500 U/L。15 岁以上,40~150 U/L。

γ-GT　硝基苯酚速率法(37 ℃)。

男性 11~50 U/L;女性 7~32 U/L。

	终点法(赖氏法)	速率法(37 ℃)
ALT	5~25 karU	5~40 U/L
AST	8~28 karU	8~40 U/L
DeRitis 比值(AST/ALT)	1.15	

2) 临床意义

(1) 血清氨基转移酶:氨基转移酶简称转氨酶,是一组催化氨基酸与 α-酮酸之间的氨基转移反应的酶类,用于肝功能检查主要是丙氨酸氨基转移酶(旧称谷氨酸丙酮酸转移酶)和天门冬氨酸氨基转移酶(旧称谷氨酸草酰乙酸转移酶)。丙氨酸氨基转移酶主要分布于肝脏,其次是骨骼肌、肾脏、心肌等组织中;天门冬氨酸氨基转移酶主要分布在心肌,其次是肝脏、骨骼肌和肾脏组织中。

①急性病毒性肝炎:ALT 与 AST 均显著升高,可达正常上限的 20~50 倍,甚至 100 倍,但 ALT 升高更明显。通常 ALT>300 U/L、AST>200 U/L,DeRitis 比值<1,是诊断急性病毒性肝炎重要的检测手段。在肝炎病毒感染后 1~2 周,转氨酶达高峰,在第 3 周到第 5 周逐渐下降,DeRitis 比值逐渐恢复正常。但转氨酶的升高程度与肝脏损伤的严重程度无关。在急性肝炎恢复期,如转氨酶活性不能降至正常或再上升,DeRitis 比值有升高倾向提示急性病毒性肝炎转为慢性。急性重症肝炎时,病程初期转氨酶升高,以 AST 升高显著,如在症状恶化时,黄疸进行性加深,酶活性反而降低,即出现胆酶分离现象,提示肝细胞严重坏死,预后不佳。

②慢性病毒性肝炎:转氨酶轻度上升(100~200 U)或正常,DeRitis 比值<1,若 AST 升高较 ALT 升高显著,即 DeRitis 比值>1,提示慢性肝炎进入活动期可能。

③酒精性肝病、药物性肝炎、脂肪肝、肝癌等非病毒性肝病:转氨酶轻度升高或正常,且 DeRitis 比值>1,其中肝癌时 DeRitis 比值≥3。

④肝硬化:转氨酶活性取决于肝细胞进行性坏死程度,DeRitis 比值≥2,终末期肝硬化转氨酶活性正常或降低。

⑤肝内、外胆汁淤积:转氨酶活性通常正常或轻度上升。

⑥急性心肌梗死后 6~8 h,AST 增高;18~24 h 达高峰,其值可达参考值上限的 4~10 倍,与心肌坏死范围和程度有关;4~5 天后恢复,若再次增高提示梗死范围扩大或新的梗死发生。

⑦其他疾病:如骨骼肌疾病(皮肌炎、进行性肌萎缩)、肺梗死、肾梗死、胰梗死、休克及传染性单核细胞增多症等,转氨酶轻度升高(50~200 U)。

(2) γ-GT:①胆道阻塞性疾病:原发性胆汁性肝硬化、硬化性胆管炎等所致的慢性胆汁淤积,肝癌时由于肝内阻塞,诱使肝细胞产生大量 γ-GT,同时癌细胞也合成 γ-GT,均可使 γ-GT 明显升高,可达参考值上限 10 倍以上。②急性、慢性病毒性肝炎,肝硬化:急性肝炎时,γ-GT 呈中度升高;慢性肝炎、肝硬化的非活动期,酶活性正常,若 γ-GT 持续升高,提示病变活动或病情恶化。③急、慢性酒精性肝炎,药物性肝炎:γ-GT 可升高,ALT 和 AST 仅轻度升高,甚至正常;显著性升高是酒精性肝病的重要特征,酗酒者当其戒酒后 γ-GT 可随之下降。④其他:脂肪肝、胰腺炎、胰腺肿瘤、前列腺肿瘤等 γ-GT 亦可轻度增高。

（3）碱性磷酸酶:生理情况下,ALP 活性增高主要与骨生长、妊娠、成长、成熟和脂肪餐后分泌等相关。病理情况下,血清 ALP 测定常用于肝胆系统疾病和骨骼疾病的临床诊断和鉴别诊断,尤其是黄疸的鉴别诊断。

①肝胆系统疾病:各种肝内、肝外胆管阻塞性疾病,如胰头癌、胆道结石引起的胆管阻塞、原发性胆汁性肝硬化、肝内胆汁淤积等,ALP 明显升高,且与血清胆红素升高相平行;累及肝实质细胞的肝胆系统疾病(如肝炎、肝硬化等),ALP 轻度升高。

②黄疸的鉴别诊断:ALP 和血清胆红素、转氨酶同时测定有助于黄疸鉴别诊断。胆汁淤积性黄疸,ALP 和血清胆红素明显升高,转氨酶仅轻度增高;肝细胞性黄疸,血清胆红素中等度增加,转氨酶活性很高,ALP 正常或稍高;肝内局限性胆道阻塞(如原发性肝癌、转移性肝癌、肝脓肿等),ALP 明显增高,ALT 无明显增高,血清胆红素大多正常。

③骨骼疾病:如纤维性骨炎、佝偻病、骨软化症、成骨细胞瘤及骨折愈合期,血清 ALP 升高。

④其他:营养不良,严重贫血,重金属中毒,胃、十二指肠损伤,结肠溃疡等时,ALP 也有不同程度的升高。血清 ALP 活性降低比较少见,主要见于呆小病、ALP 过少症、维生素 C 缺乏症。

案例导入

王某,55 岁。起病较缓,有黄疸,全身不适,乏力、食欲不振、厌油、恶心、呕吐,上腹部不适,肝区隐痛,肝大,病程 3 个月以内。

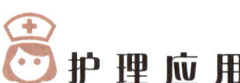

1. 病人入院后应做哪项实验室检查?
2. 相关实验室检查的标本采集方法是什么?

二、常用病毒性肝炎血清标志物检查

病毒性肝炎主要由 7 型肝炎病毒引起,即甲型肝炎病毒(HAV)、乙型肝炎病毒(HBV)、丙型肝炎病毒(HCV)、丁型肝炎病毒(HDV)、戊型肝炎病毒(HEV)、庚型肝炎病毒(HGV)、输血传播肝炎病毒(TTV)。肝炎病毒标志物主要包括各型肝炎病毒相关抗原、抗体及核酸。目前常用的检测方法有针对抗原或抗体的酶免疫法、放射免疫法、血细胞凝集法;针对核酸的斑点杂交法、聚合酶链反应法(PCR)、实时荧光定量 PCR 技术等。

（一）甲型肝炎病毒标志物检测

现用于临床的病毒标志物有甲型肝炎病毒抗原(HAV Ag)、甲型肝炎病毒抗体(IgM、IgA 和 IgG)及 HAV-RNA。

1. 标本采集法 抽取静脉血 2 mL,注入干燥试管内,勿使溶血。

2. 参考值 ELISA 法检测血清 HAV 颗粒为阴性,放射免疫(RIA)法或免疫电镜(IEM)检测粪便 HAV 颗粒为阴性。

(1) ELISA 法:抗 HAV-IgM 和抗 HAV-IgA 均为阴性。抗 HAV-IgG 阳性可见于甲型肝炎感染后的人群。

(2) HAV-RNA 反转录聚合酶链反应(PT-PCR)法为阴性。

3. 临床意义

(1) 甲型肝炎病毒抗原测定:HAV Ag 阳性见于 70.6%~87.5%的甲型肝炎病人。HAV Ag 发病前 2 周可从粪便中排出,其发病第 1 周粪便的阳性率为 42.9%,1~2 周为 18.3%,2 周后消失,粪便中 HAV 或 HAV 抗原颗粒的检测可作为急性感染的证据。

(2) 甲型肝炎病毒抗体测定:机体感染 HAV 后,可产生 IgM、IgA 和 IgG 抗体。HAV-IgM 是病毒衣蛋白抗体,HAV-IgA 是肠道黏膜分泌的局部抗体,HAV-IgG 病愈后可长期存在。①抗 HAV-IgM 阳性说明机体正在感染 HAV,它是早期诊断甲型肝炎的特异性指标。②抗 HAV-IgA 阳性是早期诊断甲型肝炎的指标之一。③抗 HAV-IgG 阳性是获得免疫力的标志,提示既往感染,可作为流行病学调查的指标。

(3) HAV-RNA 测定:HAV-RNA 阳性对诊断特别对于早期诊断具有特异性。

(二) 乙型肝炎病毒标志物检测

现用于临床的病毒标志物有乙型肝炎病毒表面抗原(HBsAg)、乙型肝炎病毒表面抗体(抗 HBs)、乙型肝炎病毒 e 抗原(HBeAg)、乙型肝炎病毒 e 抗体(抗 HBe)、乙型肝炎病毒核心抗原(HBcAg)、乙型肝炎病毒核心抗体(抗 HBc)、乙型肝炎病毒 DNA。

1. 标本采集法 抽取静脉血 2~4 mL,注入干燥试管内,勿使溶血。采血前避免剧烈运动和饮酒等,采血时应严格执行消毒隔离制度,防止医源性交叉感染。

2. 参考值 各项指标用 ELISA 法为阴性;RIA 法为阴性。

3. 临床意义

1) 乙肝六项检测 传统乙型肝炎病毒标志物检测常为五项联合检测,俗称乙肝二对半检测,包括 HBsAg、抗 HBs、HBeAg、抗 HBe、抗 HBc。乙型肝炎病毒(HBV)标志物联合检测情况与分析见表 5-8。

表 5-8 HBV 标志物联合检测情况与分析

HBsAg	HBeAg	抗 HBc	抗 HBc-IgM	抗 HBe	抗 HBs	检测情况分析
+	+	−	−	−	−	急性 HBV 感染早期,HBV 复制活跃
+	+	+	+	−	−	急性或慢性乙型肝炎,HBV 复制活跃
+	−	+	+	+	−	急性或慢性乙型肝炎,HBV 复制减弱
+	−	+	−	+	+	急性或慢性乙型肝炎,HBV 复制减弱
+	−	+	−	+	−	HBV 复制停止
−	−	+	−	+	−	HBsAg/抗 HBs 空白期,可能 HBV 处于平静携带中
−	−	+	−	−	−	既往 HBV 感染,未产生抗 HBs
−	−	+	+	+	−	抗 HBs 出现前阶段,HBV 低度复制

续表

HBsAg	HBeAg	抗HBc	抗HBc-IgM	抗HBe	抗HBs	检测情况分析
−	−	+	−	+	+	HBV 感染恢复阶段
−	−	+	−	−	+	HBV 感染恢复阶段
+	+	+	+	−	+	不同亚型(变异型)HBV 再感染
+	−	−	−	−	−	HBV-DNA 处于整合状态
−	−	−	−	−	+	病后或接种乙型肝炎疫苗后获得性免疫
−	+	+	+	−	−	HBsAg 变异的结果
+	−	−	−	+	+	表面抗原、e 抗原变异

(1) HBsAg 阳性：见于急性乙型肝炎的潜伏期，发病时达高峰。如果发病后 3 个月不转阴，则易发展成慢性乙型肝炎或肝硬化。携带者 HBsAg 也呈阳性。常被用来作为传染性标志之一。

(2) 抗 HBs：抗 HBs 是一种保护性抗体。抗 HBs 阳性提示机体对乙型肝炎病毒有一定程度的免疫力，一般在发病后 3～6 个月才出现，可持续多年。注射过乙型肝炎疫苗或抗 HBs 免疫球蛋白者，抗 HBs 也可呈阳性反应。

(3) HBeAg 阳性：表明乙型肝炎处于活动期，并有强传染性。孕妇阳性可引起垂直传播，致 90％以上的新生儿呈 HBeAg 阳性。HBeAg 持续阳性，表明肝细胞损害较重，且可转为慢性乙型肝炎或肝硬化。

(4) 抗 HBe 阳性率：慢性乙型肝炎为 48％，肝硬化为 68.3％，肝癌为 80％。乙型肝炎急性期即出现抗 HBe 阳性者，易进展为慢性乙型肝炎；慢性活动性肝炎出现抗 HBe 阳性者可进展为肝硬化；HBeAg 与抗 HBe 均阳性，且 ALT 升高时可进展为原发性肝癌。抗 HBe 阳性表示大部分乙型肝炎病毒被消除，复制减少，传染性减低，但并非无传染性。

(5) 抗 HBc：HBcAg 的抗体，可分为 IgM、IgG 和 IgA 三型。目前常用的方法是检测抗 HBc 总抗体，也可分别检测抗 HBc 的 IgM、IgG 或 IgA。抗 HBc 总抗体主要反映的是抗 HBc-IgG。抗 HBc 检出率比 HBsAg 更敏感，可作为 HBsAg 阴性的 HBV 感染的敏感指标。此外，抗 HBc 检测也可用于乙型肝炎疫苗和血液制品的安全性鉴定和献血员的筛选。抗 HBc-IgG 对机体无保护性作用，其阳性可持续十年甚至终身。

(6) HBcAg：存在于 Dane 颗粒的核心部分，是一种核心蛋白，其外面被乙型肝炎表面抗原所包裹，所以一般情况下血清中不易检测到游离的 HBcAg。HBcAg 阳性，提示病人血清中有感染性的 HBV 存在，其含量较多，表示复制活跃，传染性强，预后差。

2) 乙型肝炎病毒 DNA 测定　HBV-DNA 阳性是诊断乙型肝炎的佐证，表明 HBV 复制及有传染性。也用于检测应用 HBsAg 疫苗后垂直传播的阻断效果，若 HBV-DNA 阳性表明疫苗阻断效果不佳。

（三）丙型肝炎病毒标志物检测

临床上诊断 HCV 感染的主要标志物是抗 HCV-IgM 和抗 HCV-IgG 测定，HCV-RNA 在被感染者体内浓度较低，用一般的免疫技术难以检测出来，可应用 PCR 技术进行检测。

1. 标本采集法　抽取静脉血 2 mL，注入干燥试管内，勿使溶血。

2. 参考值 抗 HCV-IgM、抗 HCV-IgG 和 HCV-RNA 均为阴性。

3. 临床意义

（1）抗 HCV-IgM 阳性：常见于急性 HCV 感染或慢性感染活动期，是诊断丙型肝炎的早期指标，也是判断有无传染性的主要依据。

（2）抗 HCV-IgG 阳性：抗 HCV-IgG 是大多数血库和临床实验室的主要筛选指标，阳性表明体内已有丙型肝炎病毒感染。

（3）HCV-RNA 有助于 HCV 感染的早期诊断，阳性提示 HCV 复制活跃，传染性强。HCV-RNA 转阴提示 HCV 复制受抑制，预后较好。连续观察 HCV-RNA，结合抗 HCV 的动态变化，可作为丙型肝炎的预后判断和干扰素等药物疗效的评价指标。检测 HCV-RNA，对研究丙型肝炎发病机制和传播途径有重要价值。

（四）丁型肝炎病毒标志物检测

HDV 感染的检测项目主要有 HDV Ag、抗 HDV 和 HDV-RNA。

1. 标本采集法 抽取静脉血 2 mL，注入干燥试管内，勿使溶血。

2. 参考值 HDV Ag、抗 HDV 和 HDV-RNA 均为阴性。

3. 临床意义 因为 HDV Ag 的免疫抗原性很弱，抗 HDV 产生较迟，出现短暂，故急性丁型肝炎的早期不容易诊断。

（1）HDV Ag 阳性：表示有 HDV 感染，是诊断 HDV 最好而直接的证据，见于急、慢性丁型肝炎。

（2）抗 HDV 阳性：抗 HDV-IgM 阳性表示急性或近期感染，可用于丁型肝炎的早期诊断，若其浓度下降或消失，预示临床病情改善。抗 HDV-IgG 阳性是慢性 HDV 感染的可靠指标。

（3）HDV-RNA 阳性：是丁型肝炎确诊和疗效观察的最直接指标，HDV 与 HBV 重叠感染的病人易迅速发展为肝硬化或肝癌。

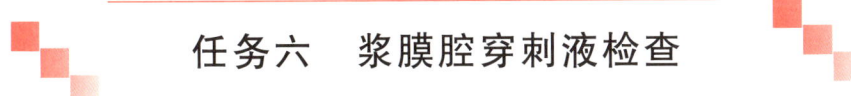

任务六　浆膜腔穿刺液检查

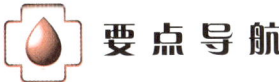

要点导航

重点：掌握浆膜腔积液分类和发生机制。

难点：漏出液与渗出液的鉴别要点。

案例导入

王某，男，28 岁。自感低热、乏力、食欲不振，有盗汗、体重下降、呼吸困难、胸痛等，就医诊断为肺结核。

护 理 应 用

病人入院后应做哪项实验室检查？

人体的胸腔、腹腔、心包腔统称为浆膜腔,在生理状态下,腔内有少量液体起润滑作用,一般不易采集到。病理状态下,腔内有液体明显增多、潴留,称为浆膜腔积液。区分积液的性质对疾病的诊断和治疗有重要意义。

一、浆膜腔积液分类和发生机制

正常人浆膜腔内少量液体来自壁浆膜毛细血管内的血浆滤出,并通过脏浆膜的淋巴管和小静脉回吸收,当液体的产生和回吸收不平衡时,引起积液。根据浆膜腔积液的产生原因及性质不同,将其分为漏出液和渗出液两大类。

(一) 漏出液

漏出液是非炎症性积液。其形成的主要原因如下。

1. 血浆胶体渗透压降低 常见于晚期肝硬化、肾病综合征、重度营养不良等。

2. 毛细血管内静脉压升高 静脉压升高使过多的液体滤出,组织间液增多并超过代偿限度时,液体进入浆膜腔形成积液。常见于慢性充血性心力衰竭、静脉栓塞。

3. 淋巴管阻塞 常见于丝虫病或肿瘤压迫等,此时积液可以是乳糜样的。

(二) 渗出液

渗出液是炎症性积液,炎症时由于病原微生物的毒素、组织缺氧以及炎症介质作用使血管内皮细胞受损,导致血管通透性增加以致血液大分子物质如清蛋白、球蛋白、纤维蛋白原等及各种细胞成分都能渗出血管壁。渗出液形成的主要原因如下。

1. 感染性 如化脓性细菌、分枝杆菌、病毒或支原体等。

2. 非感染性 如外伤、化学性刺激(血液、尿液、胰液、胆汁和胃液)。此外,恶性肿瘤、风湿性疾病也可引起类似渗出液。渗出液常表现为单一浆膜腔积液,甚至是一侧浆膜腔积液,如结核性胸膜炎。

二、漏出液与渗出液鉴别诊断

区别积液性质对某些疾病的诊断和治疗均有重要意义,漏出液与渗出液的鉴别要点见表5-9。

表5-9 漏出液与渗出液的鉴别要点

鉴别要点	漏出液	渗出液
形成原因	非炎症所致	炎症、肿瘤、化学或物理性刺激
外观	淡黄色,浆液性	不定,可为血性、脓性、乳糜性等
透明度	透明或微混	多混浊
比重	低于1.018	高于1.018
凝固	不自凝	能凝固
黏蛋白性	阴性	阳性

续表

鉴别要点	漏出液	渗出液
蛋白定量/(g/L)	<25	>30
葡萄糖定量	与血糖相近	常低于血糖水平
细胞计数/(×10⁶/L)	<100	>500
细胞分类	以淋巴细胞、间皮细胞为主	根据不同病因分别以中性粒细胞或淋巴细胞为主
积液/血清总蛋白	<0.5	>0.5
积液/血清乳酸脱氢酶	<0.6	>0.6
乳酸脱氢酶	<200 U/L	>200 U/L

任务七　临床常见生化检查

 要点导航

重点:掌握常见生化检查的标本采集法及参考值。

难点:常见生化检查的临床意义。

 案例导入

　　李某,男,6个月。因腹泻3天入院,入院查体:精神萎靡、前囟极度凹陷,皮肤弹性极差。

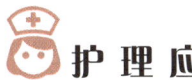 **护理应用**

1. 病人入院后应做哪项实验室检查?

2. 相关实验室检查的标本采集法是什么?

一、血清电解质测定

血清电解质测定主要检查血清中钾、钠、氯化物、钙的含量。

（一）标本采集法

抽取空腹静脉血 3 mL，注入干燥试管内，勿使溶血。

（二）参考值

1. **血清钾**　3.5～5.5 mmol/L。
2. **血清钠**　135～145 mmol/L。
3. **血清氯化物**　98～106 mmol/L。
4. **血清总钙**　2.25～2.58 mmol/L。
5. **离子钙**　1.10～1.34 mmol/L。
6. **血清磷**　0.97～1.61 mmol/L。

（三）临床意义

测定血清电解质可了解体内电解质含量，为维持体内水、电解质及酸碱平衡提供依据。

1. 血钾异常

（1）血钾增高：血清钾超过 5.5 mmol/L 时称为高钾血症。见于高钾饮食、静脉输注大量钾盐、输入大量库存血、肾衰竭少尿或无尿期、长期使用潴钾利尿剂、组织损伤和血细胞破坏、缺氧和酸中毒等。

（2）血钾降低：血清钾低于 3.5 mmol/L 时称为低钾血症。见于频繁呕吐、长期腹泻、长期使用排钾利尿剂、碱中毒、应用大量胰岛素、低钾性周期麻痹等。

2. 血钠异常

（1）血钠增高：血清钠超过 145 mmol/L，并伴有血液渗透压过高者，称为高钠血症。见于大量出汗、烧伤、进食钠盐过多或输注大量高渗盐水、肾上腺皮质功能亢进症等。

（2）血钠降低：血清钠低于 135 mmol/L 称为低钠血症。见于长期低钠饮食、慢性肾衰竭多尿期、大量应用利尿剂、严重呕吐、反复腹泻、持续胃肠减压等。

3. 血氯异常

（1）血氯增高：血清氯含量超过 106 mmol/L 称为高氯血症。见于饮入或是静脉补充大量含氯的溶液、频繁呕吐、反复腹泻等导致水分丧失，呼吸性碱中毒等。

（2）血氯降低：血清氯低于 98 mmol/L 称为低氯血症。见于：①摄入不足：饥饿、营养不良、低盐饮食等。②丢失过多：严重呕吐、腹泻、大量使用噻嗪类利尿剂、呼吸性酸中毒等。

4. 血钙异常

（1）血钙增高：血清总钙超过 2.58 mmol/L 称为高钙血症。当血清总钙超过 3.5 mmol/L 时出现极度消耗、代谢性脑病和胃肠道症状，称为高钙血症危象，一旦血钙浓度下降，症状就会缓解。见于大量应用维生素 D、静脉输入钙过多、原发性甲状旁腺功能亢进症、多发性骨髓瘤等。

（2）血钙降低：血清总钙低于 2.25 mmol/L 称为低钙血症。见于长期低钙饮食、佝偻病、甲状旁腺功能减退症、胆汁淤积性黄疸、慢性肾衰竭等。

5. 血磷异常

（1）血磷增高：见于原发性或继发性甲状旁腺功能减退症、摄入过多维生素 D、肢端肥大症等。

（2）血磷降低：见于长期应用含铝制剂、饥饿、腹泻等吸收不良、活性维生素 D 缺乏、静脉注射胰岛素或葡萄糖等。

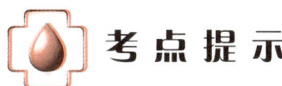

考 点 提 示

血清中电解质参考值。

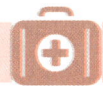

案 例 导 入

范某,男,36 岁。因多饮、多食、多尿伴体重减轻 6 个月入院,查空腹血糖 11.5 mmol/L。

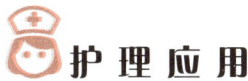

护 理 应 用

1. 病人入院后应做哪项实验室检查?
2. 进行的标本采集法有哪些注意事项?

二、血糖及其代谢产物的检测

(一) 空腹血糖测定

空腹血糖是诊断糖代谢紊乱最常用和最重要的指标。以空腹血浆葡萄糖检测较为方便,且结果也最可靠。

1. 标本采集法　抽取空腹静脉血 2～3 mL,注入抗凝试管内。

2. 参考值

(1)葡萄糖氧化酶法为 3.9～6.1 mmol/L。

(2)邻苯甲胺法为 3.9～6.4 mmol/L。

3. 临床意义　血糖检测是目前诊断糖尿病的主要依据,也是判断糖尿病病情和控制程度的主要指标。

1) 血糖增高　当空腹血糖增高又未达到诊断糖尿病的标准时,称为空腹血糖过高;当空腹血糖>7.0 mmol/L 时称为高血糖症。引起血糖增高的常见原因有两个。

(1)生理性增高:见于餐后 1～2 h、高糖饮食、精神过度紧张、情绪激动、剧烈运动等。

(2)病理性增高:①糖尿病:最常见。②内分泌疾病:如甲状腺功能亢进症、皮质醇增多症等。③应激性高血糖:颅脑损伤、颅内压增高、脑出血、急性心肌梗死等。④药物影响:如噻嗪类利尿剂、口服避孕药、泼尼松等。⑤其他:如脱水、高热、呕吐、腹泻、麻醉和缺氧等。

2) 血糖降低　当空腹血糖<3.9 mmol/L 时为血糖降低,当空腹血糖<2.8 mmol/L 时称为低糖血症。引起血糖降低的常见原因如下。

(1)生理性降低:见于饥饿、长期剧烈运动后,妊娠期等。

(2)病理性降低:①胰岛素过多:如胰岛素及降糖药使用过量,胰岛 B 细胞增生或肿瘤等。②对抗胰岛素的激素分泌不足:如肾上腺皮质激素、生长激素缺乏等。③肝糖原储存缺乏:如急性重型肝炎、急性肝坏死、肝癌等。④其他:如急性酒精中毒、严重营养不良等。

(二) 口服葡萄糖耐量试验

口服葡萄糖耐量试验(OGTT)是检查人体血糖调节功能的葡萄糖负荷试验。临床上主要用于诊断症状不明显或空腹血糖升高不明显的疑似糖尿病者。正常人口服一定量的葡萄糖后,暂时升高的血糖刺激了胰岛素分泌增加,使血糖在短时间内降至空腹水平,此为耐糖现象。当糖代谢紊乱时,口服一定量的葡萄糖后血糖急剧升高或升高不明显,但短时间内不能降至空腹水平(或原来水平),此为糖耐量异常或糖耐量降低。

1. 标本采集法

(1)试验前3天正常进食及活动。

(2)检查前8 h禁止吸烟、饮酒或咖啡等刺激性饮料;停用影响糖代谢的药物,注意避免剧烈运动和精神紧张。

(3)试验当天将葡萄糖75 g(儿童按1.75 g/kg,总量不超过75 g)溶于300 mL水中空腹口服,分别于服用葡萄糖前,服用葡萄糖后30 min、1 h、2 h、3 h取血测定血浆葡萄糖浓度,同时留取尿标本做尿糖定性。

2. 参考值 空腹血糖<6.1 mmol/L;服糖后30 min至1 h血糖浓度达高峰,一般为7.8~9.0 mmol/L,峰值<11.1 mmol/L;2 h后血糖<7.8 mmol/L;3 h血糖应恢复至空腹水平。各检测时间点的尿糖均为阴性。

3. 临床意义

(1)诊断糖尿病:临床上有以下情形者,即可诊断糖尿病。①具有糖尿病症状,空腹血糖>7.0 mmol/L。②口服葡萄糖耐量试验中2 h血糖≥11.1 mmol/L。③具有临床症状,随机血糖≥11.1 mmol/L,且伴有尿糖阳性者。

(2)糖耐量减低:糖耐量减低指空腹血糖<7.0 mmol/L,峰值>11.1 mmol/L,2 h血糖浓度在7.8~11.1 mmol/L之间。多见于Ⅱ型糖尿病、肥胖症、甲状腺功能亢进症及皮质醇增多症等。

(3)糖耐量增高:糖耐量增高指空腹血糖降低,服糖后血糖上升不明显,2 h后仍处于低水平,常见于胰岛B细胞瘤、腺垂体功能减退症和肾上腺皮质功能减退症等。

知识链接

> 糖尿病诊断标准:①糖尿病症状+任意时间血浆葡萄糖水平≥11.1 mmol/L。②空腹血浆葡萄糖水平≥7.0 mmol/L。③空腹葡萄糖耐量试验中,2 h血糖水平≥11.1 mmol/L。其中空腹是指8~10 h内无任何热量摄入;任意时间指一天内任何时间,不论上一次进餐时间及食物摄入量。

(三) 血清胰岛素检测

用于了解胰岛B细胞基础功能状态和储备状态,间接了解血糖控制情况。

1. 标本采集法 抽取空腹静脉血2 mL,注入干燥试管内。

2. 参考值 空腹胰岛素10~20 mU/L。

3. 临床意义 血清胰岛素水平主要用于糖尿病的分型诊断。①Ⅰ型糖尿病空腹胰岛素明显降低,Ⅱ型糖尿病空腹胰岛素可正常、稍高或减低。②胰岛B细胞瘤常出现高胰岛素血症,胰岛素呈高水平曲线,但血糖降低。③其他:肥胖、肝功能损伤、肾衰竭、肢端肥大症等血清胰岛素增高;腺垂体功能低下、肾上腺皮质功能不全或饥饿时,血清胰岛素水平减低。

(四)血清C-肽检测

C-肽是胰岛B细胞所分泌的胰岛素原在蛋白水解酶的作用下分裂而成的与胰岛素等分子的肽类物。

1. 标本采集法 抽取空腹静脉血2 mL,注入干燥试管内。

2. 参考值 空腹C-肽0.3～1.3 nmol/L。

3. 临床意义 C-肽水平变化意义同血清胰岛素,且C-肽可以真实反映实际胰岛素水平,故也可以指导临床治疗中胰岛素用量的调整。

(1)C-肽水平增高:见于胰岛B细胞瘤、肝硬化等。

(2)C-肽水平降低:见于糖尿病。

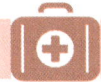

案例导入

赵某,男,50岁。体型肥胖,查血压150/85 mmHg。

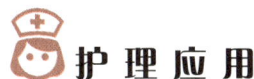

护理应用

1. 为了解健康状况还应做哪项实验室检查?

2. 进行的标本采集法有哪些注意事项?

三、血清血脂测定

血清脂类主要包括胆固醇、甘油三酯、磷脂和游离脂肪酸。血脂有两个来源:一是外源性,即从消化道吸收而来;另一是内源性,即体内合成或组织转化而来。高脂膳食后血脂可暂时性明显升高,因此空腹12～24 h后采血,才能较可靠地反映血脂水平。

(一)标本采集法

素食3天,抽取空腹静脉血2 mL,注入干燥试管内。

(二)参考值

1. 血清总胆固醇(TC) 2.86～5.72 mmol/L;＜5.72 mmol/L为合适水平,＞5.72 mmol/L为升高。

2. 血清甘油三酯(TG) 0.56～1.70 mmol/L;≤1.70 mmol/L为合适水平,＞1.70 mmol/L为升高。

3. 高密度脂蛋白胆固醇(HDL-C) 成人:＞1.04 mmol/L为合适水平,＜0.91 mmol/L为降低。

4. 低密度脂蛋白胆固醇(LDL-C) 成人:≤3.12 mmol/L为合适水平,＞3.64 mmol/L为升高。

（三）临床意义

1. 血脂增高 见于原发性高脂血症、冠状动脉粥样硬化性心脏病、原发性高血压、糖尿病、肾病综合征、甲状腺功能减退症等。

2. 血脂降低 见于甲状腺功能亢进症、重症肝病、慢性消耗性疾病、营养不良等。

3. 高密度脂蛋白胆固醇降低 高密度脂蛋白胆固醇是抗动脉粥样硬化脂蛋白，其含量与冠心病的发病呈负相关，高密度脂蛋白胆固醇降低是冠心病发病的危险因素，也可见于动脉粥样硬化、脑血管病、糖尿病和肝硬化等。

4. 低密度脂蛋白胆固醇增高 低密度脂蛋白胆固醇为动脉粥样硬化因子，其含量与冠心病的发病呈正相关，低密度脂蛋白胆固醇在总胆固醇中所占比例越高，发生动脉硬化和冠心病的危险性也越大。

案例导入

李某，男，46岁。晚餐后突然出现上腹中部剧烈刀割样疼痛，向腰背部呈带状放射。继而呕出胆汁。查体：急性痛苦面容，全腹疼痛，腹肌紧张，体温38.5 ℃。

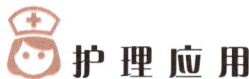

护理应用

1. 为明确诊断应做哪项实验室检查？
2. 进行的标本采集法有哪些注意事项？

四、其他血清酶测定

（一）血清淀粉酶测定

血清淀粉酶（AMS）主要来自胰腺和腮腺，对食物中多糖类化合物的消化起重要作用。

1. 标本采集法 抽取空腹静脉血2 mL，注入干燥试管内，勿使溶血。

2. 参考值 Somogyi法为800～1800 U/L。

3. 临床意义 血清淀粉酶增高临床意义同尿淀粉酶测定，但主要用于急性胰腺炎的早期诊断，血清淀粉酶增高超过参考值3倍可确诊。急性胰腺炎发病后6～12 h血清淀粉酶开始升高，12～24 h达高峰，3～5天恢复正常。血清淀粉酶的高低不一定反映病情的轻重，出血性胰腺炎血清淀粉酶可正常或低于正常。

（二）血清肌酸激酶及其同工酶测定

血清肌酸激酶（CK）广泛存在于骨骼肌、心肌和脑组织中，正常血清中含量低，当骨骼肌、心肌病变时其含量可增高。血清肌酸激酶的同工酶有肌型同工酶（CK-MM）、脑型同工酶（CK-BB）和混合型同工酶（CK-MB）三种。

1. 标本采集法 抽取空腹静脉血2 mL，注入干燥试管内，勿使溶血。

2. 参考值 血清肌酸激酶（酶偶联法，37 ℃）男性为38～174 U/L，女性为26～140 U/L。

血清肌酸激酶肌型同工酶为 $94\%\sim96\%$，血清肌酸激酶混合型同工酶低于 5%，血清肌酸激酶脑型同工酶极少或为 0。

3. 临床意义

(1) 急性心肌梗死：血清肌酸激酶在急性心肌梗死发病 $3\sim8$ h 即明显增高，峰值出现在 $10\sim36$ h，$3\sim4$ 天恢复正常；血清肌酸激酶混合型同工酶对急性心肌梗死的早期诊断灵敏度和特异性明显高于血清肌酸激酶，且峰值出现早，$2\sim3$ 天恢复正常。

(2) 其他心肌损伤和肌肉疾病：如心肌炎、多发性肌炎、进行性肌营养不良等。

(三) 血清乳酸脱氢酶及同工酶测定

乳酸脱氢酶 (LD 或 LDH) 是一种糖酵解酶，主要存在于心肌、骨骼肌、肾脏，其次为肝、脾、胰、肺及红细胞。血清乳酸脱氢酶的同工酶根据分布及生理功能的不同可分为三大类：第一类以 LD_1 为主，主要分布在心肌；第二类以 LD_5 为主，主要分布于骨骼肌和肝脏；第三类以 LD_3 为主，主要存在于脾、肺等组织中。

1. 标本采集法　抽取空腹静脉血 2 mL，注入干燥试管内，勿使溶血。

2. 参考值

(1) LD 连续监测：$104\sim245$ U/L。

(2) 速率法：$95\sim200$ U/L。

(3) 同工酶测定 (圆盘电泳法，U/L)：

LD_1 为 32.70 ± 4.60。

LD_2 为 45.10 ± 3.53。

LD_3 为 18.50 ± 2.96。

LD_4 为 2.90 ± 0.89。

LD_5 为 0.85 ± 0.55。

3. 临床意义

(1) 血清乳酸脱氢酶升高：①心肌梗死：血清乳酸脱氢酶在心肌梗死后 $8\sim10$ h 升高，$2\sim3$ 天达高峰，持续 $1\sim2$ 周恢复正常；若在病程中血清乳酸脱氢酶持续升高或降低后再次升高，提示梗死范围扩大或再次梗死。血清乳酸脱氢酶诊断心肌梗死的灵敏度高，但特异性较差，要结合临床进行诊断。②肝脏疾病：急性肝炎或慢性活动性肝炎、肝癌血清乳酸脱氢酶升高。③其他：白血病、淋巴瘤、贫血、肌营养不良、肺梗死等也可使血清乳酸脱氢酶升高。

(2) 血清乳酸脱氢酶同工酶：主要见于急性心肌梗死和肝脏疾病的诊断。急性心肌梗死、心肌炎等以 LD_1 升高为主；急、慢性肝脏疾病和消化道癌肿以 LD_5 升高为主；阻塞性黄疸则以 LD_4 升高为主。

(四) 血清酸性磷酸酶测定

血清酸性磷酸酶 (ACP) 主要来源于前列腺，也可来自骨、肝、脾、红细胞和血小板。

1. 标本采集法　抽取空腹静脉血 2 mL，注入干燥试管内，勿使溶血。

2. 参考值　$0.9\sim1.9$ U/L。

3. 临床意义　主要用于前列腺癌，但由于其不稳定，检测困难，目前已被其他前列腺癌标志物，如前列腺特异性抗原 (PSA) 所取代。增高常见于：①前列腺疾病，如前列腺癌、前列腺炎、前列腺肥大等。②骨骼疾病：见于恶性骨肿瘤、代谢性骨病等。③肝脏疾病：肝癌及慢性肝病时血清酸性磷酸酶可升高。④血液病：见于血小板减少症、白血病、溶血性贫血等。

任务八　常见免疫学检查

 要点导航

重点：掌握类风湿因子、抗核抗体、甲胎蛋白、癌胚抗原等常见免疫学检查标本的采集法、参考值。

难点：常见免疫学检查的临床意义，尤其是一些疾病特异性标志物。

 案例导入

　　张某，女，50 岁。两年前无明显诱因出现双腕、双手关节和双膝、踝、足、跖趾关节肿痛，伴晨僵，约 10 min，疼痛以夜间明显，影响行动。

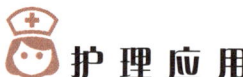 **护理应用**

可做什么实验室检查帮助病人进行诊断？

免疫学检查最常用于传染病的诊断，其次用于变态反应性疾病、肿瘤和组织移植等方面的诊断。本节主要讲述应用于普通的功能测定。

一、自身抗体检查

（一）类风湿因子的检测

类风湿因子（RF）主要存在于类风湿关节炎病人的血清和关节液内，也为一种自身抗体。

1. 标本采集法　取静脉血 2 mL，注入干燥试管内。

2. 参考值　阴性。

3. 临床意义　阳性见于类风湿关节炎及其他自身免疫性疾病。

（二）抗核抗体的检测

抗核抗体（ANA）是一种能与细胞核或核的组成部分（DNA）发生反应的抗体。根据其主要针对细胞核中的成分可分为：①抗 DNA 和抗组蛋白抗体；②抗核非组蛋白抗体；③抗核仁抗体。

1. 标本采集法　取静脉血 2 mL，注入干燥试管内。

2. 参考值　定性法阴性，滴定法＜1∶160，免疫荧光滴定＜1∶10。

3. 临床意义

（1）未经治疗的系统性红斑狼疮阳性率可达 96%。

（2）类风湿关节炎、进行性全身硬化症、皮肌炎、干燥综合征、慢性肝炎等，也可测出阳性反应，但滴定度较低。

（三）其他抗体检查

其他抗体检查见表 5-10。

表 5-10　其他抗体检查

其他抗体检查	标本采集法	参考值	临床意义
抗 DNA 抗体		阴性	见于活动期系统性红斑狼疮，阳性率 70%～90%
抗 Sm 抗体		阴性	诊断系统性红斑狼疮特异性达 99%，且能反映活动度
抗平滑肌抗体（SMA）和抗线粒体抗体（AMA）	取静脉血 2 mL，注入干燥试管内	阴性	①急、慢性肝炎病人抗平滑肌抗体阳性率达 80%。②90% 以上原发性胆汁性肝硬化病人抗线粒体抗体阳性
抗甲状腺球蛋白抗体（TGAb）及抗甲状腺微粒体抗体（TMAb）		阴性（<1∶40）	①阳性，见于慢性淋巴细胞性甲状腺炎、Graves 病。②正常人有 15%～17% 阳性率。③恶性贫血、重症肌无力、肝病、糖尿病也可有阳性反应

 案例导入

李某，男，58 岁。有肝炎后肝硬化病史 5 年。近 2 个月来肝区呈持续性胀痛，体重下降明显。查体：体型消瘦，右锁骨中线肋缘下 4 cm 触及肝脏，表面触及大小不等结节，质地坚硬，肝区压痛明显。

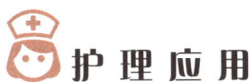

可做哪项实验室检查帮助病人进行诊断？

二、常见肿瘤标志物检查

（一）甲胎蛋白测定

甲胎蛋白（alpha-fetoprotein，AFP）是在胎儿时期由肝脏和卵黄囊合成的一种血清糖蛋白，出生后甲胎蛋白的合成很快受到抑制。当肝细胞或生殖腺胚胎组织发生恶变时，有关基因重新被激活,使原来已丧失合成甲胎蛋白能力的细胞又重新开始合成,以致血中甲胎蛋白含量明显升高。

1. 标本采集法 空腹静脉血 3 mL,注入干燥试管内。

2. 参考值 ELISA 法或 RIA 法 <25 μg/L;对流免疫电泳法阴性。

3. 临床意义

(1)原发性肝癌:原发性肝癌的 AFP 明显增高。血清 AFP 测定结果大于 300 μg/L。如含量不断增高,更应高度警惕。肝癌病人血清 AFP 含量变化的速率和程度与肿瘤组织分化程度高低有一定相关性。

(2)其肿瘤的监测:血清 AFP 含量的检测对其肿瘤的监测亦有重要临床价值,如睾丸癌、畸胎瘤、胃癌、胰腺癌等病人血清 AFP 含量可以升高。

(3)非恶性肝脏病变:如病毒性肝炎、肝硬化,AFP 亦可升高,但一般不超过 300 μg/L。约 10% 的原发性肝癌病人其 AFP 阴性。

(4)妊娠:妊娠 3~4 个月,孕妇 AFP 开始升高,7~8 个月达高峰,但多低于 400 μg/L,分娩后 3 周恢复正常。胎儿神经管畸形、双胎、先兆流产等均会使孕妇血液和羊水中 AFP 升高。

(二) 癌胚抗原测定

癌胚抗原(carcinoembryonic antigen,CEA)是 1965 年 Gold 和 Freedman 首先从胎儿及结肠癌组织中发现的,癌胚抗原是一种多糖蛋白质复合物。一般情况下,癌胚抗原是由胎儿胃肠道上皮组织、胰和肝脏的细胞所合成的,通常在妊娠前 6 个月内癌胚抗原含量增高,出生后血清中含量已很低。癌胚抗原属于非特异性肿瘤相关抗原,分泌癌胚抗原的肿瘤大多位于空腔脏器,如胃肠道、呼吸道、泌尿道等。

1. 标本采集法 取静脉血 1 mL,注入干燥试管内。

2. 参考值 ELISA 法和 RIA 法 <5 μg/L。

3. 临床意义 在临床上,CEA>60 μg/L,可见于胰腺癌、结肠癌、直肠癌、胃癌和肺癌等。CEA 值升高,表明病变加重,反之则表明病变好转。一般来说,手术切除肿瘤后 6 周,CEA 水平恢复正常,否则提示有残存肿瘤;若 CEA 浓度持续不断升高,或其数值超过 5~6 倍者均提示预后不良。连续随访定量检测血清 CEA 含量,对肿瘤病情判断更具意义。

除血液外,其他体液如浆液性渗出液的 CEA 定量可作为细胞学检查的辅助手段;尿液 CEA 定量可作为判断膀胱肿瘤预后的参考。

(三) 其他癌抗原测定

其他癌抗原测定见表 5-11。

表 5-11 其他癌抗原测定

项目	标本采集法	参考值	临床意义
癌抗原 125 (CA125)测定	取静脉血 1 mL,注入干燥试管内	ELISA 法和 RIA 法 <3.5 万 U/L	①存在于卵巢组织细胞和浆液性腺癌组织中。尤其对卵巢癌观察治疗效果和判断复发较为灵敏。②可用于鉴别卵巢包块,特别适用于绝经后女性。③宫颈癌、乳腺癌、胰腺癌、胆道癌、肝癌、胃癌、结肠癌、肺癌等也有一定的阳性反应

续表

项目	标本采集法	参考值	临床意义
癌抗原 153 (CA153)测定		ELISA 法和 RIA 法＜2.5 万 U/L	①主要用于乳腺癌病人的治疗检测和预后判断。②血清 CA153 浓度升高还可见于子宫肿瘤、转移性卵巢癌、肝癌、胰腺癌、结肠癌、肺癌。③乳腺、肝脏、肺等良性疾病时,CA153 血清水平也可见不同程度的增高
糖链抗原 199 (CA199)测定	取静脉血 1 mL,注入干燥试管内	ELISA 法和 RIA 法＜3.7 万 U/L	①目前认为,CA199 是胰腺癌的首选肿瘤标志物,胰腺癌早期,与癌胚抗原同时测定,敏感性还可进一步提高。②血清 CA199 浓度升高还可见于胆囊癌、胆管癌、胃癌、结肠癌、直肠癌。③连续检测对病情进展、手术疗效、预后估计及复发诊断有重要价值

直通护考

1. 蛋白尿是指 24 h 尿液蛋白含量超过(　　)。

A. 50 mg　　　　B. 100 mg　　　　C. 150 mg　　　　D. 200 mg　　　　E. 250 mg

2. 长期应用糖皮质激素常有哪种粒细胞减少?(　　)

A. N　　　　B. L　　　　C. E　　　　D. M　　　　E. B

3. 血胆固醇减低见于(　　)。

A. 重症肝病　　　　　　B. 肾病综合征　　　　　　C. 高血压病

D. 糖尿病　　　　　　　E. 甲状腺功能减退症

4. 尿蛋白定量标本瓶中的防腐剂是(　　)。

A. 甲苯 5 mL　　　　　　B. 稀盐酸 5 mL　　　　　　C. 甲醛 5 mL

D. 碳酸 5 mL　　　　　　E. 浓盐酸 5 mL

5. 尿液呈酱油色见于(　　)。

A. 阻塞性黄疸　　　　　　B. 急性溶血　　　　　　C. 肝细胞性黄疸

D. 肾脏肿瘤　　　　　　　E. 晚期丝虫病

6. 白细胞分类计数中中性粒细胞(包括杆状核、分叶核)正常应占(　　)。

A. 0.5%～1.0%　　　　　B. 50%～70%　　　　　C. 3%～8%

D. 80%～85%　　　　　　E. 20%～40%

7. 成人男性血红蛋白正常参考值范围为(　　)。

A. 100～140 g/L　　　　B. 140～170 g/L　　　　C. 110～150 g/L

D. 170～200 g/L　　　　E. 120～160 g/L

8. 血沉无明显增快的疾病是(　　)。

A. 心绞痛　　　　　　B. 恶性肿瘤晚期　　　　　　C. 急性心肌梗死

D. 活动性结核病　　　E. 慢性肾炎

9. 网织红细胞减少常见于(　　)。

A. 溶血性贫血　　　　　　B. 急性出血　　　　　　C. 急性中毒

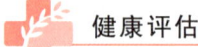

D. 脾切除术后　　　　　　　　　E. 再生障碍性贫血

10. 淋巴细胞增多,多见于(　　　　)。

A. 化脓菌感染　　　　　　　B. 寄生虫病　　　　　　　C. 病毒性感染

D. 皮肤病　　　　　　　　　E. 过敏性疾病

11. 周围血象中性粒细胞核右移常提示(　　　　)。

A. 白血病　　　　　　　　　B. 过敏性疾病　　　　　　C. 造血物质不足

D. 严重感染　　　　　　　　E. 骨髓造血功能低下

12. 能较早判断肾小球损害的肾功能检查是(　　　　)。

A. 血尿素氮　　　　　　　　B. 血肌酐　　　　　　　　C. 酚红排泄试验

D. 内生肌酐清除率　　　　　E. 尿浓缩稀释实验

13. 能引起嗜酸性粒细胞增多的疾病是(　　　　)。

A. 支气管哮喘　　　　　　　B. 化脓性扁桃体炎　　　　C. 急性心肌梗死

D. 肺结核　　　　　　　　　E. 急性阑尾炎

14. 尿中出现管型提示病变在(　　　　)。

A. 肾实质　　　B. 输尿管　　　C. 膀胱　　　D. 尿道　　　E. 肾盂

15. 脓尿常见于(　　　　)。

A. 肾盂肾炎　　　B. 尿路结石　　　C. 肾癌　　　D. 肾炎　　　E. 肾肿瘤

16. 血管内溶血可出现(　　　　)。

A. 血尿　　　B. 胆红素尿　　　C. 乳糜尿　　　D. 血红蛋白尿　　E. 脓尿

17. 尿比重低而固定可见于(　　　　)。

A. 急性肾小球肾炎　　　　　B. 慢性肾小球肾炎晚期　　C. 糖尿病

D. 尿崩症　　　　　　　　　E. 重度脱水

18. 正常人尿液中可出现(　　　　)。

A. 透明管型　　　B. 颗粒管型　　　C. 细胞管型　　　D. 脂肪管型　　　E. 蜡样管型

19. 多尿是指成人 24 h 尿量大于(　　　　)。

A. 1000 mL　　　B. 1500 mL　　　C. 2000 mL　　　D. 2500 mL　　　E. 3000 mL

20. 镜下血尿是指尿沉渣镜检红细胞(　　　　)。

A. >10 个/HP　　B. >6 个/HP　　C. >3 个/HP　　D. >4 个/HP　　E. >1 个/HP

21. 白陶土样便可见于(　　　　)。

A. 细菌性痢疾　　　　　　　B. 慢性溃疡性结肠炎　　　C. 结肠癌

D. 胃溃疡　　　　　　　　　E. 阻塞性黄疸

22. 柏油样便常见于(　　　　)。

A. 消化性溃疡　　　　　　　B. 溃疡性结肠炎　　　　　C. 结肠癌

D. 内痔　　　　　　　　　　E. 肛裂

23. 粪便隐血试验阳性提示(　　　　)。

A. 上消化道少量出血　　　　B. 上消化道急性大出血　　C. 下消化道少量出血

D. 下消化道大量出血　　　　E. 消化道炎症

24. 李某,女,26 岁。发热、腰痛、尿频、尿急、尿痛 2 天,尿液外观混浊,镜检可见白细胞(＋＋＋),有白细胞管型。最可能的是(　　　　)。

A. 急性肾小球肾炎　　　　　B. 急性肾盂肾炎　　　　　C. 急性膀胱炎

D. 急性尿道炎　　　　　　　　E. 肾病综合征

25. 反映肝功能损伤最灵敏的指标是(　　)。

A. 血清胆红素增高　　　　　　B. 血清清蛋白减少　　　　　　C. 血清球蛋白

D. 血清丙氨酸氨基转移酶　　　E. 血清天门冬氨酸氨基转移酶

26. 血清含量与冠心病的发病呈正相关的是(　　)。

A. 总胆固醇　　　　　　　　　B. 甘油三酯　　　　　　　　　C. 高密度脂蛋白胆固醇

D. 低密度脂蛋白胆固醇　　　　E. 碱性磷酸酶

27. 血、尿淀粉酶增高最明显的疾病是(　　)。

A. 急性胰腺炎　　B. 慢性胰腺炎　　C. 急性肝炎　　　D. 消化性溃疡　　E. 糖尿病

28. 乙型肝炎病毒标志物检测中保护性抗体的是(　　)。

A. 抗 HBc　　　B. 抗 HBe　　　C. 抗 HBs　　　D. HBsAg　　　E. HBeAg

29. 下列哪项符合渗出液的特点?(　　)

A. 外观黄色,脓性　　　　　　B. 比重 1.012　　　　　　　　C. 黏蛋白定性阴性

D. 蛋白定量 21 g/L　　　　　E. 细胞计数 $50×10^6$/L

30. 血清电解质参考值错误的是(　　)。

A. 血清钾 3.5～5.5 mmol/L　　　　　　　　B. 血清钠 135～145 mmol/L

C. 血清氯化物 98～106 mmol/L　　　　　　D. 血清氯化物 135～145 mmol/L

E. 血清钙 2.25～2.75 mmol/L

31. 张某,男,44 岁。食欲不振,尿色深两周,查体:皮肤、黏膜均黄染,肝大,肋下 2 cm,轻度触痛,脾肋下未触及。实验室检查:总胆红素 120 μmol/L,直接胆红素 60 μmol/L,ALT 200 μmol/L,ALP 100 μmol/L,GGT 100 μmol/L,尿胆红素及尿胆原均呈阳性,彩超检查未见胆囊肿大及胆总管扩大。考虑其黄疸属于(　　)。

A. 肝细胞性黄疸　　　　　　　B. 溶血性黄疸　　　　　　　　C. 多吃胡萝卜引起的

D. 胰头癌肝外胆管受压所致　　E. 肝总管结石所致

（张　洁）

项目六　心电图评估

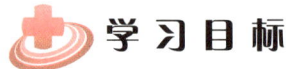 **学习目标**

知识目标：

1. 掌握正常心电图各波的形成原因。
2. 熟悉常见异常心电图特点。
3. 了解心电图发生原理、心电图的测量及分析方法。

能力目标：

能够熟练描记心电图，能初步识别正常心电图。

素质目标：

使学生具有严谨、求实的工作作风，具有对病人尊重、关爱的态度。

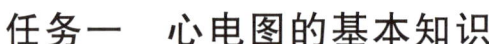

任务一　心电图的基本知识

 **要点导航**

重点: 心电图导联的连接方式。

难点: 心电图各波的形成原因。

 案例导入

王某，男，45 岁。既往有冠心病病史，突然出现心悸、晕厥、血压下降、四肢抽搐。

护理应用

1. 病人入院后应做哪项检查?
2. 应该做好哪些准备?

心脏每一次机械收缩前,心肌先产生电激动,这种电激动传遍全身,在身体的不同部位的表面发生电位差。心电图(ECG)就是用心电图机通过体表导联线连接,把不断变化的电位连接描记出的曲线。

一、心电图导联与导联轴

在人体不同部位放置电极,并通过导联线与心电图机相连,这种记录心电图的电路连接方法称为心电图导联。在长期临床心电图实践中,国际通用常规 12 导联体系。包括标准导联 Ⅰ、Ⅱ、Ⅲ 及加压单极肢体导联 aVR、aVL、aVF,胸导联包括 V$_1$、V$_2$、V$_3$、V$_4$、V$_5$、V$_6$。

(一) 肢体导联

1. 标准导联 即双极肢体导联,包括 Ⅰ、Ⅱ、Ⅲ,反映两个肢体之间的电位差变化(表 6-1、图 6-1)。

表 6-1 标准导联连接法

导联名称	正极	负极
Ⅰ	左上肢	右上肢
Ⅱ	左下肢	右上肢
Ⅲ	左下肢	左上肢

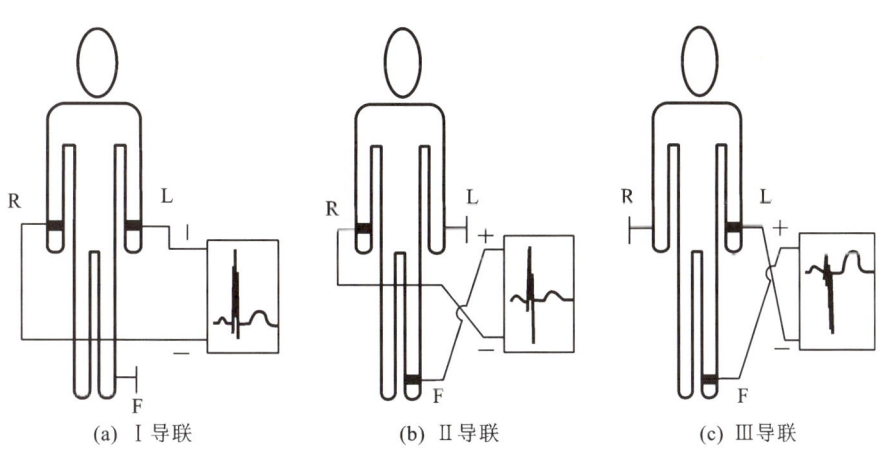

(a) Ⅰ导联　　　　　(b) Ⅱ导联　　　　　(c) Ⅲ导联

图 6-1 标准导联连接方式示意图

2. 加压单极肢体导联 属单极导联,包括 aVR、aVL、aVF,基本上代表检测部位的电位变化。肢体导联电极主要放置于右上肢(R)、左上肢(L)、左下肢(F)(表 6-2、图 6-2)。

表 6-2　加压单极肢体导联连接法

导联名称	正极	负极
aVR	右上肢	左上肢＋左下肢
aVL	左上肢	右上肢＋左下肢
aVF	左下肢	右上肢＋左上肢

注:a代表加压50％;V代表电压;R、L、F分别代表右上肢、左上肢和左下肢。

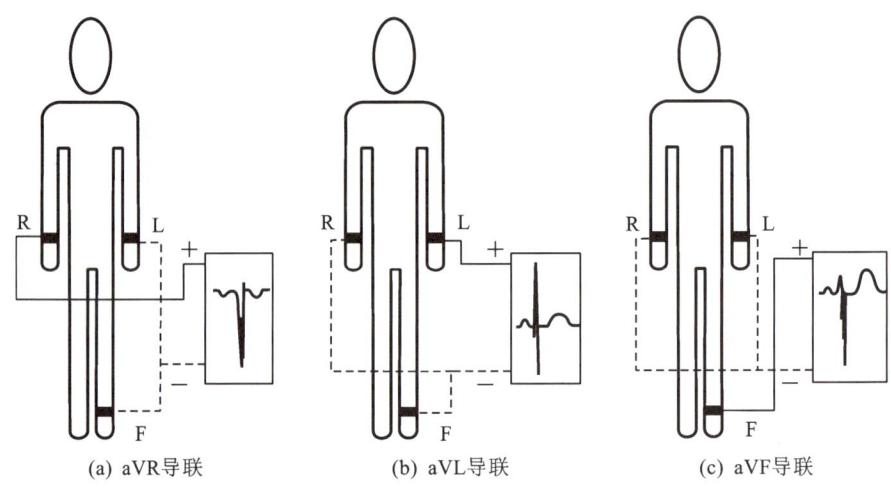

(a) aVR导联　　　　(b) aVL导联　　　　(c) aVF导联

图 6-2　加压单极肢体导联连接方式示意图

连接各部位导联电极:肢体导联的红色导线接右上肢、黄色导线接左上肢、绿色导线接左下肢、黑色导线接右下肢。

(二) 胸导联

胸导联属单极导联,包括 $V_1 \sim V_6$ 导联,电极应安放于胸壁规定的部位,又称心前区导联。胸导联检测电极具体安放的位置:V_1 位于胸骨右缘第 4 肋间;V_2 位于胸骨左缘第 4 肋间;V_3 位于 V_2 与 V_4 两点连线的中点;V_4 位于左锁骨中线与第 5 肋间相交处;V_5 位于左腋前线与 V_4 同一水平处;V_6 位于左腋中线与 V_4 同一水平处(表 6-3、图 6-3)。

表 6-3　胸导联的电极位置

导联名称	正极	负极
V_1	胸骨右缘第 4 肋间	中心电端
V_2	胸骨左缘第 4 肋间	中心电端
V_3	V_2 与 V_4 连线中点	中心电端
V_4	左锁骨中线平第 5 肋间	中心电端
V_5	左腋前线与 V_4 同一水平	中心电端
V_6	左腋中线与 V_4 同一水平	中心电端

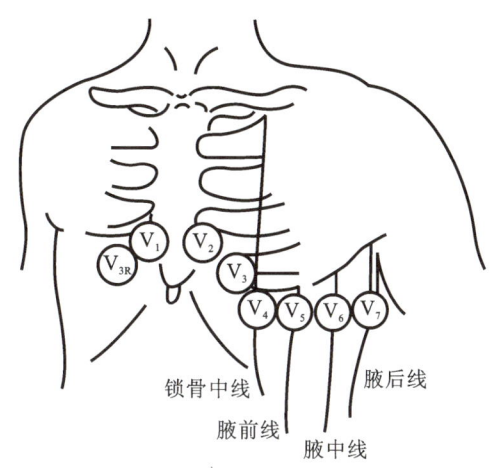

图 6-3　胸导联连接方式示意图

　　临床对后壁心肌梗死还常选用 $V_7 \sim V_9$ 导联；诊断右心病变（如右心室心肌梗死）需要选用 $V_{3R} \sim V_{6R}$ 导联，电极放置右胸部与 $V_3 \sim V_6$ 对称处（表 6-4）。

表 6-4　其他胸导联的电极位置

导联名称	正极	负极
V_7	左腋后线与 V_4 同一水平	中心电端
V_8	左肩胛线与 V_4 同一水平	中心电端
V_9	左脊柱旁线与 V_4 同一水平	中心电端
$V_{3R} \sim V_{6R}$	右胸部与 $V_3 \sim V_6$ 对称处	中心电端

　　胸导联为白色导线，其末端有明确标记分别标明 $V_1 \sim V_6$ 导联，导线颜色分别是红黄绿棕黑紫。分别连在相应胸导联的正电极的不同位置。

（三）导联轴

　　某一导联正负两级之间假想的连线称为该导联的导联轴，方向是由负极指向正极。6 个肢体导联就可以获得 6 个方向的导联轴，将 6 个肢休导联的导联轴分别平行移动通过中心电端，即组成额面六轴系统（图 6-4）。每一根轴从中心 0 点分为止负两半，各个轴之间均为 30°，导联 I 的正向为 0°，负侧为 ±180°；导联 aVF 的正向为 +90°，负侧为 -90°；导联 II 的正向侧为 +60°，负侧为 -120°，以此类推。

二、心电图的组成与命名

（一）正常心脏激动传导系统

　　心脏传导系统由窦房结、结间束、房间束、房室结、希氏束、左右束支以及浦肯野纤维构成。

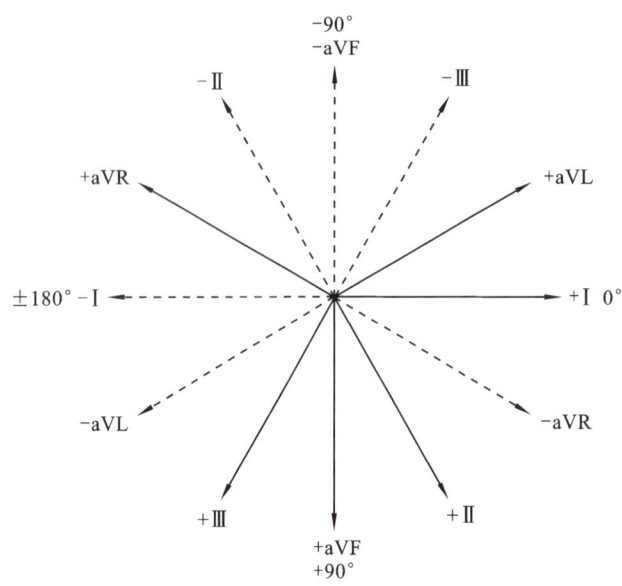

图 6-4 六轴系统

 考 点 提 示

胸导联正极的电极位置。

（二）心电图各波的形成与命名

正常心电活动由窦房结起搏，兴奋心房同时沿结间束→房室结→希氏束→左右束支→浦肯野纤维顺序传导，最后兴奋心室。引起一系列电位改变，形成了心电图上的相应的波段。临床上对这些波段规定了统一的名称(图 6-5)。

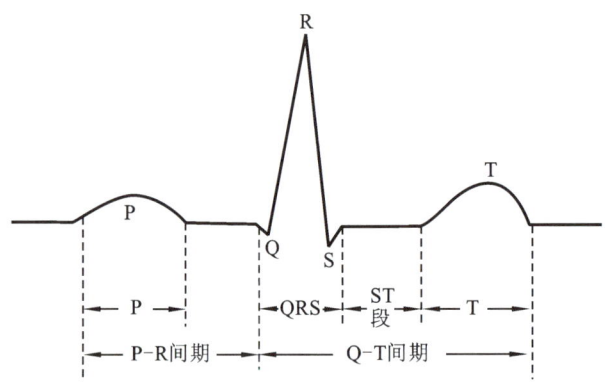

图 6-5 心电图各波段的示意图

1. **P 波** 最早出现的幅度较小的波，反映心房的除极过程。

2. **P-R 间期** 反映自心房开始除极至心室开始除极的时间，又称房室传导时间。

3. **QRS 波群** 幅度最大的波群，反映心室除极时电位和时间的变化。

4. **ST 段** 指 QRS 波群的终点至 T 波起点间的线段，代表心室的缓慢复极过程。

5. **T 波** QRS 波群后的波，代表心室快速复极时的电位变化。

6. Q-T 间期　从 QRS 波群开始至 T 波终点的间距,代表心室开始除极至心室复极完毕全过程的时间。

7. U 波　为 T 波后 0.02～0.04 s 出现的小波,振幅很小,方向同 T 波方向。

QRS 波群可呈多种形态,统一命名如下:首先出现的位于水平线以上的正向波称为 R 波;R 波之前的负向波称为 Q 波;R 波之后第一个负向波是 S 波;S 波之后的正向波为 R′波;R′波后再出现负向波称为 S′波;如果 QRS 波只有负向波,则称为 QS 波。至于采用 Q 或 q、R 或 r、S 或 s 表示,应根据其幅度大小而定(图 6-6)。

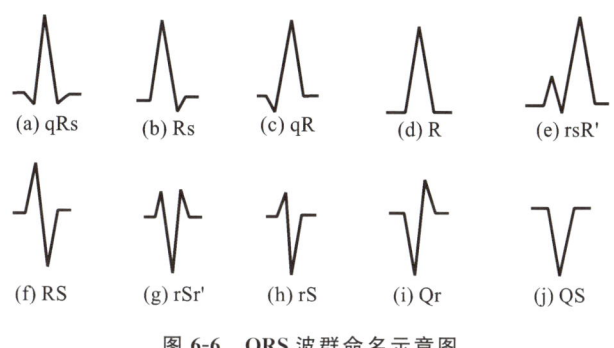

图 6-6　QRS 波群命名示意图

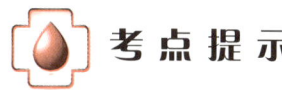

心电图各波段的意义。

三、心电图描记

(一)常规心电图操作步骤

见附录一实践八的操作流程。

(二)检查要求

(1)室温不得低于 18 ℃,检查室远离大型电器设备,检查床宽度不小于 80 cm,如果检查床靠墙,附近的墙内不应有电线穿行,如使用交流电操作,心电图机必须接地线。

(2)操作前检查心电图机的导联线、电源线、地线等连接是否正常。

(3)认真阅读检查申请单,快速了解病人的一般情况以及临床对检测心电图的要求,描记心电图常规 12 导联和附加导联。

(4)被检查者应在觉醒状态下,休息 5 min 后检查,检查时取仰卧位,全身放松,自然呼吸。如精神疾病病人、婴幼儿等不配合者需用镇静剂。

(5)安置电极部位的皮肤必须清洁,连接电极前相应部位涂心电图检测专用导电介质或生理盐水并应浸透皮肤,以减少皮肤电阻,保证心电图记录质量。

(6)按照国际统一标准,准确放置常规 12 导联电极,女性乳房下垂者应托起乳房然后放置电极。

(7)可疑或确诊急性心肌梗死首次检查时必须做 18 导联心电图。检查后壁导联时病人必须取仰卧位。

(8)心电图记录每个导联必须描记 3～4 个完整的心动周期。

（9）记录心电图时标定标准电压为 1 mV，走纸速度为 25 mm/s，并做标记。

（10）工作完毕后，应切断电源，心电图机应定期接受相关部门检测。

任务二　正常心电图

要点导航

重点：

1. 正常心电图各波段的特点及正常值。

2. 心率的测量。

难点： 心电图的分析。

案例导入

李先生，50 岁。健康体检，查体正常，描记心电图提示：窦性心律，正常心电图。

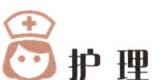

护理应用

如何判断是窦性心律？正常心电图各波段的特点是什么？

一、心电图测量

心电图记录纸是由纵线与横线交错而成的方格组成，小方格的边长均为 1 mm。横线代表时间（s），纵向坐标代表电压（mV）。常规心电图的走纸速度为 25 mm/s，每小格时间为 0.04 s。当输入定标电压为 1 mV 时，描记曲线上下移动 10 小格（10 mm），每小格的电压为 0.1 mV。若改变走纸速度或定标电压，则每小格代表的时间和电压值亦改变（图 6-7）。

（一）各波段时间的测量

各波段的时间测量应从该波段起始部的内缘水平测至波段终止部的内缘。

（二）各波段电压的测量

测量各波段的电压，正向波电压的测量从基线上缘至顶点之间的垂直距离，负向波的测量从基线下缘到波最低点之间的垂直距离。

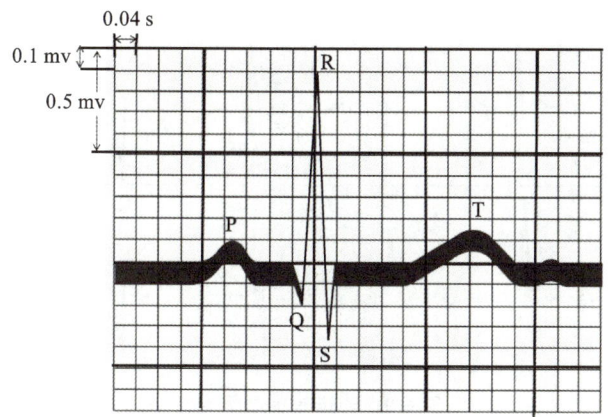

图 6-7 心电图各波段及记录纸示意图

（三）心率的测量（走纸速度为 25 mm/s）

1. 心律规则 只需测量 1 次心动周期的时间，再用 60 除以时间，所得的数值即为每分钟心脏激动的次数。即每分钟心率＝60/P-P 或 R-R 间期，P-P 或 R-R 间期是小格数×0.04 s。如 R-R 间期为 25 小格，R-R 间期＝0.04×25＝1.0 s，则心率为 60/1.0＝60 次/分。

2. 心律不齐 需测量同一导联连续 5 个以上的 P-P 或 R-R 间期，取其平均值，然后再计算出心率。

（四）心电轴的测量

心电轴是指心室除极过程中各瞬间向量的综合，代表心室除极向量在额面上的方向与大小。一般指平均 QRS 波群电轴。正常心电轴在额面上的投影指向左下，正常范围为－30°～＋90°（图 6-8）。一般采用心电轴与导联Ⅰ正侧段所成的角度表示心电轴的偏移程度。

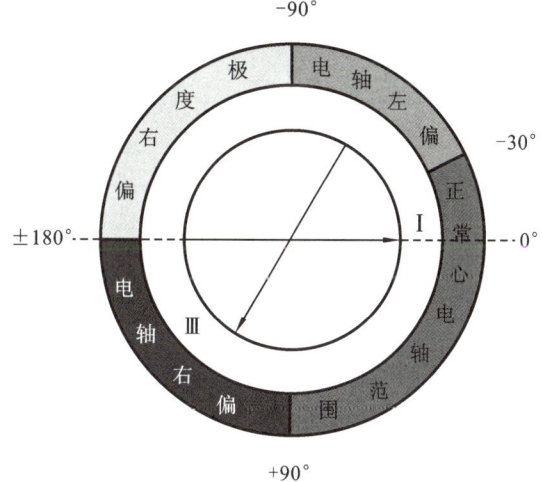

图 6-8 正常心电轴及其偏移示意图

目测法是最简易的方法，通过观察Ⅰ、Ⅲ导联的 QRS 波群的主波方向来判断心电轴是否偏移。Ⅰ、Ⅲ导联主波方向均向上，电轴不偏；Ⅰ导联主波向上、Ⅲ导联主波向下，为电轴左偏；Ⅰ导联主波向下、Ⅲ导联主波向上，为电轴右偏；Ⅰ、Ⅲ导联均向下，则不能确定（图 6-9）。

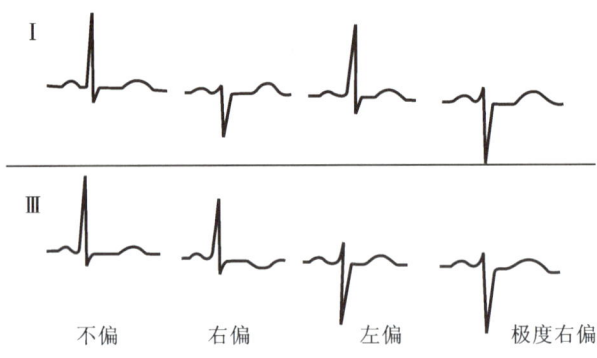

图 6-9　心电轴简易目测法

考点提示

心率的计算。

二、心电图各波段正常值

（一）P 波

1. 位置与形态　任何导联的 P 波一定出现在 QRS 波群之前，P 波光滑呈圆钝形，可有轻度切迹。P 波方向在 aVR 导联倒置，Ⅰ、Ⅱ、aVF、$V_4 \sim V_6$ 导联直立，其余导联可呈倒置、低平或双向。

2. 时间与电压　时间<0.12 s，肢体导联 P 波电压<0.25 mV，胸导联 P 波电压<0.20 mV。V_1 导联 P 波为双向时，其负向波称为 V_1 导联 P 波终末电势（Ptf_{V_1}），正常人 $Ptf_{V_1}>-0.04$ mm·s。

（二）P-R 间期

正常成人 P-R 间期为 $0.12 \sim 0.20$ s，P-R 间期随年龄、心率变化，年龄越大或心率越慢，其 P-R 间期越长。

（三）QRS 波群

1. 形态

1）肢体导联　Ⅰ、Ⅱ、aVF 导联的 QRS 波群主波向上，aVR 导联的 QRS 波群主波向下，Ⅲ、aVL 导联变化较多。

2）胸导联　自 $V_1 \sim V_6$ 导联的 QRS 波群变化规律是 R 波逐渐增高，S 波逐渐变浅，其中 V_1、V_2、导联多呈 rS 型，$R/S<1$；V_5、V_6 导联多呈 qR 型或 Rs 型，$R/S>1$；V_3、V_4 导联多呈过渡区波形，$R/S \approx 1$。

2. 时间　正常人多为 $0.06 \sim 0.10$ s，最宽不超过 0.11 s。

3. 电压

1）肢体导联　$R_{aVL}<1.2$ mV，$R_{aVF}<2.0$ mV，$R_{aVR}<0.5$ mV，$R_{Ⅰ}+R_{Ⅲ}<2.5$ mV。

2）胸导联　$R_{V_1}<1.0$ mV，$R_{V_5}<2.5$ mV，$R_{V_1}+S_{V_5}<1.2$ mV，$R_{V_5}+S_{V_1}<4.0$ mV（男）或 3.5 mV（女）。

　　6 个肢体导联的 QRS 波群振幅一般不应都小于 0.5 mV，6 个胸导联的 QRS 波群振幅一般不应都小于 0.8 mV，否则称为低电压。

　　4. 室壁激动时间　心室激动波从心室肌的内膜面到达外膜面的时间（VAT），借以了解心室是否肥厚，正常人 V_1 导联 VAT<0.03 s，V_5 导联 VAT<0.05 s。

　　5. Q 波　除 aVR 导联外，其他导联 Q 波的振幅不超过同导联 R 波的 1/4，时间<0.04 s，而且无切迹，但 V_1、V_2 导联可呈 QS 型，不一定是异常表现。超过正常范围的 Q 波称为异常 Q 波。

（四）ST 段

　　在任何导联中，ST 段下移不应超过 0.05 mV；ST 段上移，在肢体导联和 V_4～V_6 导联不应超过 0.1 mV，在 V_1～V_3 导联不应超过 0.3 mV。

（五）T 波

　　1. 形态　T 波钝圆，占时较长，为前肢较长，后肢较短的波形。正常情况下，T 波方向常和 QRS 波群的主波方向一致，在 Ⅰ、Ⅱ、V_4～V_6 导联均直立，在 aVR 导联倒置，其他导联可直立、倒置或双向。

　　2. 电压　在以 R 波为主的导联中，T 波振幅不应低于同导联 R 波的 1/10。胸导联的 T 波可高达 1.2～1.5 mV。

（六）Q-T 间期

　　Q-T 间期一般为 0.32～0.44 s，与心率有密切关系。心率增快，Q-T 间期缩短；反之，则延长。为纠正心率对 Q-T 间期的影响，所以常用校正的 Q-T 间期，正常 Q-T 间期≤0.44 s。

（七）U 波

　　U 波出现在 T 波后 0.02～0.04 s，其方向多数和 T 波一致，不应高于同导联 T 波。在心前区导联 V_2～V_4 较清楚，U 波明显增高常见于低钾血症。

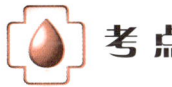

考点提示

心电图各波段时间的正常值。

三、心电图的分析方法与临床应用

（一）心电图的诊断步骤

　　1. 浏览　确定标准电压、走纸速度；确定有无导联记录或标记错误；判断和排除伪差或交流电、肌肉震颤等干扰。

　　2. 判断电轴　判断电轴有无偏移。

　　3. 确定主导心律　寻找并分析 P 波的形态和出现规律，确定主导心律是窦性心律还是异位心律，分别测量心房律或心室率（计算心率）。

　　4. 分析 P 波与 QRS 波群及相互关系　注意各导联 P 波和 QRS 波群的形态、时间、电压变化，通过 P 波与 QRS 波群的出现顺序，P-R 间期及是否固定判断有无心律失常。

　　5. 观察 ST-T 改变　ST 段压低、抬高超过正常值均为异常，T 波低平、倒置为异常。

　　6. 得出结论　根据测算结果，系统而重点列出心电图特征，结合病史、临床表现及其他检查资料,得出心电图诊断。

(二) 心电图的临床应用

心电图的主要应用范围包括以下几个方面。

(1)分析与鉴别各种心律失常。

(2)查明各种原因所引起的心肌病变,对心肌梗死的定性、定位、定期的判断有重要的价值。

(3)反映心房、心室肥大的情况。

(4)客观地判断某些药物在应用中对心肌影响的程度,以及对心律失常治疗的效果,为临床用药的决策提供依据。

(5)对电解质紊乱的辅助诊断提供依据,如高血钾、低血钾等。

(6)应用于手术麻醉以及各种危重病人的抢救。

必须注意心电图的某些改变有无特异性,同样的心电图改变,可见于多种心脏病;某些轻的心脏病或疾病早期,心电图是正常的。因此,心电图在临床应用中有其局限性,必须结合临床资料才能做出正确诊断。

任务三　常见异常心电图

要点导航

重点:

1. 期前收缩、阵发性心动过速、心室颤动、心房颤动的心电图特征。

2. 心肌梗死心电图特征。

难点:各种心律失常心电图分析。

案例导入

　　吴先生,55岁。有高血压病史15年,无规律服用降压药物,心脏彩色超声检查提示左心室肥厚。

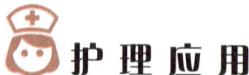

护理应用

如果吴先生做心电图检查,心电图可能会出现怎样的改变?

一、心房、心室肥大

（一）心房肥大

心房肥大主要表现为心腔扩大，较少出现心肌肥厚，因此临床上多称心房扩大。由于心房肌纤维增长、增粗及房室传导束被牵拉和损伤，导致心房除极向量增大、方向改变、时间延长。心电图主要表现P波的形态、时间及电压的异常。

1. 右心房肥大

1）病因　见于各种原因引起的肺动脉高压、肺动脉狭窄等，如慢性肺源性心脏病。

2）心电图特征　①肢体导联P波高尖，肢体导联P波电压≥0.25 mV，Ⅱ、Ⅲ、aVF导联表现最明显，又称为肺型P波。②V_1、V_2导联P波直立，电压≥0.15 mV，如果P波呈双向时，其振幅的算术和≥0.20 mV。③P波时间正常＜0.12 s（图6-10）。

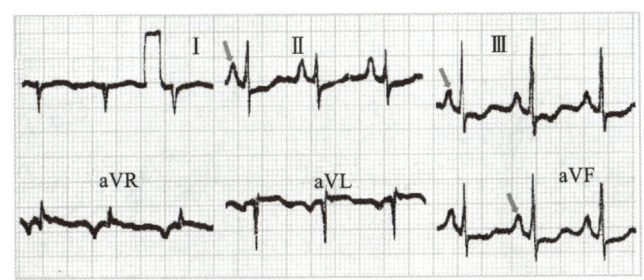

图 6-10　右心房肥大

2. 左心房肥大

1）病因　多见于风湿性心脏病二尖瓣狭窄，因此又称二尖瓣型P波。高血压、肥厚型心脏病、慢性左心衰亦常见。

2）心电图特征　①P波增宽且常呈双峰型，峰间距离≥0.04 s，P波时间≥0.12 s，又称为二尖瓣型P波。以Ⅰ、Ⅱ、aVR、aVL导联改变明显。②V_1导联P波常呈正负双向，其P波终末电势（负向波时间乘以负向波振幅）Ptf≤－0.04 mm・s（图6-11）。

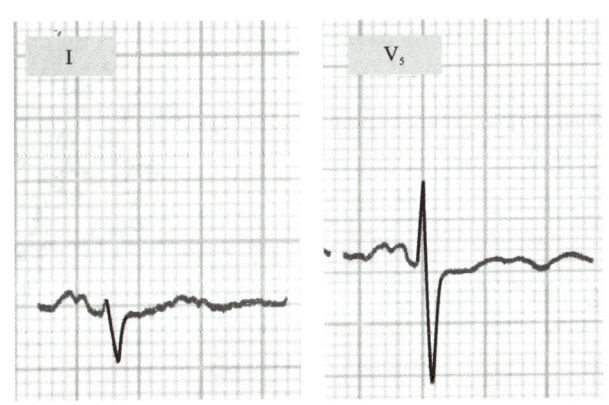

图 6-11　左心房肥大

（二）心室肥大

心室肥大包括心室肥厚和扩大，是器质性心脏病的常见病理改变。因心室肌肥厚、肌纤维

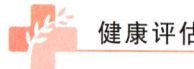

增粗、心室腔扩大等,使心肌除极和复极时间相应延长。心电图主要变化为 QRS 波群电压增高、心电轴偏移、QRS 波群时间轻度延长以及 ST-T 改变。

1. 左心室肥大

1) 病因　多见于高血压、风湿性心脏病、冠状动脉粥样硬化性心脏病、先天性心脏病等。

2) 心电图特征

(1) QRS 波群高电压:①胸导联:$R_{V_5} > 2.5$ mV,$R_{V_5} + S_{V_1} > 4.0$ mV(男)或>3.5 mV(女)。②肢体导联:$R_I > 1.5$ mV,$R_I + R_{III} > 2.5$ mV,$R_{aVL} > 1.2$ mV,$R_{aVF} > 2.0$ mV。

(2) 额面心电轴左偏。

(3) QRS 波群时间延长:QRS 波群时间为 0.10～0.11 s,一般仍<0.12 s。

(4) ST-T 改变:以 R 波为主的导联,ST 段下移>0.05 mV,T 波低平、双向或倒置(图 6-12)。

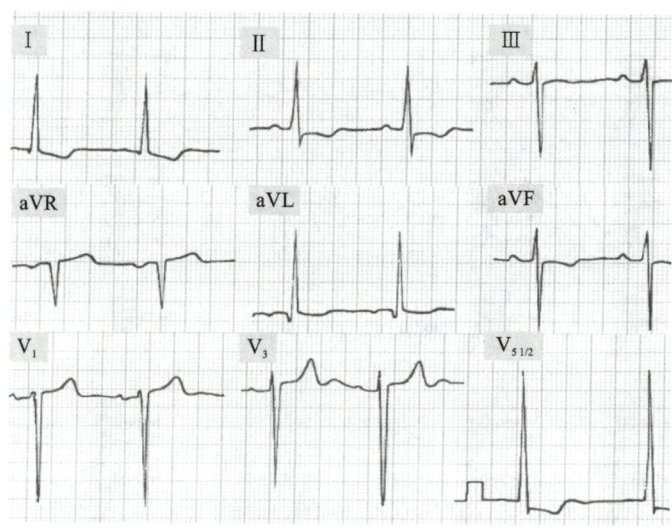

图 6-12　左心室肥大

2. 右心室肥大

1) 病因　多见于肺源性心脏病、风湿性心脏病二尖瓣狭窄、房间隔缺损等。

2) 心电图特征

(1) 右心室高电压:①V_1 导联中 R/S$\geq$1,V_5 导联中 R/S$\leq$1 或 S 波比正常加深。②$R_{aVR} > 0.5$ mV,aVR 导联中 R/S 或 R/Q$\geq$1。③$R_{V_1} + S_{V_5} > 1.05$ mV(重症>1.2 mV)。

(2) 额面心电轴右偏$\geq +90°$。

(3) ST-T 改变:右胸导联(V_1、V_2)ST 段压低,T 波倒置,称右心室肥大伴劳损。

(4) QRS 波群时间多正常(图 6-13)。

 案例导入

　　刘先生,28 岁。患心肌炎、心慌、胸闷,听诊心率 180 次/分,心律不齐,血压下降。

护 理 应 用

如果刘先生做心电图检查,可能会出现怎样的改变? 刘先生可能患有哪种心律失常?

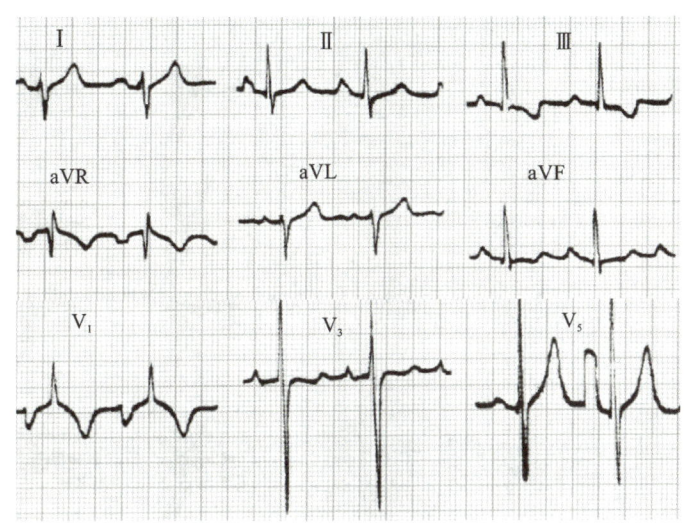

图 6-13 右心室肥大

二、心律失常

正常人心脏激动起源于窦房结,按传导系统顺序下传,激动心房和心室。如心脏激动的起源异常和/或传导异常,称为心律失常。心律失常分为两大类。

1. 激动起源异常 一类为窦房结起搏点本身激动的频率与节律异常,另一类为心脏激动起源于窦房结以外的部位,称为异位节律。

2. 激动的传导异常 一类为传导阻滞,包括传导延缓或传导中断;另一类为传导途径异常。

(一) 窦性心律及窦性心律失常

凡起源于窦房结的心律,称为窦性心律。窦性心律的心电图特征:P 波呈圆钝形规律出现,在 Ⅰ、Ⅱ、aVF、V₄~V₅ 导联直立,aVR 导联倒置。P-R 间期 0.12~0.20 s,正常人窦性心律为 60~100 次/分(图 6-14)。

1. 窦性心动过速

1)病因 常见于运动、精神紧张、疼痛等生理情况;发热、甲状腺功能亢进症、贫血、休克、心功能不全及应用阿托品等病理情况。

2)心电图特征 ①具有窦性心律的特点;②心率>100 次/分;③P-P 间期<0.6 s(图 6-15)。

2. 窦性心动过缓

1)病因 常见于老年人、运动员、睡眠等生理情况;窦房结功能障碍、颅内压增高、甲状腺功能低下、梗阻性黄疸、洋地黄中毒、服用 β-受体阻滞剂等。

2)心电图特征 ①具有窦性心律的特点;②心率<60 次/分;③P-P 间期>1.0 s(图 6-16)。

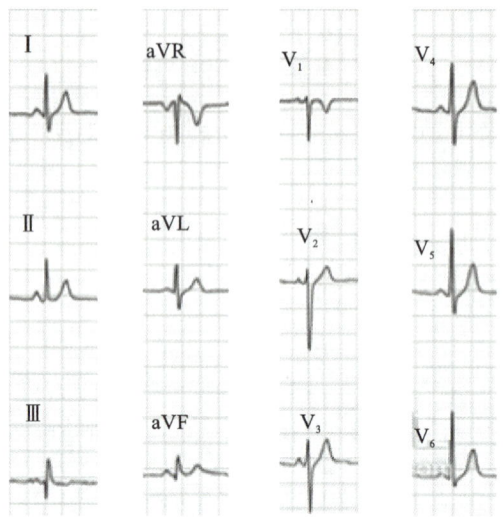

图 6-14　窦性心律

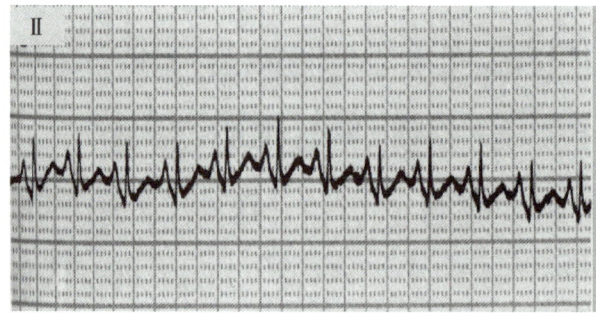

图 6-15　窦性心动过速

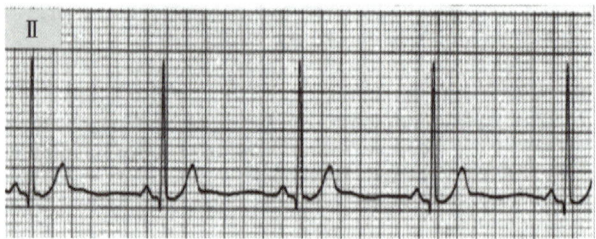

图 6-16　窦性心动过缓

3. 窦性心律不齐

1）病因　起源于窦房结,但节律不整,常见于儿童、青少年,多数窦性心律不齐和呼吸有关,吸气时心率快,呼气时心率慢,称为呼吸性窦性心律不齐。少数窦性心律不齐与呼吸无关,见于自主神经功能失调、更年期综合征等生理情况,器质性心脏病及洋地黄中毒等病理情况。

2）心电图特征　①具有窦性心律的特点;②同一导联上,两个 P-P 间期相差>0.12 s(图6-17)。

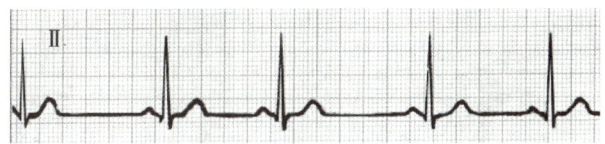

图 6-17　窦性心律不齐

（二）期前收缩

期前收缩又称过早搏动，简称早搏，指起源于窦房结以外的异位起搏点提前发出的激动，是临床上最常见的心律失常。期前收缩分为房性、交界性和室性期前收缩，以室性期前收缩最常见。期前收缩起源于一个异位起搏点，称为单源性；起源于多个异位起搏点，称为多源性。

临床上偶尔出现期前收缩称偶发期前收缩，期前收缩＞5 次/分，称频发性期前收缩。如每一个窦性搏动后出现一个期前收缩，称二联律（图 6-18）；每两个窦性搏动后出现一个期前收缩，称三联律（图 6-19）；每一个窦性搏动后出现两个期前收缩，称成对联律（图 6-20）。

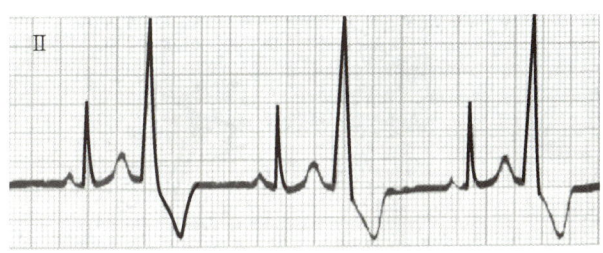

图 6-18　二联律

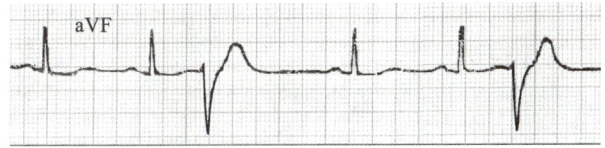

图 6-19　三联律

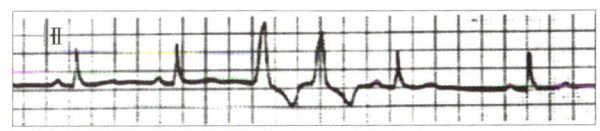

图 6-20　成对联律

1）病因　期前收缩可见于情绪激动、饱餐、体力过劳、过量饮酒、吸烟等生理情况，也见于急性感染、低温、低血钾、洋地黄中毒等情况，但多见于急性心肌梗死、心肌炎、风湿性心脏病等器质性心脏病。

2）心电图特征

（1）房性期前收缩：①提前出现的异位 P′波，形态与窦性 P 波略不同；②P′-R 间期＞0.12 s；③提前出现的 QRS 波群形态正常；④多为不完全性代偿间歇（即期前收缩前后两个窦性 P 波的间期小于正常 P-P 间期的两倍）（图 6-21）。

（2）室性期前收缩：①提前出现的宽度畸形的 QRS 波群，前无相关的 P 波，QRS 波群时

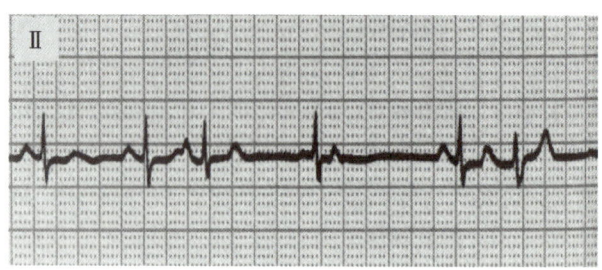

图 6-21　房性期前收缩

限>0.12 s;②T波方向与QRS波群的主波方向相反;③完全性代偿间歇(期前收缩前后的两个窦性P波间期等于正常P-P间期的两倍)(图6-22)。

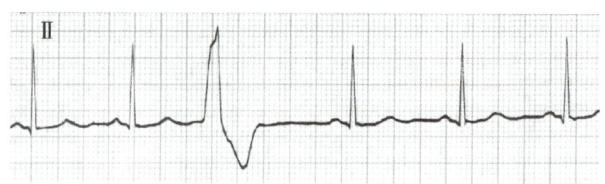

图 6-22　室性期前收缩

(3) 交界性期前收缩:①提前出现的QRS波群,形态正常;②出现逆行P′波(P波在Ⅱ、Ⅲ、aVF导联倒置,aVR导联直立)出现在QRS波群之前、之后或与QRS波群重叠;③多为完全性代偿间歇。

(三) 阵发性心动过速

阵发性心动过速是指心脏异位节律点自律性增高或折返激动引起连续出现3次或3次以上期前收缩。分为房性、交界性阵发性心动过速及阵发性室性心动过速三种,其中房性和交界性阵发性心动过速在心电图上难以区分,故统称阵发性室上性心动过速。

1. 阵发性室上性心动过速　简称室上速。发作时有突发、突止的特点,频率一般在160~250次/分,节律快而规则,QRS波群形态一般正常。

1) 病因　阵发性室上性心动过速可发生在健康人、预激综合征等无器质性心脏病,也见于风湿性心脏病、心肌梗死等器质性心脏病。一般不引起严重后果。

2) 心电图特征　①连续3次或以上快而规则的房性或房室交界性期前收缩(QRS波群形态正常);②心率在150~250次/分;③P′波不易辨认;④继发性ST-T改变(图6-23)。

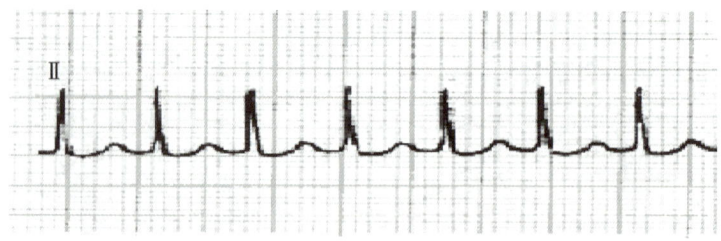

图 6-23　阵发性室上性心动过速

2. 阵发性室性心动过速

1) 病因　多见于器质性心脏病,如急性心肌梗死、心肌炎、风湿性心脏病等,还见于药物中毒、电解质紊乱等。阵发性室性心动过速对心脏功能影响严重,易出现血压下降、休克,甚至死亡。

2)心电图表现　①连续3次或3次以上快速室性期前收缩,QRS波群形态宽大畸形,时限通常＞0.12 s;②心率多在140～220次/分,节律可稍不齐;③无P波;④继发性ST-T改变;⑤偶尔心房激动夺获心室或发生室性融合波(图6-24)。

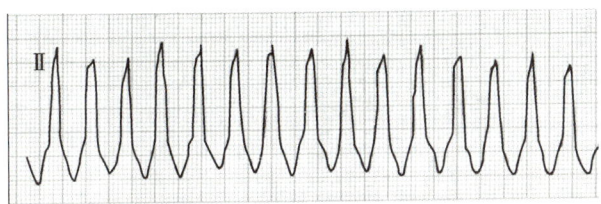

图6-24　阵发性室性心动过速

(四)扑动与颤动

扑动与颤动是一种频率比阵发性心动过速更为快速的异位心律。扑动是一种快速均齐的节律,颤动是一种快速细小零乱的节律,扑动很容易转换为颤动。根据异位心律的起源与节律不同,可分为心房扑动、心房颤动、心室扑动、心室颤动。

1. 心房扑动及颤动

1)病因　大多发生在器质性心脏病基础上,常见于风湿性二尖瓣狭窄、甲状腺功能亢进症、冠状动脉粥样硬化性心脏病;少部分心房颤动病人无明显器质性心脏病。心房颤动常见的心律失常,可是阵发性或持续性。

2)心电图特点

(1)心房扑动:①窦性P波消失,代之以大小形态规则的F波,F波在Ⅱ、Ⅲ、aVF导联或胸导联明显;②F波频率在250～350次/分;③F波与QRS波群之间多呈2∶1或4∶1比例传导;④QRS波群呈室上性。

(2)心房颤动:①窦性P波消失,代之以大小形态不一且不规则的F波;②F波频率在350～600次/分,心率100次/分以上;③QRS波群形态正常呈室上性;④R-R间期绝对不规则(图6-25)。

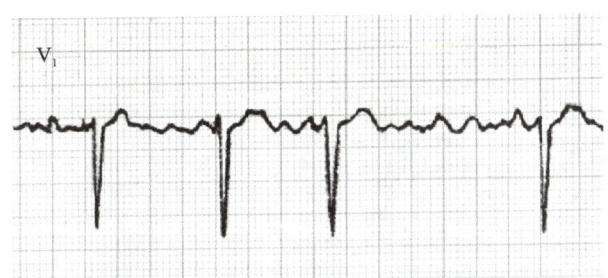

图6-25　心房颤动

2. 心室扑动与颤动

1)病因　多见于严重的器质性心脏病、电解质紊乱、药物中毒、各种疾病的终末期。心室扑动或颤动时心室完全失去收缩能力,病人迅速出现意识丧失、呼吸心跳停止、心音及大动脉搏动消失、血压测不到、死亡。心室颤动是最严重的致死性心律失常。

2）心电图特征

（1）心室扑动：P、QRS、T 波不能分辨，代之均齐、宽度连续出现的振动波，频率在 200～250 次/分。

（2）心室颤动：P、QRS、T 波消失，代之以大小形态均不规则的振动波，频率在 200～500 次/分（图 6-26）。

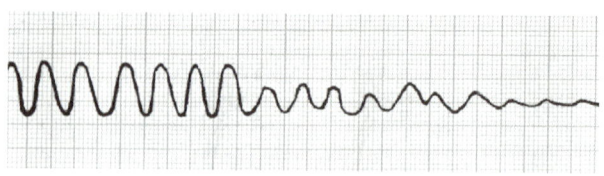

图 6-26　心室扑动与颤动

（五）房室传导阻滞

房室传导阻滞指激动自心房向心室传导的过程中发生障碍，造成传导延缓或中断，是最常见的一种传导阻滞。按阻滞程度分为一度房室传导阻滞、二度房室传导阻滞、三度房室传导阻滞。

1. 病因　一度房室传导阻滞或二度Ⅰ型房室传导阻滞与迷走神经张力增高有关，见于正常人。二度Ⅱ型房室传导阻滞和三度房室传导阻滞多见于病理情况，如急性心肌梗死、心肌炎、冠心病、药物中毒等。

2. 心电图特征

1）一度房室传导阻滞　①P-R 间期延长，成人＞0.20 s（老年人＞0.21 s）；②每个 P 波后均有 QRS 波群（图 6-27）。

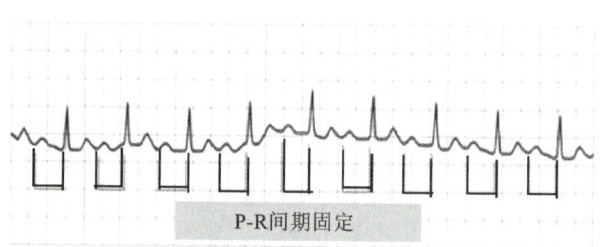

P-R间期固定

图 6-27　一度房室传导阻滞

2）二度房室传导阻滞　①二度Ⅰ型房室传导阻滞：P-R 间期逐渐延长，R-R 间期逐渐缩短，直到脱漏一个 QRS 波群；漏搏后传导阻滞得到恢复，P-R 间期又逐渐缩短，直到脱漏，如此周而复始出现。②二度Ⅱ型房室传导阻滞：P-R 间期固定不变，部分 P 波后成比例脱漏 QRS 波群（如 2∶1、3∶1）（图 6-28、图 6-29）。

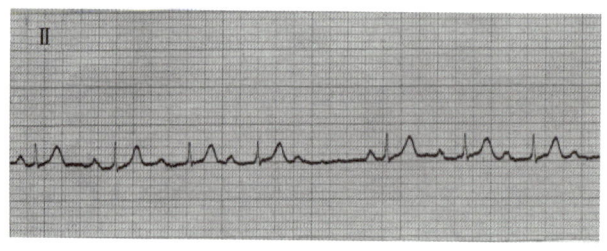

图 6-28　二度Ⅰ型房室传导阻滞

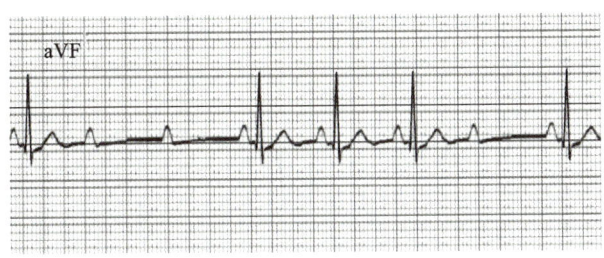

图 6-29 二度 Ⅱ 型房室传导阻滞

3）三度房室传导阻滞 ①P 波与 QRS 波群无固定关系（完全性房室分离）；②P-P 间期＜R-R 间期，各自保持固有的规律性；③QRS 波群可呈室上性或室性，心率慢而匀齐，通常30～40 次/分（图 6-30）。

图 6-30 三度房室传导阻滞

 考点提示

室性期前收缩、阵发性性心动过速、心室颤动、心房颤动的心电图特征。

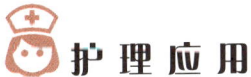 **案例导入**

张先生，2 h 前与家人生气后，心绞痛再次发作，疼痛向上腹部、颈部放射，呕吐，大汗淋漓，呼吸困难和窒息感，含服硝酸甘油无效，遂来院就诊。

护理应用

如果张先生入院，为确诊首选检查是做心电图，你认为心电图可能会出现怎样的改变？

三、心肌梗死

心肌梗死是在冠状动脉粥样硬化基础上，冠状动脉供血突然中断，心肌细胞持久的缺血、缺氧导致心肌细胞坏死。心电图特征性改变及动态演变是诊断的依据。

（一）心肌梗死的基本图形

冠状动脉急性闭塞后，依靠该支冠状动脉供血的心肌得不到血液灌注而发生一系列变化，在心电图上先后出现缺血、损伤、坏死三种类型的图形（图 6-31）。

1. 坏死型改变 缺血导致细胞变性、坏死。坏死的心肌细胞丧失了电活动，图形改变主

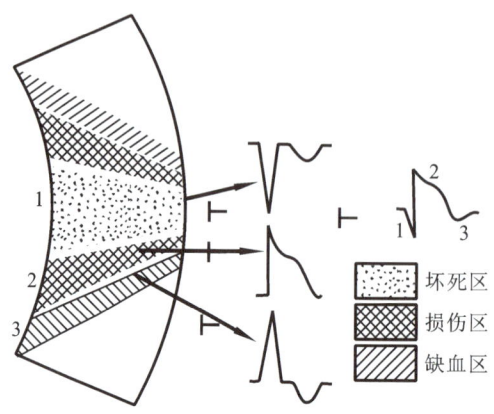

图 6-31　心肌梗死病变分布图形

要表现为面向坏死区的导联出现异常 Q 波（时间≥0.04 s，振幅≥1/4R）或者呈 QS 波。心肌梗死主要发生于室间隔或左心室壁心肌。

2. 损伤型改变　缺血时间延长，程度加重，会出现损伤型图形，表现为面向损伤心肌的导联出现 ST 段抬高。ST 段明显抬高可形成单向曲线。

3. 缺血型改变　冠状动脉急性闭塞后，最早出现缺血性 T 波改变。最早常出现在心内膜下肌层，面向缺血区导联出现高而直立的 T 波。若缺血发生在心外膜下肌层，则面向缺血区的导联出现 T 波倒置。

（二）心肌梗死的图形演变及分期

急性心肌梗死发生心电图的变化随心肌缺血、损伤、坏死的发展和恢复呈现一定演变规律。根据心电图演变过程和时间可分为超急性期、急性期、亚急性期和陈旧期（图 6-32）。

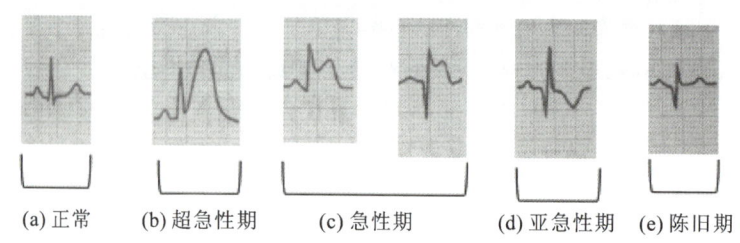

(a) 正常　(b) 超急性期　(c) 急性期　(d) 亚急性期　(e) 陈旧期

图 6-32　急性心肌梗死演变过程及分期

1. 超急性期　急性心肌梗死发生数分钟后，首先出现短暂的心内膜下心肌缺血，心电图上产生高大的 T 波，然后迅速出现 ST 段呈斜型抬高，与高耸直立 T 波相连。由于急性损伤性阻滞，可见 QRS 波群振幅增高，并轻度增宽，但尚未出现异常 Q 波。仅持续数小时。

2. 急性期　开始于梗死后数小时或数日，可持续到数周，心电图呈现一个动态演变过程。ST 段呈弓背向上抬高，抬高显著者可形成单向曲线，继而逐渐下降；心肌坏死导致面向坏死区导联的 R 波振幅降低或丢失，出现异常 Q 波或 QS 波；T 波由直立开始倒置，并逐渐加深。坏死型的 Q 波、损伤型的 ST 段抬高和缺血型的 T 波倒置在此期内可同时并存。

3. 亚急性期　出现于梗死后数周至数月，此期以坏死及缺血图形为主要特征。抬高的 ST 段恢复至基线，缺血型 T 波由倒置较深逐渐变浅，坏死型 Q 波持续存在。

4. 陈旧期　常出现在急性心肌梗死 3～6 个月之后或更久,ST 段和 T 波恢复正常或 T 波持续倒置、低平,趋于恒定不变,残留下坏死型的 Q 波。理论上异常 Q 波将持续存在终生。但随着瘢痕组织的缩小和周围心肌的代偿性肥大,其范围在数年后有可能明显缩小。

知识链接

心肌梗死的定位诊断,主要根据心电图上坏死型图形(异常 Q 波或 QS 波)出现在代表心脏不同部位的相应导联来判断(表 6-5、图 6-33)。

表 6-5　常见心肌梗死的定位诊断

梗死部位	I	II	III	aVR	aVL	aVF	V_1	V_2	V_3	V_4	V_5	V_6	V_7	V_8	V_9
前间壁							+	+	±						
前壁								+	+	±					
前侧壁								±	+	+					
高侧壁	+				+										
广泛前壁	±				±		+	+	+	+	+	+			
下壁		+	+			+									
后壁													+	+	+

注:+表示该导联出现梗死型图形;±表示该导联可能出现梗死型图形。

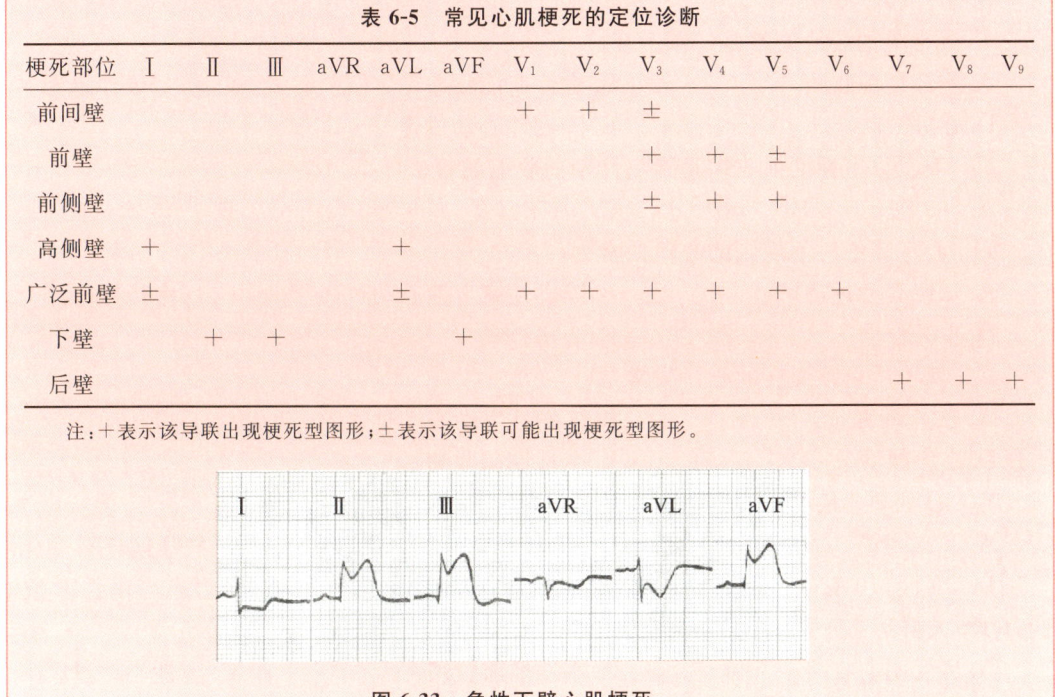

图 6-33　急性下壁心肌梗死

直通护考

1. 心电图检查国内一般采用的纸速为(　　)。

A. 10 mm/s　　B. 15 mm/s　　C. 25 mm/s　　D. 50 mm/s　　E. 100 mm/s

2. 当标准电压恰好满 10 个小格时,每小格的正确含义是(　　)。

A. 横向一小格代表 0.1 mV 电压　　　　　　B. 纵向一小格代表 0.1 mV 电压

C. 纵向一小格代表 1 mV 电压　　　　　　　D. 横向一小格代表 1 mV 电压

E. 竖一小格代表 0.03 mV 电压

3. 心电图机走纸速度为 25 mm/s,在心电图纸上 0.04 s 代表(　　)。

A. 1 个小格　　B. 2 个小格　　C. 2.5 个小格　　D. 3 个小格　　E. 3.5 个小格

4. 常规心电图上平均 P-P 间期为 25 小格,其心率为(　　)。

A. 60 次/分　　B. 90 次/分　　C. 80 次/分　　D. 70 次/分　　E. 100 次/分

5. 心电图上平均 R-R 间期为 0.6 s,其心率为(　　)。

A.60次/分　　B.80次/分　　　C.70次/分　　　D.100次/分　　　E.120次/分

6. 正常心电图,P波一定倒置的导联是(　　)。

A.Ⅰ导联　　　B.Ⅱ导联　　　　C.aVR导联　　　D.V₁导联　　　　E.胸导联

7. 正常心电图在任何导联ST段下移不应超过(　　)。

A.0.03 mV　　B.0.2 mV　　C.0.5 mV　　　D.1.5 mV　　　E.0.05 mV

8. 正常窦性心律速率为(　　)。

A.80～120次/分　　　　　B.60～80次/分　　　　　C.60～100次/分

D.80～100次/分　　　　　E.100～160次/分

9. 最常见的心律失常是(　　)。

A.室性期前收缩　　　　　B.房性期前收缩　　　　　C.房室传导阻滞

D.心房颤动　　　　　　　E.阵发性心动过速

10. 频发性室性期前收缩是指室性期前收缩的频率(　　)。

A.＞3次/分　　B.＞5次/分　　C.＞6次/分　　　D.＞10次/分　　E.＞15次/分

11. 心室律绝对不规则的心律失常为(　　)。

A.窦性心动过速　　　　　B.阵发性室上性心动过速　　　C.房室传导阻滞

D.心房颤动　　　　　　　E.心房扑动

12. 属于严重致死性的心律失常是(　　)。

A.心室颤动　　　　　　　B.阵发性室性心动过速　　　　C.心房扑动

D.心房颤动　　　　　　　E.室性期前收缩

13. 心肌梗死最可靠的心电图改变是(　　)。

A.T波倒置　　B.异常Q波　　C.ST段压低　　D.ST段抬高　　E.P-R间期有变化

14. 女性,40岁。自诉心慌一周,心电图检查示:提前出现P′波,其形态与窦性P波略不同,QRS波群形态正常,有不完全性代偿间歇。该病人的心电图为(　　)。

A.房性期前收缩　　　　　B.室性期前收缩　　　　　C.窦性心动过缓

D.心房颤动　　　　　　　E.三度房室传导阻滞

15. 小吴,35岁。心电图上显示为QRS波群提前出现,形态宽大畸形,其前无相关的P波,其后有完全性代偿间歇,此图为(　　)。

A.房性期前收缩　　　　　B.室性期前收缩　　　　　C.阵发性心动过速

D.心房颤动　　　　　　　E.三度房室传导阻滞

16. 风湿性心脏病二尖瓣狭窄病人,心电图检查示:R-R间期绝对不等;P波消失,代之以大小不等、形态不一的F波,其频率为500次/分。该病人并发的心律失常是(　　)。

A.心室颤动　　　　　　　B.心房颤动　　　　　　　C.室性期前收缩

D.房性期前收缩　　　　　E.心房扑动

17. 符合房性期前收缩心电图特点的是(　　)。

A.期前收缩的QRS波群时间＞0.12 s　　　　B.T波方向多与主波方向相反

C.完全性代偿间歇　　　　　　　　　　　　D.期前收缩的QRS波群前有相关P′波

E.期前收缩的QRS波群畸形

(李文慧)

项目七 影像学检查评估

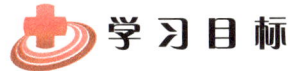

学习目标

知识目标：

1. 掌握 X 线检查、超声检查、磁共振检查前的准备及注意事项。

2. 熟悉 X 线检查、超声检查、磁共振检查的检查方法及临床应用。

3. 了解 X 线检查的基本原理和常见基本病变的 X 线影像表现。

能力目标：

能指导病人做好影像学检查前的各项准备。

素质目标：

使学生具有严谨、求实的工作作风，具有尊重、爱护病人的意识。

 案例导入

　　王大爷因 3 个月来反复上腹部疼痛来医院就诊，医生仔细检查后嘱行腹部 B 超检查和胃肠钡餐 X 线检查。

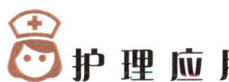 护理应用

1. 与病人沟通，介绍检查目的和方法。

2. 告知病人做好检查前准备。

3. 合理安排检查顺序。

　　影像学检查包括 X 线（X 射线）、超声、放射性核素扫描、电子计算机体层摄影（CT）、磁共振成像（MRI）等成像技术。借助不同的成像手段使人体内部器官和结构显示影像，从而了解人体解剖与生理功能状态及病理变化，达到诊断疾病的目的。不同成像技术在疾病诊断中有各自的优缺点，它们是相辅相成、相互补充的。因此，需要了解不同的成像技术在不同组织器官及不同疾病诊断中的价值与限度，以便能根据病人的情况选择恰当的检查方法和成像技术。

> **知识链接**
>
> 　　X射线也称伦琴射线,是由德国伦琴教授在1895年发现的,在他从事阴极射线的研究时,发现了一种尚未为人所知的新射线,便取名为X射线。他偶然发现X射线可以穿透肌肉照出手骨轮廓,此后被用于医学,直到今天伦琴射线最重要的应用领域仍然是医学诊断。在现代数字技术的帮助下,X射线诊断已经可以提供人体内部三维图像,诊断结果可以显示更清晰的细节。伦琴因发现X射线在1901年获诺贝尔物理学奖,是世界上第一位获得这一特殊荣誉的人。

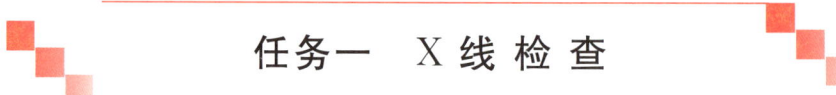

任务一　X 线 检 查

一、X线的特性及临床应用基本原理

　　X线是由真空管内高速运行的电子流轰击钨靶时产生的一种波长很短的电磁波。X线除具有一系列电磁波的共同特征外,还具有以下几方面与X线成像有关的特性。

(一) X线的特性

　　1. 穿透性　X线具有很强的穿透力,能穿透可见光不能穿透的物体,包括人体。因此,可对人体组织器官进行透视和摄影,从而显示人体内部结构及病灶特征。X线的穿透性是成像的基础。

　　2. 荧光效应　X线能激发荧光物质(如钨酸钙等),使波长较短的X线转换成波长较长的肉眼可见荧光,这种转换称荧光效应。荧光效应是透视检查的基础。

　　3. 感光效应　感光效应是X线摄片检查的基础,当X线照射到涂有溴化银的胶片后,使它感光而产生潜影,经显影定影处理后,在胶片上形成黑白影像,因此可进行X线摄片。

　　4. 电离效应　X线穿过任何物质都可使该物质产生电离效应。当X线进入人体后,可使人体组织产生生物学方面的改变,损害组织,损害程度与X线的量成正比。这一特点是放射防护学和肿瘤放射治疗的基础。

(二) X线临床应用的基本原理

　　1. 自然对比　X线成像是基于X线具有穿透性、荧光效应和感光效应等特点,X线穿透力受物体的密度和厚度的影响,当X线照射到人体不同组织结构时,由于组织密度和厚度的不同,透过的X线量不同,因此在荧光屏或胶片上可形成黑白明暗不同的影像。这种利用人体组织和器官自然存在的密度差异来形成明显对比的影像,称自然对比。

　　人体组织结构按密度高低,依次分为骨骼、软组织(包括肌肉、软骨、体液、实质器官等)、脂肪和含气组织四大类,它们在荧光屏或胶片上显示的影像关系见表7-1。

表 7-1　人体组织密度与 X 线影像的关系

组织结构	密度	X 线影像	
		透视	摄片
骨骼	高	黑	白
软组织	中	暗	灰白
脂肪组织	较低	较亮	灰黑
含气组织	低	亮	黑

2. 人工对比　人体有些部位相邻脏器的密度相仿,不能形成自然对比,可以借助一些密度明显高于该部位脏器的物质(如硫酸钡、碘剂等)或密度更低的物质(如空气等),引入被检查器官,人为造成器官和组织的密度差异,使之产生明显对比而显影,称为人工对比。此种检查方法称为造影检查,所用的对比剂称为造影剂。

二、X 线检查方法及检查前的准备

(一) X 线检查方法

1. 普通检查　临床上常用的有透视和摄片两种。

1) 透视　透视是利用 X 线的荧光效应,对被检查部位直接观察,优点是检查操作方便、费用低,可转动病人的体位,多方位进行观察,可了解器官的动态变化。缺点是不能显示细小的病灶,无法留下客观永久的记录,无法做复查时的对照,且照射时间偏长,对人体有一定的损害。常用于胸部检查,配合胃肠钡餐、钡剂灌肠或心血管造影等检查。

2) 摄片　摄片是利用 X 线的感光效应,在胶片上形成黑白影像的检查方法。优点是对比度、清晰度较好,不受组织密度和厚度的影响,应用范围广,可作为客观记录保存,便于病人复查时对照。缺点是不能观察器官的动态改变。常用于胸部、腹部、四肢、头颅、骨盆及脊柱等部位的检查。

2. 特殊检查　普通 X 线片上,一部分影像因与前后影像重叠而不能显示,有时候病灶难以显示,故采取一些特殊的检查方法。这些方法有软线摄影、体层摄影、放大摄影等。目前除乳腺软线摄影还适用于临床外,其他检查方法已基本淘汰。软线摄影亦称钼靶 X 线摄影,临床主要用于乳腺检查,对良、恶性肿瘤的鉴别有较大意义,是早期发现、诊断乳腺癌的最有效和可靠的方式。

3. 造影检查　造影检查是在器官内或其周围引入造影剂,使之产生人工对比以显示其形态和功能的方法。造影剂通常分为高密度造影剂和低密度造影剂两类,临床常用的是高密度造影剂。造影前应注意掌握各种造影的适应证,严格控制禁忌证,向病人说明术中可能出现的问题以求得合作,准备好各种副作用及并发症的急救药品,这样才能保证造影检查的顺利进行。

(二) X 线检查前准备

1. 普通 X 线检查前准备　检查前应向病人说明检查的目的、方法及注意事项,并指导病人检查中需要配合的姿势,以便消除病人的紧张、恐惧心理。检查时应充分暴露检查的部位,协助病人去除影响 X 线穿透的物品,如发夹、金属饰物、膏药、敷料等,以免影像受到干扰;创伤病人摄片时,应减少搬动,以免增加组织的损伤;危重病人摄片时,必须有医护人员的监护。

2. 特殊检查前的准备　特殊检查方法,自 CT 等新的现代成像技术应用以来,现已很少使用。

3. 造影检查前的准备　造影检查前应仔细了解病人有无造影检查的禁忌证,如严重的心、肝、肾疾病或过敏体质等。向病人解释有关检查的目的、方法、注意事项及可能出现的不适反应等。需用碘造影剂进行造影检查者,必须提前做碘过敏试验,并准备好抢救药品和器械,做好抢救准备。

1) 胃肠钡餐造影前的准备　①检查前 3 天禁服 X 线不能穿透的药物(如钡剂、铁、钙剂等)及影响胃肠蠕动的药物(如甲氧氯普胺、阿托品等)。②检查前 1 天,进无渣半流质饮食。③检查前一天晚上 12 点后禁水、禁食。④有幽门梗阻者检查前应排出胃内容物。

2) 钡剂灌肠(结肠造影)检查前的准备　①检查前 1 天进少渣半流质饮食,下午至夜间饮水 1000 mL 左右。②检查当天禁食早餐。③如做气钡双重造影者,检查前一晚服泻药导泻。④ 检查前 2 h 清洁灌肠。

3) 静脉肾盂造影前的准备　①检查前 3 天禁服重金属药物(如钙、铁、铋剂等)。②检查前 2 天进无渣半流质饮食。③检查前一晚服用泻药或清洁灌肠。④检查当天禁食早餐,限饮水 6 h。⑤检查前排空小便,并做碘过敏试验。

4) 子宫输卵管造影检查前的准备　①造影时间以月经干净后 3~7 天为宜,检查前 3 天禁性生活。②检查前 1 天做碘过敏试验。③检查前一晚服泻药导泻,必要时进行清洁灌肠。④检查前排空膀胱、冲洗阴道及备皮。

5) 脑血管造影前的准备　①检查前测定凝血功能,做碘过敏试验及在穿刺部位备皮。②检查前禁食 4~6 h 以上。③检查前 0.5 h 肌内注射苯巴比妥钠 0.1 g,皮下注射阿托品 0.5 mg。

6) 心血管造影前的准备　①检查前一天做碘过敏试验及在穿刺部位备皮;②禁食 6 h 以上;③检查前为病人连接好心电监护仪,准备好其他抢救设备及药品;④指导病人学会做配合动作,如深吸气、憋气、用力咳嗽等。

三、X 线检查的防护

X 线穿过人体可产生一定的电离和生物效应,如接受过多量的 X 线,将对人体造成不同程度的损害。因此,日常工作中要注意防护。

1. 常规防护方法

1) 屏蔽防护　X 线不易穿透铅板或含铅物质,故临床上常用铅或含铅的物质作为屏障,如铅屏风、铅墙等可以吸收过多的 X 线。

2) 距离防护　通过增加 X 线源与人体间距离可以减少 X 线照射量。

2. 病人的防护　合理选择 X 线检查方法,应避免短期内反复多次检查及不必要的复查,控制检查次数,准确选择照射部位及范围,尽量保护周围组织和器官,必要时(如相邻的性腺)可用铅橡皮遮盖。怀孕第一个月内,胎儿对 X 线辐射特别敏感,易造成流产或畸胎,故对早孕妇女避免照射骨盆部。

3. 工作人员的防护　严格执行国家有关放射防护的规定,制订必要的防护措施,认真执行保健条例,采用屏障设备、隔室操作等措施,如在 X 线环境工作时要穿戴铅围裙、铅围脖、铅帽、铅手套、铅面罩等含铅防护衣,应定期做体检和所受 X 线照射量的监测。

四、常见基本病变的Ｘ线影像表现

（一）呼吸系统常见基本病变的Ｘ线表现

1. 渗出性病灶　Ｘ线表现为密度略高的较为均匀的云絮状阴影，边缘模糊不清，与正常肺组织界限不清（图7-1）。多为急性炎症表现，常见于各种肺炎、肺水肿、浸润性肺结核等。

2. 钙化灶　Ｘ线表现为形状不一的高密度阴影，可呈斑点状、团块状或球状，边缘锐利（图7-2）。常见于肺结核病灶愈合后。

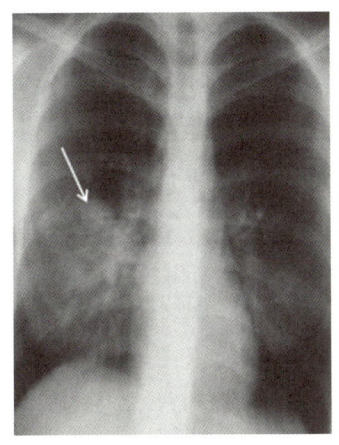
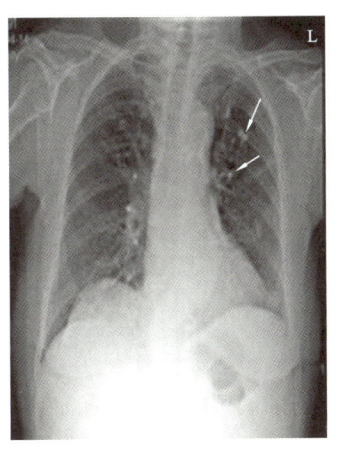

图7-1　渗出性病灶（右下肺肺炎）　　　　图7-2　肺钙化灶

3. 空洞与空腔　肺组织坏死液化后，经引流支气管排出，在肺内残留的腔隙即成为空洞。Ｘ线表现为密度减低的透亮区，当坏死组织不能完全排出时，空洞内可见高低不一的液平面。常见于干酪性肺炎、肺结核（图7-3）、肺脓肿（图7-4）和肺癌等。空腔是指肺内生理性腔隙病理性扩大，Ｘ线表现与空洞相似，但壁很薄，内无液平面。常见于肺大疱、肺囊肿等。

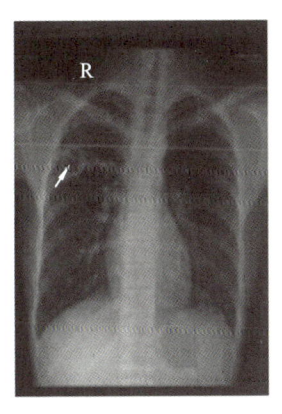
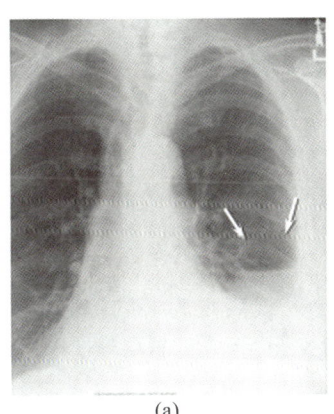
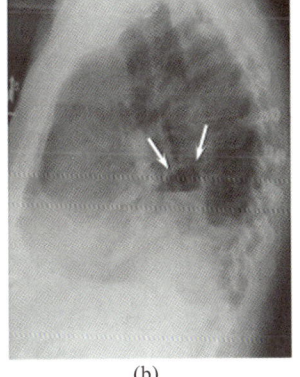

(a)　　　　　　(b)

图7-3　薄壁空洞（肺结核）　　　　图7-4　空洞伴有液平面（肺脓肿）

4. 结节与肿块　肺组织内有实质性组织填充形成的阴影，直径小于或等于2 cm为结节，大于2 cm为肿块，Ｘ线表现为密度增高的结节状或球形肿块，边缘光滑或呈分叶状、毛刺状，常见于肺癌、结核球或炎性假瘤等（图7-5）。

5. 肺气肿　弥漫性肺气肿Ｘ线表现为两肺野透亮度增加，肺纹理稀疏、变细、变直，双侧横膈低,肋间隙增宽(图7-6)。常见于老年人,多继发于慢性支气管炎、支气管哮喘及尘肺等。

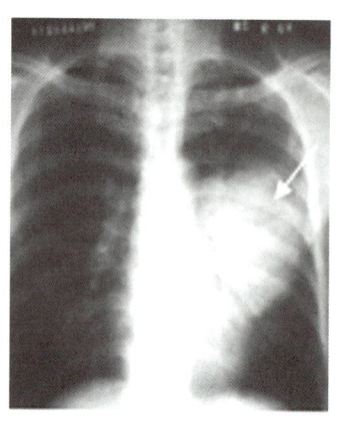
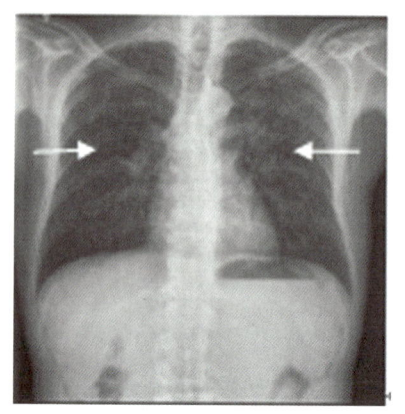

图7-5　肺部肿块　　　　　　　　　　图7-6　阻塞性肺气肿

6. 气胸　X线表现为胸腔上部或外侧肺纹理消失呈透亮区,肺组织被压向肺门,纵隔向健侧移位,患侧膈下移、患侧肋间隙变宽(图7-7)。常见于自发性气胸、胸壁外伤、胸部手术等。

7. 胸腔积液　少量积液时,X线表现为患侧肋膈角变钝。中等量积液时,X线表现为胸腔下部呈均匀高密度影,上缘呈外高内低的斜形弧线。大量积液时,X线表现为患侧胸腔广泛均匀高密度影,肋间隙增宽,纵隔向健侧移位(图7-8)。常见于结核性胸膜炎、肺癌等。

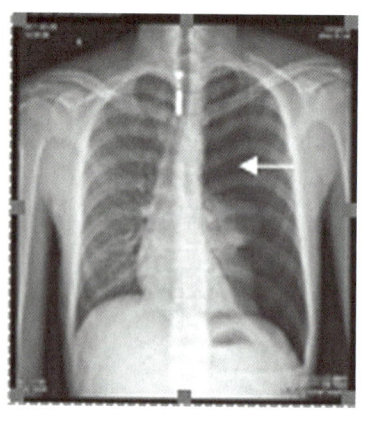
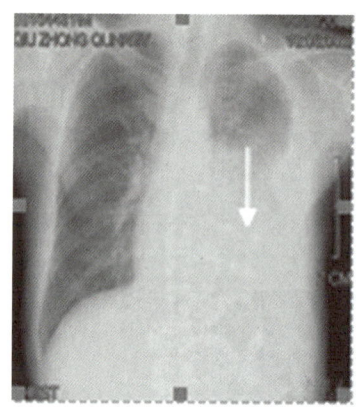

图7-7　左侧气胸　　　　　　　　　　图7-8　大量胸腔积液

(二)循环系统常见基本病变的X线表现

1. 二尖瓣型心(梨形心)　X线表现为心腰部饱满或突出,左心缘下段圆隆,右心缘下段较膨隆,心影外观呈梨形(图7-9)。由于左心房增大、肺动脉高压所致。常见于风湿性二尖瓣狭窄、慢性肺源性心脏病等。

2. 主动脉型心(靴形心)　X线表现为心腰凹陷,心左缘下段向左、向下、向后膨凸,心影呈靴形,称靴形心(图7-10)。由于左心室长期负荷过重,左心室增大所致。常见于原发性高血压、主动脉瓣膜病变等。

3. 普大型心(烧瓶形心)　X线表现为心脏向双侧对称扩展,横径增宽(图7-11)。常见于心肌炎、心包积液、全心功能不全等。

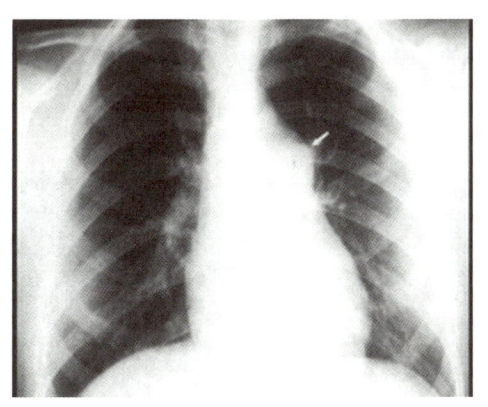

图 7-9　二尖瓣型心（梨形心）

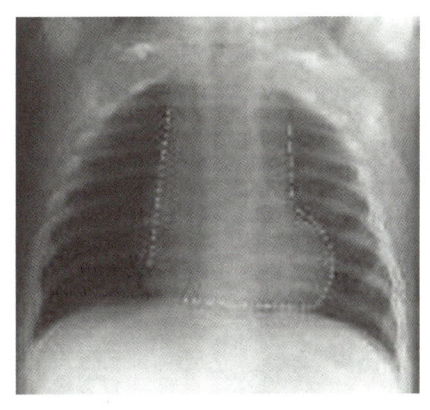

图 7-10　主动脉型心（靴形心）

（三）消化系统常见基本病变的 X 线表现

1. 充盈缺损　病变向消化管腔内突出，使局部不能被造影剂充盈而形成缺损，称为充盈缺损。常见于消化道肿瘤、炎性息肉等。

2. 龛影　消化道管壁局部溃烂形成凹陷被钡剂充盈后显示的影像称龛影，良性溃疡 X 线显示龛影呈圆形或椭圆形，密度均匀、边缘光滑整齐，底部平，其周围有一圈由黏膜水肿所致的透明带（图 7-12）；恶性溃疡 X 线显示龛影形态不规则、边缘不整齐，常有充盈缺损，局部黏膜皱襞破坏、消失、中断，其周围胃壁僵硬、蠕动消失。

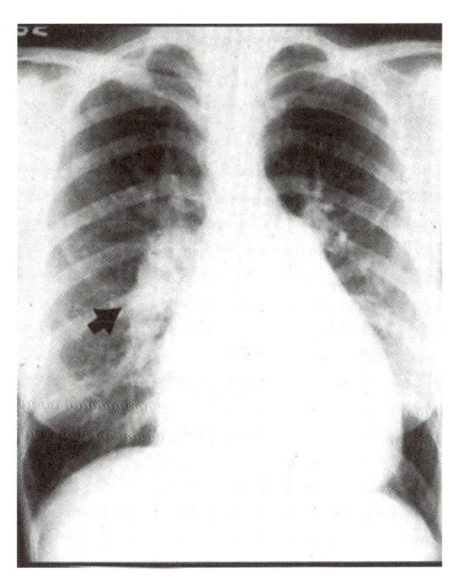

图 7-11　普大型心（烧瓶形心）

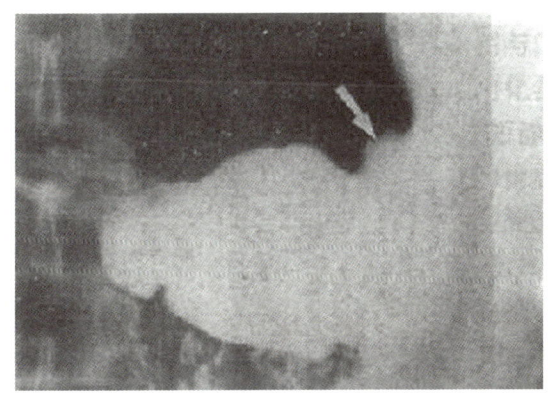

图 7-12　龛影

（四）骨、关节常见基本病变的 X 线表现

1. 骨质疏松　骨质疏松指单位体积内正常骨组织减少。X 线表现为骨密度低，骨小梁数目减少、变细、间隙增宽（图 7-13）。广泛的骨质疏松，常见于老年人、营养不良者、绝经期后妇女等。

2. 骨质增生硬化　骨质增生硬化指单位体积内正常骨组织增多。X 线表现为骨密度高，骨小梁增粗、增多、密集，骨皮质增厚，骨髓腔变窄或消失。常见于慢性炎症、骨病的修复期或骨肿瘤等。

3. 骨软骨瘤 为良性骨肿瘤,好发于长骨的两端,生长慢,成年后停止生长。X线表现为自长骨骨端一侧向外生长的骨性突起,肿瘤以细蒂或广基底与骨相连,瘤内骨质松,外为一层薄的骨皮质(图7-14)。

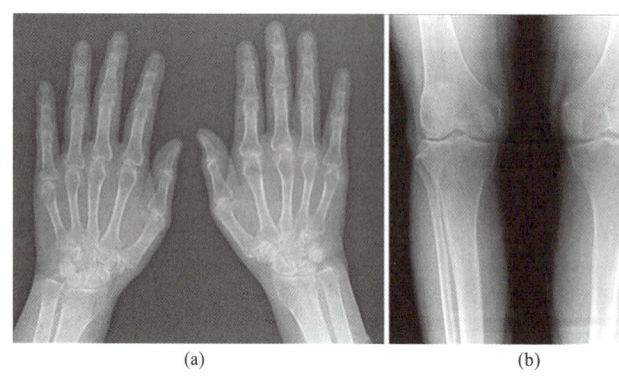

(a)　　　　　　　　(b)

图 7-13　骨质疏松

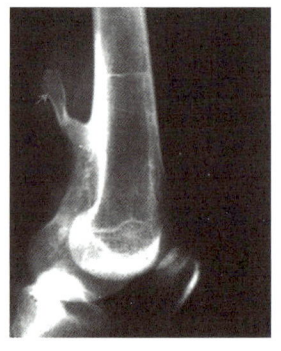

图 7-14　骨软骨瘤

4. 骨折 长骨斜形骨折X线表现为骨折线清楚整齐,骨折断裂面多规则(图7-15)。长骨粉碎性骨折X线表现为骨折线不规则,骨折断端相互嵌入或压缩,也可分离,骨小梁中断、扭曲和错位(图7-16)。骨折原因常见有外伤性、病理性、应力性等。

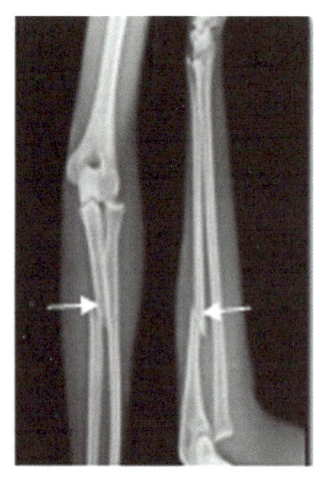

图 7-15　长骨斜形骨折

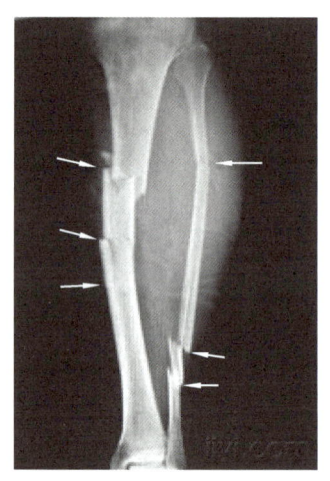

图 7-16　长骨粉碎性骨折

五、电子计算机体层摄影(CT)

电子计算机体层摄影(CT)是 Hounsfield 于 1969 年设计成功,1972 年问世的。CT 不同于普通 X 线成像,它是用 X 线束对人体选定层面进行扫描,取得信息,经计算机处理而获得的重建图像,显示的是断面解剖图像,密度分辨率高,可以显示 X 线成像无法显示的解剖结构和病变,提高了病变检出率和诊断的准确率。但费用较高,对某些部位的定性诊断有一定局限性,一般不作为常规检查。

(一)CT 检查方法

1. CT 平扫 又称普通扫描,指不给静脉注射造影剂的扫描,通常用于初次 CT 检查者。常用于神经系统、胸部、腹部、盆腔脏器及骨与关节检查,尤其对中枢神经系统疾病的诊断价值较高,如脑肿瘤、脑梗死、脑出血等(图 7-17、图 7-18)。

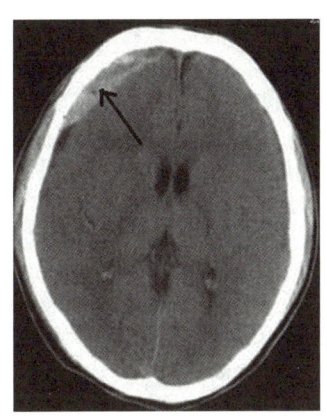

图 7-17　硬膜外血肿

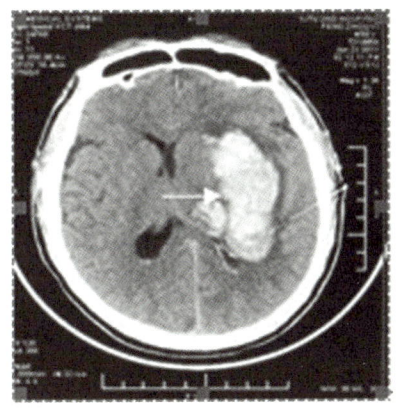

图 7-18　脑内血肿

2. CT 增强扫描　CT 增强扫描指给静脉内注射一定剂量的造影剂,同时或紧接进行 CT 扫描的检查方法。造影剂可以提高病变组织与周围组织的密度差,能更清晰的显示病灶或明确病变的性质。除颅脑外伤、脑血管意外及椎间盘、胸部检查的病人外,一般需要在平扫后做增强扫描。

3. CT 血管造影(CTA)　通过静脉注射非离子型造影剂,经 CT 计算机软件进行血管重建,从而清晰显示血管性病变及肿瘤供血情况。可用于心脏大血管疾患的诊断,如冠心病、肺栓塞、主动脉夹层、动脉瘤等,冠状动脉 CTA 检查因其快捷、无痛,已经成为冠状动脉病变的首选检查。

(二) CT 检查前的准备

大部分部位或者器官的 CT 检查都是方便快捷的,不需过多准备,检查前只需嘱病人去除检查部位的高密度物品或金属物品,检查时对病人进行屏气训练,以取得病人的合作即可。某些部位或特殊情况检查需做以下准备。

(1)腹部扫描者,检查前禁食 4～8 h,检查前 1 周不可做钡剂造影,禁服含金属类的药物,否则应清洁灌肠。

(2)盆腔检查前 1 h 需清洁灌肠,膀胱检查前需大量饮水,等待膀胱充盈时扫描。

(3)需增强扫描的检查者,须经本人或家属签字同意后行碘过敏试验,阴性者方可进行。

(4)危重病人,须在医护人员监护下进行检查。

(5)婴幼儿及不配合的病人,采取镇静措施,待安静后进行检查。

六、磁共振成像

(一) 检查方法及临床应用磁共振成像(magnetic resonance imaging,MRI)

磁共振成像是利用原子核在磁场内发生共振所产生的信号经电子计算机重建成像的一种影像技术。MRI 诊断不仅可显示被检查组织高清晰度的组织解剖结构,还在一定程度上反映组织的病理及生化改变,甚至功能的改变。MRI 无放射性损伤,对软组织密度分辨率高,能多方位多序列成像,常规检查时不需引入造影剂,对关节软骨、韧带、半月板、滑膜等部位疾病及神经系统的某些疾病检查效果优于 CT。主要用于头颈部、胸腹部、盆腔、神经系统及骨关节等部位疾病的诊断。

（二）检查前准备及注意事项

（1）MRI 检查时间较长，检查前应给病人做好解释工作，嘱病人检查时务必保持安静，放松、不急躁。在医生指导下保持正确的相对固定的检查体位。

（2）腹部检查前禁食禁水 4 h。

（3）交代病人取下金属义齿、金银首饰等，不穿含金属的衣裤。

（4）置有人工金属瓣膜、心脏起搏器、金属假肢者及早期妊娠者不宜做此项检查。

（5）有精神症状、情绪不稳定、意识障碍等不能配合的病人，须经临床专科医生和家属同意，并在医护人员、家属的监护下进行检查。

（6）不能配合的儿童应采取镇静措施（如水合氯醛口服或灌肠），待患儿安静后进行检查。

（7）增强检查的病人除上述准备外，还要签署对比剂使用知情同意书。

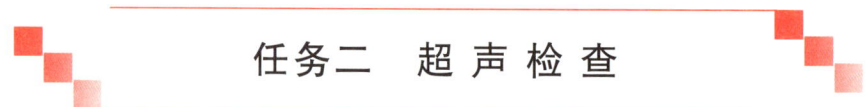

任务二　超声检查

超声是指波长短、频率高、正常人耳不能听到的声波。超声穿透人体不同结构和密度的组织器官，可产生不同的反射与衰减，形成不同的回声信息。将接收到的回声信息进行处理后，在显示器上可显出人体的断面超声图像，从而用来诊断疾病。目前超声诊断已成为一门成熟的学科，不仅能观察组织器官形态，还能检测人体器官功能和血流状态，在临床诊断和治疗上起着重要作用。超声检查成像快、操作简便、无创伤、无痛苦、可多次重复检查，能及时获得结果，无禁忌证和放射性损伤。已成为现代医学影像诊断的重要检查方法之一。

一、超声检查方法及临床应用

超声检查根据扫描方式和所得图像的不同，主要有以下几种。

1. A 型超声检查　又称幅度调制型，目前已被 B 型超声诊断法所代替。

2. B 型超声检查　又称辉度调制型，在显示器上以明暗光点反映界面反射回声强弱。采用多声束连续扫描的方式显出脏器的断层切面图像，形成脏器平面图，与人体解剖结构极其相似，可直观显示脏器的大小、形态、内部结构等，诊断价值较高，是目前临床上最常用的超声诊断法。临床应用广泛，其主要应用范围：①广泛应用于消化系统（肝、胆、脾、胰等）、生殖系统（子宫、卵巢等）、泌尿系统（肾、膀胱、前列腺等）、心血管系统等疾病的诊断。②确定早期妊娠（图 7-19），鉴别胎儿是否存活，评估胎儿生长发育情况，诊断胎儿先天性发育异常和胎盘位置异常；检查节育环异常等。③检测占位性病变及包块的大小、形态、物理性质。④诊断各部位积液（如胸腔、腹腔、心包、肾盂等部位积液）并估计积液量。⑤在超声引导下行穿刺抽液、活检等介入性超声检查。

3. M 型超声检查　又称 M 型超声心动图，用锯齿波慢扫描的方法使各回声光点从左到右连续移动，获得声束上各反射点运动的轨迹图。可用来观察心脏不同时相运动的规律，全面、直观、适时地显示心脏和大血管的解剖结构，心脏及瓣膜的运动状态，临床主要用于心脏瓣

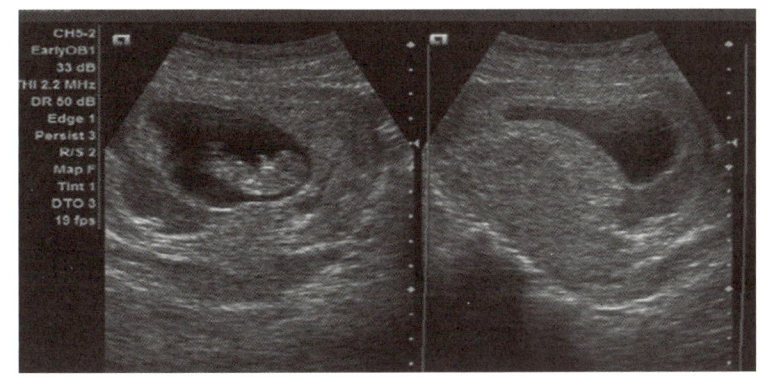

图 7-19 宫内早孕声像图

膜病、先天性心脏病、冠心病、心包疾病及大血管疾病等的诊断。

4. **D 型超声检查** 又称超声多普勒诊断法或多普勒超声心动图,是利用多普勒效应探测心脏血管内血流方向、速度和状态并以一定声调的信号显示。临床上可分为频谱型多普勒和彩色多普勒血流显像。D 型超声仪不仅能清楚地显示心脏大血管的形态结构,而且能直观形象地显示血流的方向、速度、分流范围、有无反流及异常分流等,对心血管疾病的诊断具有重要的临床价值。

> **知识链接**
>
> ### 超声检查技术的发展
>
> 回顾医学超声发展史,20 世纪 70 年代出现 B 型超声或二维灰阶超声断层扫描技术,奠定了现代超声诊断的基础,为超声极为广泛地临床应用铺平了道路;80 年代发展起来的彩色多普勒成像技术,为心血管和全身器官组织血流的无损检测和血流动力学研究开创了新的领域;90 年代以来,超声新技术的出现进一步拓展了超声检查的应用范围,经颅多普勒(TCD)可用于脑动脉狭窄与闭塞、脑血管畸形、脑动脉硬化、脑血管痉挛等诊断,超声造影技术能够清楚显示微细血管和组织血流灌注,易于早期发现微小病灶,提高了诊断敏感性,内镜超声技术缩短了超声源与成像器官之间的距离,尤其对消化道等部位的疾病可以做出更精确的判断。随着技术的不断进步,超声检查的临床应用范围还会不断拓展。

二、超声检查前准备

为获得清晰的图像,达到满意的诊断效果,超声检查前必须根据不同的检查部位做好相应的准备工作(心脏、血管、浅表器官及组织、颅脑检查,一般不需要特殊准备)。

1. **腹部检查** 一般应空腹 8 h(如肝、胆、胆道、胰腺检查等);检查前 2 日不食豆制品、牛奶、糖类等产气食品,避免对进行胃肠道造影和胆道造影检查时产生干扰;检查前日晚餐禁油腻食物,晚餐后开始禁食;次日上午检查前要排空大便,如有便秘或肠胀气者,检查前一晚可服缓泻剂。

2. **早孕、妇科、膀胱、前列腺检查** 病人检查前 2 h 需饮水,适度充盈膀胱;经阴道妇产科

超声检查前病人应排空尿液;经直肠超声检查前需进行清洁灌肠。

3. 婴幼儿或检查不合作者　婴幼儿或检查不合作者可用水合氯醛灌肠,待病人安静或入睡后再行检查。

4. 穿刺或介入性超声检查　应常规做凝血功能检查及相应的心、肝、肾功能检查。术前需征得病人或家属的同意。

 **直通护考**

1. 下列 X 线检查方法属于常规检查的是(　　)。

A. 透视、摄片　　　　　　　　B. 体层摄影　　　　　　　　C.计算机体层

D. 磁共振成像　　　　　　　　E. 造影检查

2. 目前临床最常用的超声诊断法是(　　)。

A. A 型诊断法　　　　　　　　B. B 型诊断法　　　　　　　　C.M 型诊断法

D. D 型诊断法　　　　　　　　E. 超声多普勒诊断法

3. 人体组织中密度最高的是(　　)。

A. 骨骼　　　　B. 组织　　　　C.脂肪　　　　D.气体　　　　E. 体液

4. CT 扫描与普通体层摄影相比较,其最大的优点是(　　)。

A. 密度分辨率高　　　　　　　B. 空间分辨率高　　　　　　　C. 成像速度快

D. 显像功能全　　　　　　　　E. 操作简单

5. X 线表现为心腰部饱满或突出,左心缘下段圆隆,右心缘下段较膨隆,心影外形呈梨形,常见于(　　)。

A. 二尖瓣狭窄　　　　　　　　B. 肺心病　　　　　　　　　　C.冠心病

D. 主动脉病变　　　　　　　　E. 心包炎

6. 主动脉瓣膜病变心影呈(　　)。

A. 梨形心　　　B. 横位心　　　C. 靴形心　　　D.烧瓶形心　　　E. 球形心

7. 中枢神经系统疾病的常规影像学检查方法是(　　)。

A.X 线平片　　　B. CT　　　C. B 超　　　D. MRI　　　E. DSA

(张志明)

扫码看答案

附录一　实践指导

实践一　健康史采集

【实践目的】

1. 掌握健康史的评估方法、注意事项和内容。

2. 建立职业情操，严谨的工作作风。

【实践准备】

1. 学生角色的准备。

2. 入院评估表。

3. 病历资料等。

【实践内容】

1. 观看健康史采集的影像资料。

2. 学生分组（3～5 人/组），一位学生为被评估者，一位为评估者。

3. 学生阅读病历资料，了解被评估者的基本情况。

4. 开始采集病史，其他学生做记录和补充。

5. 教师巡回指导，发现问题、纠正问题。

6. 分析、归纳、整理资料。

【实践总结】

1. 实践前回顾健康史采集的相关知识。

2. 认真阅读病历资料。

3. 模拟环境仿真。

4. 角色模拟真实，学生语言行为能体现护士的精神面貌。

（李　桃）

实践二　一般状态、头面部及颈部评估

【实践目的】

掌握一般状态、头面部及颈部的基本评估方法及内容。

【实践准备】

1. 操作者准备:护士着装整洁,洗手、戴口罩,物品准备齐全,推检查车到病室,向病人解释检查目的和要求,解除病人的紧张。

2. 物品准备:听诊器、体温计、血压计等。听诊器体件要温暖。

【实践内容】

1. 生命体征的测量。

(1) 体温:擦腋汗→将体温计放在病人腋下→嘱病人夹紧屈肘于胸前→计时(5～10 min后取出)→擦干→读数→甩下汞柱→消毒。

(2) 脉搏:示、中、环指放于病人桡动脉上→计数(一般病人测 30 s×2,心脏病及危重病人应计数 1 min)。

(3) 呼吸:测脉搏后手指不动→观察病人胸或腹部起伏→计数 30 s×2(呼吸不规则或婴儿计数 1 min)。

(4) 血压:病人取坐位或卧位,一般测右上肢,肘部置于心脏同一水平→将未夹体温计臂侧衣袖卷于肩部(必要时脱袖)→肘部伸直,手掌向上→打开血压计→缠袖带于上臂中部(下缘距肘窝 2～3 cm)→取凳坐下→连接血压计→开汞槽开关→戴听诊器→听头放于肱动脉搏动明显处,用手固定→加压充气(使汞柱上升到动脉搏动音消失后 20～30 mmHg)→缓慢放松气门(速度为 4 mmHg/s)→倾听第一音为收缩压,减弱或消失音为舒张压→排尽袋内余气→分管→血压计倾斜 45°角,关汞槽开关→取下袖带缠好放妥→关好血压计。记录体温、脉搏、呼吸、血压结果。

2. 皮肤检查。

皮肤弹性:最常用的部位为上臂内侧肘上 3～4 cm 处。检查者以左手握住病人右腕部并将其手臂轻度外展,右手拇指与示指(相距 3～4 cm)捏起该处皮肤,片刻后松手,观察皮肤皱折平复的情况。松手后迅速平复为皮肤弹性良好;松手后平复缓慢为皮肤弹性减弱。

3. 淋巴结检查。

(1) 检查部位及顺序:耳前→耳后→乳突区→枕骨下→颈后三角→颈前三角→颌下→颏下→锁骨上窝→腋窝→滑车上→腹股沟→腘窝。

(2) 检查手法:双手的示指和中指指尖于各部位的皮肤上按顺序由浅入深滑行触诊,两侧同时进行。

4. 头部检查。

头部检查内容及顺序:头发→头皮→头颅→眼→耳→鼻→口。

(1) 观察头发色泽、分布、密度及脱发情况。

（2）测量头围：以软尺自眉间绕到颅后通过枕骨粗隆，再从对侧绕回到眉间。

（3）结膜检查：检查上睑结膜时需翻眼睑，注意检查者手要干净。其要领为嘱被检者下视，用示指和拇指捏住左上睑中部边缘，轻轻向前下牵拉，然后示指向下压迫睑板上缘并与拇指配合将睑缘向上捻转翻转上眼睑。观察睑结膜和穹隆结膜。检查后提起上眼睑皮肤，同时嘱被检者向上看，翻转复原。检查下睑结膜时，用双手拇指置于下眼睑中部，请受检者向上看，同时向下牵拉下眼睑边缘，观察下眼睑结膜、球结膜及巩膜。

（4）眼球检查：病人取坐位，告知病人头保持不动，检查者将目标物放在距受检查者眼前约 40 cm，嘱其注视。手指按以下顺序移动：左→左上→左下，右→右上→右下。检查时注意眼球转动幅度、灵活性、两眼是否同步、有无眼球震颤、斜视、复视等。

（5）瞳孔检查：观察瞳孔直径，双侧瞳孔是否等大等圆。对光反射有直接对光反射和间接对光反射。取手电筒，聚光并将手电光由外向内移动，直接照射瞳孔，瞳孔缩小，称为直接对光反射。用手于鼻根部隔开双眼，用手电光直接照射一侧瞳孔并观察对侧瞳孔，如缩小，称间接对光反射。集合反射：嘱被检者注视 1 m 以外的示指，然后将示指逐渐向眼球方向移动至距眼球 5~10 cm 处，正常人双眼内聚、瞳孔缩小。

（6）耳的检查：检查耳廓有无畸形、结节或触痛，粗测听力：嘱被检者闭目，并用手指堵塞未被检测的外耳。检查者站在被检查者后面以拇指与示指相摩擦，自 1 m 以外逐渐移近被检耳部，直到被检者听到声音或接近耳部为止。以同法测对侧听力，并与正常人做比较。

（7）鼻的检查：拇指将鼻尖上推，借手电光观察鼻前庭和鼻腔、分泌物、鼻中隔有无偏曲、鼻息肉或肿瘤等；查鼻通气时手在鼻上，分别用拇指和示指压闭一侧鼻翼，检查另一侧的通气情况。同法检查另一侧。

（8）鼻窦的检测：检查顺序为额窦、筛窦、上颌窦。

额窦：检查者双手置两侧颞部，双手拇指分别置于左右眼眶上方稍内，用力向后按压，观察并询问有无疼痛现象。

筛窦：检查者双手置于颈部耳廓部，双手拇指分别置于鼻根部与眼内角处向内后方按压。

上颌窦：检查者双手置于两侧耳后，双手拇指分别于左右颧部向后按压。

（9）扁桃体的检查：嘱病人张大口并发"啊"音，手持压舌板在舌前 2/3 与后 1/3 交界处将舌迅速下压，借助手电光观察硬腭、软腭弓、腭垂、扁桃体。如扁桃体肿大则应注意分度。（分为Ⅲ度：Ⅰ度肿大的扁桃体不超过咽腭弓；Ⅱ度超过咽腭弓，未达到咽后壁中线；Ⅲ度处于或超过咽后壁中线）。

5. 颈部检查

（1）颈静脉：被检查者分别取平卧位、30°~45°角的半卧位，观察锁骨上缘至下颌角颈静脉充盈的情况。

（2）甲状腺：视诊观察甲状腺的大小和对称性。

触诊：①峡部：位于病人前面用拇指从胸骨上切迹向上触摸，若触到气管前软组织并随吞咽在手指下滑动，进一步判断有无增厚和肿块。②侧叶：被检者采取坐位，检查者位于被检者前面检查。先检查左叶，检查者左手拇指轻推环状软骨及气管向对侧，右手拇指在气管旁，示指、中指在左胸锁乳突肌后缘，使甲状腺左叶在此三指间，以拇指滑动触摸来确定甲状腺状态。检查右叶时，检查者右手拇指轻推环状软骨及气管向右侧，左手拇指在气管旁，示指、中指在右胸锁乳突肌后缘，方法同左叶检查。检查中亦嘱其做吞咽动作。检查时注意甲状腺大小、质地、有无结节、是否对称、有无压痛及震颤等。检查动作宜轻柔，避免过于重压引起疼痛、咳嗽、憋气等。注意甲状腺肿大的分度及描述。如有甲状腺肿大,应注意听甲状腺有无血管杂音。

（3）气管:将示指与环指分别放在两侧胸锁关节上;将中指置于气管上,判断有没有气管移位。

6. 学生每2人一组相互评估,教师巡回指导。

7. 教师进行总结与反馈。

8. 记录评估结果。

【实践总结】

1. 在安静、温暖、光线充足的环境中,能保护隐私(清场或用屏风遮挡)。

2. 动作要轻柔,态度和蔼。

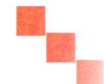
实践三　肺和胸膜评估

【实践目的】

1. 熟悉胸部的体表标志。

2. 掌握肺和胸膜的评估方法。

【实践准备】

1. 操作者准备:护士着装整洁,洗手、戴口罩,物品准备齐全,推检查车到病室,向病人解释检查目的和要求,解除病人的紧张。

2. 物品准备:听诊器、自动化心肺触诊、听诊模拟仪、笔、记录纸等。

【实践内容】

1. 观看影像资料。

2. 示教和技能实训

（1）以模拟人为评估对象,教师先示教,学生角色扮演。

视诊:核对病人;观察模拟仪的胸廓外形,呼吸运动类型,呼吸频率、节律及深度。

触诊:核对病人;脱去病人上衣,注意用屏风遮挡;双手对称置于胸廓两侧;病人发出"一"音时感受胸廓扩张度、语音震颤、胸膜摩擦感。

叩诊:核对病人;脱去病人上衣;用间接叩诊法叩诊肺部上下界及其移动度。

听诊:核对病人;脱去病人上衣;将听诊器置于前胸、侧胸、背部,听正常呼吸音、异常呼吸音、啰音、胸膜摩擦音。

（2）随机抽取1组学生操作,教师与其他学生观察、评价。

（3）教师结合抽查情况进行点评、小结。

3. 临床见习。

4. 书写实训(或见习)报告。

【实践总结】

1. 在安静整洁、光线适中、温度适宜的环境中。

2. 叩诊时,板指贴紧被评估部位,垂直叩击,用力均匀适度,注意两侧对比。

实践四　心脏和血管评估

【实践目的】

1. 熟悉心脏的检查方法和内容。

2. 熟悉心尖搏动的位置、范围、心浊音界的大小。

3. 能区分第一心音和第二心音。

【实践准备】

1. 操作者准备：护士着装整洁，洗手、戴口罩，物品准备齐全，推检查车到病室，向病人解释检查目的和要求，解除病人的紧张。

2. 物品准备：听诊器，自动化心肺触诊、听诊模拟仪，硬尺，三角板，笔，记录纸等。

【实践内容】

1. 观看影像资料。

2. 示教和技能实训

（1）以模拟人为评估对象，教师先示教，学生角色扮演。

心脏视诊：核对病人；脱去病人上衣，注意用屏风遮挡；观察模拟仪的心脏外形，心尖搏动、心前区异常搏动。

心脏触诊：核对病人；脱去病人上衣，注意用屏风遮挡；将手置于心前区；触诊心尖搏动及心前区搏动、震颤、心包摩擦感。

心脏叩诊：核对病人；脱去病人上衣，注意用屏风遮挡；用间接叩诊法叩诊心脏相对浊音界。

心脏听诊：核对病人；脱去病人上衣，注意用屏风遮挡；心脏瓣膜听诊顺序：二尖瓣听诊区→肺动脉瓣听诊区→主动脉瓣听诊区→主动脉瓣第二听诊区→三尖瓣听诊区；听诊内容主要包括心率、心律、心音、额外心音、杂音及心包摩擦音。

血管评估：脉搏、血压、周围血管征。

（2）随机抽取1组学生操作，教师与其他学生观察、评价。

（3）教师结合抽查情况进行点评、小结。

3. 临床见习。

4. 书写实训（或见习）报告。

【实践总结】

1. 室内应安静、光线充足，充分暴露心前区，用侧光观察心尖搏动。

2. 注意心脏的叩诊顺序及方法，心脏叩诊多采用轻叩法。

3. 听诊时，注意第一、第二心音的鉴别。

实践五　腹部评估

【实践目的】

1. 了解腹部的体表标志和分区。

2. 熟练掌握腹部评估要点。

【实践准备】

1. 操作者准备：护士着装整洁，洗手、戴口罩，物品准备齐全，推检查车到病室，向病人解释检查目的和要求，解除病人的紧张。

2. 物品准备：电子教学设备、检查床、听诊器、模拟人、棉签、大头针、记录笔、记录纸等。

【实践内容】

1. 观看影像资料。

2. 示教和技能实训。

(1) 以模拟人为评估对象，教师先示教，学生角色扮演。

①腹部的体表标志及分区。②视诊：腹部外形、腹壁静脉、胃肠型和蠕动波、色素和腹纹。③触诊：腹壁紧张度；压痛及反跳痛；肝脏触诊；脾脏触诊；胆囊触诊；膀胱触诊；腹部包块触诊。④叩诊：腹部叩诊音；肝脏和胆囊叩诊；脾脏叩诊；肾脏叩诊；膀胱叩诊；移动性浊音。⑤听诊：肠鸣音；血管杂音；振水音。

(2) 随机抽取1组学生操作，教师与其他学生观察、评价。

(3) 教师结合抽查情况进行点评、小结。

3. 临床见习。

4. 书写实训(或见习)报告。

【实践总结】

1. 评估腹部时应充分暴露腹部，并嘱被评估者放松。

2. 触诊时，手要温暖，动作要轻柔，以避免因腹肌紧张而影响评估结果。

3. 触诊肝脏、脾脏时，应嘱被评估者配合做腹式呼吸运动。

(杨秀凤)

实践六　神经反射评估

【实践目的】

掌握神经反射评估的方法。

【实践准备】

1. 操作者准备：护士着装整洁，洗手、戴口罩，物品准备齐全，推检查车到病室，向病人解释检查目的和要求，解除病人的紧张。

2. 物品准备：叩诊锤、钝竹签等。

【实践内容】

1. 观看影像资料。

2. 示教和技能实训。

1）以学生为评估对象，教师先示教，学生两人一组，互相练习。

（1）浅反射：

① 角膜反射：嘱被检查者睁眼，眼球注视内上方。检查者用棉签的细棉絮从旁边触及一侧角膜。

② 腹壁反射：被检查者仰卧，使腹壁完全松弛，用棉签分别在两侧上、中、下腹壁上自外向内轻轻划过。划法是，右上腹由外侧向内上方；左上腹由外向内上方；右下腹由外向内下；左下腹由外向内下；脐两侧，由外向脐。

（2）深反射：

① 肱二头肌反射：使被检者的上肢于肘部屈曲，并使前臂稍内旋，检查者以左拇指置于病人的二头肌腱上，用叩诊锤叩击检查者的左拇指。

② 肱三头肌反射：使被检者的上肢于肘部屈曲，检查者应托住其前臂及肘关节。用叩诊锤叩打尺骨鹰嘴的上方 1.5～2 cm 处（三头肌附着部）。

③ 膝腱反射：被检者取坐位，小腿自然下垂或取仰卧位，检查者用左手在病人腘窝部托起下肢，使髋、膝关节稍屈曲，用叩诊锤叩击髌骨下方股四头肌腱。

④ 跟腱反射：使被检者仰卧，膝半屈，下肢外展及外旋，检查者用手扶被检者的脚趾稍向背屈，用叩诊锤叩打跟腱，反应为腓肠肌收缩，表现为足向跖面屈曲。

（3）病理反射：

① 巴宾斯基（Babinski）征：用竹签或叩诊锤柄的尖端，由足跟开始沿足底外侧向前轻划，至小趾跟部再转向姆趾侧。

② 奥本海姆（Oppenheim）征：检查者用拇指及示指沿被检者胫骨前缘用力由上向下推动。

③ 戈登（Gordon）征：检查者用拇指和其他手指以适当力量捏压腓肠肌。

（4）脑膜刺激征：

① 颈项强直：被检者取仰卧位，检查者用一手托扶其枕部，一手置于病人前胸上部，使之被动屈颈，若有一定阻力为颈部抵抗感，如抵抗力明显增强，且感疼痛为颈项强直。

② 凯尔尼格（Kernig）征：被检者仰卧，先将一侧髋关节和膝关节屈曲成直角，然后用手抬高小腿，若在 135° 以内出现抵抗感，并感疼痛，即为凯尔尼格征阳性。

③ 布鲁津斯基（Brudzinski）征：被检者仰卧，两下肢自然伸直，检查者用手使病人颈部向前屈曲，若膝关节与髋关节有反射性屈曲者即为阳性。

2）随机抽取 1 组学生操作，教师与其他学生观察、评价。

3）教师结合抽查情况进行点评、小结。

3. 临床见习。

4. 书写实训（或见习）报告。

【实践总结】

1. 评估神经反射时,应注意取得被评估者的合作,转移注意力,以免因紧张而使反射受抑制。

2. 评估时,应进行两侧对比。

（孙相玉）

实践七　实验室检查

一、尿液检查

【实践目的】

1. 掌握尿液标本的采集方法。

2. 熟悉尿糖定性的方法,并能正确判断测定结果。

【实践准备】

一次性尿杯、酒精灯、试管、试管架、试管夹、滴管、班氏试剂、火柴。

【实践内容】

1. 留取新鲜尿液约 50 mL 于一次性尿杯中。

2. 测定尿糖定性　利用葡萄糖含有醛基,在热碱性溶液中能将蓝色高价硫酸铜还原为低价氧化亚铜而呈棕红色沉淀物的原理可测定尿糖。

（1）用滴管取班氏试剂 1 mL 于清洁试管内。

（2）用试管夹夹紧试管在酒精灯上加热煮沸,若试管内液体不变色,则另取一滴管将新鲜尿液 2 滴滴于试管内。

（3）将试管内液体再加热至沸,冷却后观察试管内液体颜色。

（4）判定并记录结果:蓝色不变（－）,绿色（＋）,黄绿色（＋＋）,土黄色（＋＋＋）,砖红色（＋＋＋＋）。

【实践总结】

1. 要正确采集尿液标本,避免因标本采集不当影响检测结果。

2. 尿糖定性阳性时,应排除生理性因素的影响。

二、快速血糖测定仪测定血糖

【实践目的】

1. 掌握快速血糖测定仪的使用方法。

2. 熟悉血糖正常值。

【实践准备】

快速血糖测定仪、血糖测定试纸、一次性采血针、消毒棉球、75％乙醇等。

【实践内容】

1. 教师示范操作,提示操作要点和注意事项。

2. 学生分组,按要求互相检查,辅导教师巡回指导、矫正。

3. 调整快速血糖测定仪的代码,使其与血糖测定试纸代码相同。

4. 彻底清洗双手,毛细血管采血,用乙醇消毒采血手指,待干燥后采血。

5. 将一次性采血针头装入刺指笔中,刺破指尖取适量血液(0.1 mL 左右)滴在血糖试纸指示孔上,将血糖试纸插入快速血糖测定仪中(另有一种血糖测定仪是先将试纸插入血糖测定仪中,再将血液滴在试纸上)。

6. 放置 10 s 左右,观察并记录血糖测定仪上的血糖值,分析测得血糖是否正常。

【实践总结】

1. 快速血糖测定仪由于其体积小,携带方便,不需要特殊训练,可随时快速检测血糖结果,适合糖尿病病人经常性自我血糖监测。但是要明确诊断糖尿病,必须以静脉血糖为依据;进行自我血糖监测的糖尿病病人,也需定期抽静脉血测定血糖,以了解所用快速血糖测定仪是否准确。

2. 使用快速血糖测定仪前应认真阅读使用说明书,不同品牌和型号的血糖测定仪使用方法略有不同。

3. 要妥善保管血糖测定仪和血糖测定试纸,血糖测定试纸应干燥、避光和密封保存。定期对血糖测定仪进行校正测定,以保证仪器的准确性。

4. 要避免对测定结果有影响的因素,如采血量过少、血糖测定试纸失效、血糖测定试纸代码与血糖测定仪代码不符、手指消毒乙醇未干等。

5. 树立无菌观念,正确处理废弃的采血针和血糖测定试纸。

(陆彩凤)

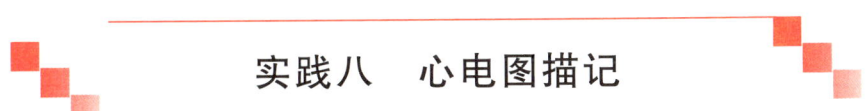

实践八　心电图描记

【实践目的】

1. 学会正确连接心电图机的各导联线,描记心电图。

2. 能准确测量心电图各波的时间和振幅,能根据心电图计算心率,能初步判断心电图正常与否。

3. 熟悉异常心电图的特征。

4. 掌握心电图各波段的正常值和临床意义。

【实践准备】

1. 用物准备:心电图机、无水乙醇、导电膏或盐水、毛刷(或棉签)等。

2. 护士准备:衣帽整洁,仪表端庄,态度和蔼,洗手。

3. 病人准备:向病人说明心电图检查对人体无害,无任何痛苦。受检者需休息 5 min 后检查,取平卧位。

【实践内容】

1. 常规 12 导联心电图的连接。

2. 心电图的测量　测量各波段的形态、时间、电压;测量心率、心电轴。

3. 心电图的分析方法

4. 教师示教心电图描记的操作步骤,提出操作要点。

(1) 接通电源及地线,打开心电图机电源开关,使机器和记录笔预热。

(2) 清洁放置电极部位的皮肤,用无水乙醇脱脂后涂抹导电膏。

(3) 连接各部位导联电极:肢体导联的红色导线接右上肢、黄色导线接左上肢、黑色导线接右下肢、绿色导线接左下肢。胸导联线末端有明确标记分别标明 $V_1 \sim V_6$ 导联,逐一连在相应胸导联的正电极的不同位置。

(4) 调节记录笔在记录纸的中心线上。选择走纸速度为 25 mm/s,标准电压 1 mV(心电图机默认状态)。在记录过程中,如发现某些导联心电图电压太高超出图纸范围,可减低电压,选择标准电压 1/2 mV。

(5) 描记心电图:将导联选择开关置于 I 导联处,依次记录 12 导联心电图。一般每导联记录 3~5 个心室波即可,心律不齐时可延长描记时间,通常选择描记的导联是 II 导联或 V_1 导联。

(6) 撤出电机:描记结束后解除被检查者身体上各导联的电极。

(7) 记录:在心电图纸上注明被测试者姓名、性别、年龄、描记时间(年、月、日、小时、分)。

(8) 分析心电图并写出报告。

5. 学生互相进行心电图描记并测量心电图,教师巡视并指正错误。

6. 学生书写并上交心电图检查实践报告。

【实践总结】

1. 室内保持温暖,室温不低于 18 ℃,心电图机旁边不要摆放其他电器。

2. 正确连接导联线(注意胸导联电极位置准确)。

3. 电极要紧贴皮肤,防止描记过程中电极脱落。

4. 操作过程中注意保护被检查者隐私。

(李文慧)

附录二 　教 学 大 纲

一、课程性质及任务

　　健康评估是中等卫生职业教育护理、助产专业一门重要的专业课程,是基础课程和临床专科护理课程之间的重要桥梁课程。本课程的主要内容包括健康史评估、心理-社会评估、身体状况评估、常用实验室检查、心电图评估和影像学检查评估等。本课程的总任务是培养学生从护理对象的身体、心理、社会等方面收集健康资料,结合实验室和其他检查结果,正确地评估护理对象的健康状况,根据评估发现现存的或潜在的健康问题,为制订正确的护理措施和解决护理对象的健康问题提供保证。

二、课程目标

　　1. 熟悉健康史的评估方法及内容。
　　2. 掌握身体状况评估的方法、内容、结果判断及临床意义,并能正确进行系统全面的身体状况评估。
　　3. 掌握常用实验室检查的标本采集方法、正常参考值及异常结果的临床意义。
　　4. 掌握心电图的基本知识及正常心电图知识,并能独立描记心电图。
　　5. 熟悉常用影像学检查的应用指征及检查前后的护理。
　　6. 了解健康评估的概念及内容。
　　7. 具有综合分析评估护理对象身体、心理、社会等各方面资料的能力。
　　8. 具有良好的职业素质和职业道德素养。
　　9. 具有良好的人际沟通能力、团队合作精神和服务意识。

三、教学时间分配

教 学 内 容	学时		
	理论	实训	合计
一、绪论	1	0	1
二、健康史评估	2	2	4
三、心理-社会评估	4	0	4
四、身体状况评估	15	10	25
五、常用实验室检查	6	2	8
六、心电图评估	6	2	8
七、影像学检查评估	4	0	4
合计	38	16	54

四、教学内容和要求

单元	教学内容	教学要求	教学活动建议	参考学时 理论	参考学时 实训
一、绪论	1.健康评估的任务	熟悉	理论讲授	1	
	2.健康评估的内容	掌握			
	3.健康评估的方法	了解			
	4.健康评估的学习目的和要求	了解			
二、健康史评估	（一）健康史评估方法与注意事项		理论讲授 多媒体示教	2	
	1.健康史评估方法	掌握			
	2.健康史评估注意事项	熟悉			
	（二）健康史内容				
	1.一般资料	熟悉			
	2.主诉	掌握			
	3.现病史	掌握			
	4.既往史	熟悉			
	5.用药史	掌握			
	6.生长发育史	熟悉			
	7.家族史	熟悉			
	实践一　健康史采集	熟练掌握	技能实训		2
三、心理-社会评估	（一）心理状况评估		理论讲授 角色扮演 情景教学	4	
	1.心理评估的目的与意义	了解			
	2.心理状况评估的方法	掌握			
	3.心理状况评估的内容	熟悉			
	4.个性评估	了解			
	（二）社会状况评估				
	1.社会状况评估的目的	了解			
	2.社会状况评估的方法	掌握			
	3.社会状况评估的内容	掌握			

续表

单元	教学内容	教学要求	教学活动建议	参考学时 理论	参考学时 实训
四、身体状况评估	(一)身体状况评估的准备和基本方法	掌握	理论讲授 多媒体演示 角色扮演 情景教学 案例教学	15	
	(二)一般状态评估				
	1.生命体征	掌握			
	2.意识状态	掌握			
	3.面容与表情	熟悉			
	4.发育与体型	熟悉			
	5.营养状态	熟悉			
	6.体位	掌握			
	7.步态	掌握			
	(三)皮肤、黏膜及浅表淋巴结评估				
	1.皮肤、黏膜评估	掌握			
	2.浅表淋巴结评估	了解			
	(四)头面部及颈部评估				
	1.头部评估	了解			
	2.颜面部评估	掌握			
	3.颈部评估	熟悉			
	(五)胸部评估				
	1.胸部的体表标志	熟悉			
	2.胸廓、胸壁与乳房评估	了解			
	3.肺和胸膜评估	掌握			
	4.心脏评估	掌握			
	5.血管评估	了解			
	(六)腹部评估				
	1.腹部的体表标志、分区	熟悉			
	2.腹部评估内容	掌握			
	(七)肛门、直肠和生殖器评估				
	1.肛门、直肠评估	掌握			
	2.生殖器评估	了解			
	(八)脊柱、四肢评估				
	1.脊柱评估	了解			
	2.四肢评估	了解			
	(九)神经反射评估				
	1.运动功能评估	熟悉			
	2.感觉功能评估	熟悉			
	3.神经反射评估	掌握			
	实践二 一般状态、头面部及颈部评估	熟练掌握	技能实训		10
	实践三 肺和胸膜评估	熟练掌握			
	实践四 心脏和血管评估	熟练掌握			
	实践五 腹部评估	熟练掌握			
	实践六 神经反射评估	熟练掌握			

续表

单元	教学内容	教学要求	教学活动建议	参考学时	
				理论	实训
五、常用实验室检查	(一)血液检查				
	1.血液常规检查	掌握			
	2.其他常用血液检查	熟悉			
	(二)尿液检查				
	1.尿常规检查	掌握			
	2.其他常用尿液检查	熟悉			
	(三)粪便检查				
	1.标本采集法	掌握			
	2.检查项目及临床意义	熟悉			
	(四)肾功能检查				
	1.肾小球功能检查	熟悉			
	2.肾小管功能检查	了解			
	(五)肝脏疾病常用实验室检查		理论讲授多媒体演示案例教学	6	
	1.肝功能检查	掌握			
	2.常用病毒性肝炎血清标志物检查	熟悉			
	(六)浆膜腔穿刺液检查				
	1.浆膜腔积液分类和发生机制	了解			
	2.漏出液与渗出液鉴别诊断	了解			
	(七)临床常用生化检查				
	1.血清电解质测定	了解			
	2.血糖及其代谢产物的检测	了解			
	3.血清血脂测定	了解			
	4.其他血清酶测定	了解			
	(八)常用免疫学检查				
	1.自身抗体检查	了解			
	2.常见肿瘤标志物检查	了解			
	实践七　实验室检查	学会	技能实训		2

续表

单元	教学内容	教学要求	教学活动建议	参考学时 理论	参考学时 实训
六、心电图评估	(一)心电图的基本知识		理论讲授 情景教学	6	
	1.心电图导联与导联轴	了解			
	2.心电图的组成与命名	熟悉			
	3.心电图描记	掌握			
	(二)正常心电图				
	1.心电图测量	了解			
	2.心电图各波段正常值	掌握			
	3.心电图的分析方法与临床应用	了解			
	(三)常见异常心电图				
	1.心房、心室肥大	了解			
	2.心律失常	熟悉			
	3.心肌梗死	掌握			
	实践八　心电图描记	熟练掌握	技能实训		2
七、影像学检查评估	(一)X线检查		理论讲授 情景教学	4	
	1.X线的特性及临床应用基本原理	了解			
	2.X线检查方法及检查前的准备	熟悉			
	3.X线检查的防护	掌握			
	4.常见基本病变的X线影像表现	了解			
	5.电子计算机体层摄影(CT)	了解			
	6.磁共振成像(MRI)	了解			
	(二)超声检查				
	1.超声检查方法及临床应用	了解			
	2.超声检查前准备	熟悉			

五、大纲说明

（一）本教学大纲适用于中等卫生职业教育护理、助产专业，总学时为 54 学时，其中理论教学 38 学时，实训教学 16 学时。

（二）教学要求

1. 本课程对理论部分的教学要求分为掌握、熟悉和了解三个层次。掌握：指对基本知识、基本理论有较深刻的认识，并能综合、灵活运用所学知识解决实际问题。熟悉：指能够领会概念、原理的基本涵义，并解释护理问题。了解：指对基本知识、基本理论能有一定的认识，能够记忆所学的知识要点。

2. 本课程对实训技能教学要求分为熟练掌握和学会两个层次。熟练掌握：能独立、正确、规范地完成各项操作。学会：即在教师指导下进行较为简单的操作。

（三）教学建议

1. 教学中可采用理实一体化教学、项目式教学、任务驱动式教学等方法,灵活运用集体讲解、小组讨论、案例分析、演示示范、分组练习、综合实训等教学形式,配合实训教学设备、多媒体教学课件、数字化资源等手段,从学生实际出发,因材施教,充分调动学生对本课程的学习兴趣,提高学生学习的主动性、积极性和岗位适应能力。

2. 学生的知识水平和能力水平,可以通过日常考核、理论考核、实训考核等多元化评价相结合给予综合评价。重视学生平时表现,并与考试成绩相结合,综合评价学生成绩。注重对学生动手能力和在实践中分析问题、解决问题的能力进行考核,综合评价学生的能力。

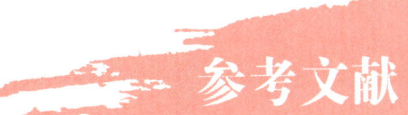

References ⊢

［1］ 胡月琴.健康评估［M］.南京:东南大学出版社,2009.

［2］ 杨泽刚,詹华祖,余薇.健康评估［M］.武汉:华中科技大学出版社,2012.

［3］ 吕探云,孙玉梅.健康评估［M］.3 版.北京:人民卫生出版社,2012.

［4］ 张淑爱,李学松.健康评估［M］.2 版.北京:人民卫生出版社,2015.

［5］ 桂庆军.健康评估［M］.2 版.北京:人民卫生出版社,2013.